Ergebnisse der Inneren Medizin und Kinderheilkunde

Herausgegeben von

P. Frick G.-A. von Harnack G. A. Martini

A. Prader R. Schoen H. P. Wolff

Neue Folge 34. Band

Mit 42 Abbildungen

Springer-Verlag

Berlin · Heidelberg · New York 1974

ISBN-13: 978-3-642-65748-1 e-ISBN-13: 978-3-642-65746-7
DOI: 10.1007/978-3-642-65746-7

Library of Congress Catalog Card Number 73-15291.

Softcover reprint of the hardcover 1st edition 1974

Satz-, Druck- und Bindearbeiten: Brühlsche Universitätsdruckerei Gießen

Inhalt

Mitarbeiter

Bickel, H.	Professor Dr., Direktor der Universitäts-Kinderklinik, D-6900 Heidelberg
Binswanger, U.	Dr., Kantonsspital Zürich, Departement für Innere Medizin der Universität, Medizinische Klinik, CH-8006 Zürich
Conn, J. W.	M. D., L. H. Newburgh Distinguished University Professor of Internal Medicine and Director, Division of Endocrinology and Metabolism, University of Michigan Medical School, Ann Arbor, MI 48104/USA
Eggers, Ch.	Privatdozent Dr., Universitäts-Kinderklinik, D-6900 Heidelberg
Fabre, J.	Professor Dr., Policlinique Universitaire de Médecine, CH-1200 Genève
Gerebtzoff, A.	Dr., 213 B Avenue de Péville, B-4030 Grivegnee
Lambert, P. H.	Dr., Assistant Lecturer, Hôpital Cantonal, WHO Research Unit, Blood Transfusion Center, CH-1211 Genève 4
Miescher, P. A.	Professor Dr., Hôpital Cantonal, Division d'Hématologie et Centre de Transfusion Sanguine, CH-1211 Genève 4
Ohr, I.	B. A., M. D., M. Sc. (Med.), Policlinique Universitaire de Médecine, CH-1200 Genève

Immunosuppressive Therapie*

P. A. MIESCHER, A. GEREBTZOFF und P. H. LAMBERT

Mit 4 Abbildungen

Der Begriff „Immunosuppression" erscheint zunächst paradox. Warum sollte man die für die mikrobielle Abwehr unerläßliche Immunoantwort dämpfen wollen. Dazu werden Medikamente gebraucht, welche in der Regel sehr relevante direkte oder indirekte Nebenwirkungen verursachen. Es ist deshalb begreiflich, daß die

* Division d'Hématologie, Hôpital universitaire, Genève.

Entwicklung einer immunosuppressiven Therapie auf großen Widerstand gestoßen ist.

Im Falle einer Transplantation war man schneller bereit, dem Patienten eine immunosuppressive Behandlung zu geben. Es hat sich nämlich herausgestellt, daß der Mißerfolg einer Gewebsübertragung in erster Linie auf einer Gewebsinkompatibilität beruht, welche nur in ganz seltenen Fällen durch Typisierung des Gewebes vermieden werden kann. Selbst im Falle einer „HLA-Identität" kann immer noch eine Histo-Inkompatibilität bestehen, da es außer dem HLA-System noch weitere Histokompatibilitätsantigene gibt. Demgegenüber ist es durch sorgfältige „Immunomanipulation" des Empfängers eines Organes möglich geworden, die Erfolgschancen einer Gewebsübertragung ganz wesentlich zu verbessern. Hier hat sich die Immunosuppression widerspruchslos eingeführt.

Im Falle von Affektionen, welche entweder ganz oder teilweise durch immunopathologische Phänomene verursacht sind, hat man in den letzten Jahren ebenfalls versucht, die immunologische Reaktionslage zu dämpfen, ohne eine für den Patienten gefährliche Immunosuppression zu erzielen. Aus den oben genannten Gründen und wegen der häufig großen Schwierigkeiten, den Therapie-Erfolg objektiv fassen zu können, befindet sich diese Anwendung einer Immunosuppression noch im „experimentellen" Stadium.

Im Gegensatz zur generellen Immunosuppresion haben sich in den letzten Jahren Wege einer spezifischen Immunosuppression einem definierten Antigen gegenüber eröffnet.

Ein erstes praktisches Beispiel stellt die Rhesus-Immunoprophylaxe vor, welche eigentlich „Immunosuppressionsprophylaxe" genannt werden sollte. Das der Rh-negativen Patientin unmittelbar nach Geburt eines Rh-positiven Kindes verabreichte anti-Rhesus-Serum unterdrückt nämlich spezifisch die Sensibilisierung gegenüber dem Antigen D.

Eine weitere Möglichkeit, eine spezifische Immunosuppression zu erzielen, besteht in der gleichzeitigen Verabreichung von Antigen und einem immunosuppressiven Medikament. Gewisse immunosuppressive Medikamente können zum Zustand einer spezifischen Immuntoleranz gegenüber demjenigen Antigen führen, welches im Moment der Medikation verabreicht wird. Dieses Prinzip wird vor allem als Vorbereitungstherapie oder „Immunosuppressionsprophylaxe" für eine Transplantation in Erwägung gezogen. Die für das zu transplantierende Organ spezifischen Transplantationsantigene müßten also zusammen mit einem geeigneten Immunosuppressivum verabreicht werden, mit dem Ziel, damit eine gegenüber diesen für den Patienten relevanten Transplantationsantigenen spezifische Immuntoleranz zu erreichen, d. h. eine Verwerfung des transplantierten Organes zu verhindern.

Im folgenden ist der Stoff in 4 Teilen behandelt: Grundlagen der immunosuppressiven Therapie. — Allgemeiner Teil. — Spezieller Teil. — Nebenwirkungen.

I. Grundlagen der immunosuppressiven Therapie

Schon früh in der Anwendung cytotoxischer und cytostatischer Medikamente wurde eine Immunosuppression als „Nebenwirkung" beobachtet. Schwartz hat sich dieser Frage mit dem Ziel angenommen, die „chemische Immunosuppression" therapeutisch anzuwenden [83]. Dabei gelang ihm nicht nur der Nachweis der unspezifischen Unterdrückung des Immunsystems am Kaninchen, sondern er entdeckte bereits das Prinzip der spezifischen, medikamentös induzierten Toleranz [82]. Kaninchen, welche gleichzeitig mit 6-Merkaptopurin (6-MP) und bovinem Serumalbumin (BSA) behandelt wurden, bildeten nicht nur keine Antikörper gegen BSA, sondern konnten in einem späteren Moment, nachdem die 6-MP-Therapie längst abgesetzt worden war, nicht mehr gegen BSA immunisiert werden. Diese Mitteilung löste erst so richtig die heutige klinische Forschung über die medikamentöse Immunosuppression aus.

Die Abb. 1 faßt die heutige Konzeption der Immunisierung zusammen und zeigt gleichzeitig an, wo Medikamente wahrscheinlich eine Wirkung ausüben: In einer ersten Phase kommt es zur Aufnahme von Antigenen durch Makrophagen. Phagocytose hemmende Stoffe können in dieser frühesten Phase bereits eingreifen. Es sei aber bemerkt, daß nicht alle Antigene diese „Makrophagen-Phase“ passieren müssen. Auch gehen noch die Auffassungen über die Bedeutung dieser ersten Phase auseinander. Einerseits wird angenommen, daß die Antigene im Makrophagen

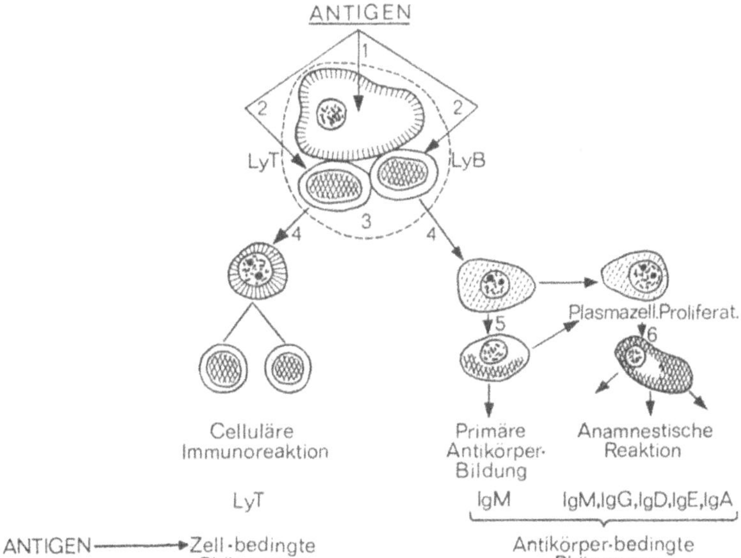

Abb. 1. Immunisationsmechanismus unter Hinweis der Angriffspunkte immunosuppressiver Stoffe. *Phase I:* Celluläre Wechselbeziehungen zwischen Makrophag, T und B Lymphocyten. *1* Phagocytose-Hemmung (Pflanzen-Alkaloide, Corticosteroide). *2* Blockierung der Lymphocyten-Oberfläche (Antilymphocytenserum, Corticosteroide (Wirkung beschränkt auf B Lymphocyten). *3* Cytotoxische Wirkung auf Lymphocyten (Antilymphocytenserum, Vincristin, alkylierende Stoffe, große Dosen von Glucocorticosteroiden). *Phase II:* Spezifische Umstimmung von Lymphocyten. *4* Transformation von Lymphocyten in Lymphoblasten (Antimetaboliten, Antibiotica, Pflanzenalkaloide). *5* Primäre IgM Antikörperbildung (Alkylantien). *6 Phase III:* Anamnestische Reaktion (Antimetaboliten, Alkylantien, Antibiotica, Antikörper, Corticosteroide in hoher Dosierung). *Phase IV* (Entzündliche Immunoreaktion. *7* Membranaktive und antiinflammatorische Stoffe (Corticosteroide, Antiphlogistica, 6-Merkaptopurin

verarbeitet werden, um als „Superantigen" ausgeschieden zu werden [29]. Andererseits sehen die meisten Forscher die Rolle der Makrophagen in einer "cell to cell interaction" wobei die antigenen Determinanten an der Oberfläche der Zelle den Lymphocyten wirkungsvoll angeboten würden [60]. Die darauf folgende Phase kann als Induktion des Immunisierungsprozesses in den T- und B-Lymphocyten aufgefaßt werden. Für gewisse Antigene kommt es nur bei voller Funktionstüchtigkeit der T-Lymphocyten zur Antikörperbildung, während andere Antigene unabhängig der T-Lymphocyten eine Antikörperbildung auslösen können. Die T- (Thymus-abhängige) Achse der Immunisierung läßt sich durch die meisten Immunosuppressiva leichter unterdrücken als die B (Bursa-Äquivalent-abhängige) Achse der Immunisierung. Ferner ist die Beeinflußbarkeit der primären Antikörperbildung verschieden von derjenigen der „anamnestischen" Antikörperbildung. Letztere ist leichter unterdrückbar, erstere ist resistenter. Ferner kann allgemein festgehalten werden, daß die induktive Phase der Immunisierung (4 der Abb. 1) leichter unterdrückbar ist als die proliferative Phase (5 und 6 der Abb. 1).

Immunosuppressiva wirken entweder auf die Nucleinsäure-Synthese (RNS und DNS) oder auf die Proteinsynthese (z. B. Epsilon-Amino-Kapronsäure), oder es handelt sich um membranaktive Substanzen (Antilymphocyten-Serum, Glucocorticoide).

II. Allgemeiner Teil

Die Frage, ob ein Medikament immunosuppressive Eigenschaften aufweist, wird zunächst im Tierexperiment geklärt. Dabei muß berücksichtigt werden, daß es species-bedingte Unterschiede gibt, so daß die erzielten Ergebnisse nur schwer auf den Menschen übertragen werden können. Generell wird im Tierexperiment zunächst die Wirkung einer Substanz auf die Antikörperbildung getestet (z. B. Immunisierung von Kaninchen mit BSA, oder Immunisierung von Mäusen mit Ratten- oder Schaferythrocyten). Dann wird die Fähigkeit, die celluläre Immunantwort zu beeinflussen, am Meerschweinchen durch Sensibilisierung mit einem geeigneten Antigen und anschließender intracutaner Testung geprüft. Im Falle einer günstigen therapeutischen Breite kann dann die Substanz an verschiedenen komplizierteren Modellen getestet werden.

Die Beurteilung der Wirkung am Menschen ist außerordentlich schwierig. Mit Ausnahme der Immunosuppression bei Patienten, welche infolge Nierentransplantation entsprechend behandelt werden, ist sie am einzelnen Individuum schwer oder nicht objektivierbar. Kritische Kliniker haben sich deshalb sogar gefragt, ob die klinisch in Erscheinung tretende Wirkung überhaupt Folge einer Immunosuppression oder nicht vielmehr Folge anderer Eigenschaften der Medikamente sei. Die Frage erschien noch berechtigter, nachdem festgestellt werden konnte, daß verschiedene Immunosuppressiva antiphlogistische Eigenschaften aufweisen. Diese Eigenschaften werden dann leicht in den Vordergrund gestellt, besonders wenn der Kliniker keine eigene Erfahrung im Tierexperiment hat. Der experimentelle Kliniker überwertet die antiphlogistischen Eigenschaften etwas weniger. Es müssen nämlich außerordentlich große Dosen der Medikamente (z. B. 6-MP oder Cyclophosphamid) verabreicht werden, um eine nur bescheidene antiphlogistische Wirkung nachweisen zu können [11, 68]. Bekannte antiphlogistische Medikamente wie Glucocorticoide, Salicylate, Phenylbutazon und Indomethacin sind unvergleichbar viel wirksamer in dieser Hinsicht. Eine weitere Schwierigkeit liegt in der Beurteilung der „klinischen" Wirksamkeit immunosuppressiver Medikamente bei verschiedenen Krankheiten. Unkontrollierte Einzelbehandlungen sind nicht oder schwer objektivierbar, streng kontrollierte Versuchs-Serien selten und zwar oft weil sich die Forscher verschiedener Kliniken nicht zur Annahme eines statistisch auswertbaren Protokolls einigen konnten. Wir werden auf diese Fragen im klinischen Teil am Beispiel der Behandlung der verschiedenen Affektionen zurückkommen.

Im folgenden seien die heute wichtigsten Medikamente kurz zusammengefaßt:

1. Alkylantien

Diese Medikamente alkylieren DNA, RNA und Protein, und da sie mindestens zwei alkylierende Gruppen aufweisen, kommt es leicht zu Brückenbildung zwischen den genannten Substanzen. Durch Bindung an N^7 von Guanin im DNS-Molekül kommt es zu einer Labilisierung der Glucosid-Brücken zwischen Base und Deoxyriboside, was zur Spaltung der DNS-Spirale führen kann. Damit wird die Synthese von RNS und DNS gestört [9, 33, 48, 79, 100]. Unter diesen Umständen kommt es zu einer falschen Kodifizierung. Schließlich kann einmal eine Störung auftreten, welche sich durch Replikation der Zelle auf die Tochterzelle überträgt. Die beschriebenen Reaktionen geben dem Kliniker gleichzeitig einen Lichtblitz über die Gefahren dieser Behandlung, einerseits in Form einer teratogenen, andererseits in Form einer carcinogenen Wirkung.

Am häufigsten in der Klinik gebraucht ist *Cyclophosphamid* [1, 43]. In einer Dosierung von 50—100 mg täglich (1—2 mg je kg Körpergewicht) wird Cyclophosphamid meist gut vertragen, unter nur geringen Nebenwirkungen. In höherer Dosierung kommt es leicht zu lästigem Haarausfall. Ferner wächst die Gefahr der hämorrhagischen Cystitis. Bei Beeinträchtigung der Nieren- und Leberfunktion wird das Medikament schlecht vertragen.

Chlorambucil [48] wird ebenfalls als Immunosuppressivum verwendet, und zwar in einer Dosierung von 4—6 mg täglich (0,08—0,1 mg je kg Körpergewicht). Nebenwirkungen sind gering.

Procarbazin, ein Methylhydrazin-Derivat, kann ebenfalls als Alkylans bezeichnet werden [30, 94]. Es wird in einer Dosierung von 50—150 mg verwendet. Nebenwirkungen von seiten des Magen-Darm-Traktes limitieren den Gebrauch dieses Medikamentes als Immunosuppressivum.

Alkylantien scheinen besonders gut auf Immunopathien mit IgM-Antikörperbildung zu wirken. SCHUBOTHE hat schon lange auf diese Tatsache bei der Behandlung der Kälteagglutininkrankheit hingewiesen [81].

2. Antimetabolite

Wir bezeichnen als Antimetabolit eine synthetische Substanz, welche strukturelle Analogien mit Nucleinsäure-Bausteinen aufweist und aus diesem Grunde die Nucleinsäure-Synthese stört. Wir unterscheiden Purinanaloge, Pyrimidinanaloge und Folsäure-Antagonisten. Hier werden wir nur auf die erste und letzte Kategorie eingehen, da Pyrimidinanaloge z. Z. noch nicht in die Klinik Eingang gefunden haben.

a) Purinanaloge

Die Antimetaboliten 6-Mercaptopurin und dessen Imidazolderivat Azathioprin haben sich als immunosuppressive Substanzen bewährt [5, 24, 25, 26]. Azathioprin wird in der Leber unter Abspaltung des Imidazolringes zu 6-MP abgebaut. 6-MP dringt in die Zelle ein, wobei es in ein Ribosidtriphosphat und Thioinosinsäure übergeführt wird. In dieser Form erfolgt Interferenz an verschiedenen Stellen der DNS-Synthese. 6-MP und Azathioprin sind im Prinzip in ihrer Wirkung einander gleichzusetzen. In einigen experimentellen Bedingungen erwies sich Azathioprin dem 6-MP überlegen. In der Klinik kann aber kein Unterschied festgestellt werden, wenn die beiden Medikamente in äquimolaren Mengen verabreicht werden (100 mg Azathioprin entsprechen 55 mg 6-MP). 6-MP wirkt nicht auf die Phagocytose-Aktivität. Es verhindert auch nicht wesentlich die RNS-Synthese, d. h. die Umwandlung von kleinen Lymphocyten in pyroninophile Zellen im Falle einer Immunisierung. Dagegen wird der weitere Vorgang stark unterdrückt, wobei die anamnestische Reaktion mit kleineren Dosen unterdrückt werden kann, als die primäre Antikörperbildung. Am meisten wirkt 6-MP wahrscheinlich auf die celluläre Immunantwort [69]. Ferner wurde eine antiinflammatorische Wirkung von 6-MP beschrieben [68]. Dies gilt vor allem für Antikörper-übermittelte entzündliche Reaktionen. Dagegen konnten wir die passiv indizierte Tuberkulin-Reaktion beim Meerschweinchen auch mit massivster Vorbehandlung von 6-MP nicht unterdrücken [11].

Beim Menschen wird vor allem Azathioprin in einer Dosierung von 2—4 mg/kg Körpergewicht verwendet. Es besteht jedoch kein Grund, anstelle von Azathioprin nicht das billigere 6-MP zu verwenden (Dosierung: 1—2 mg/kg Körpergewicht).

b) Folsäure-Antagonisten

Methotrexat hat sich als einzige Substanz dieser Familie durchgesetzt [8, 9, 45, 84]. Sie bindet Dehydrofolat-Reductase, wodurch die Konversion von Dehydrofolsäure zu Tetrahydrofolsäure gehemmt wird. Damit wird der Einbau von 1C-Fragmenten in der Synthese von Purin und Thymidin gehemmt, d. h. es kommt zu einer gestörten Nucleinsäure-Synthese und zwar hauptsächlich von DNS.

Die Methotrexat-Wirkung kann durch Folinsäure rückgängig gemacht werden [6, 19]. Dieses Prinzip kann dadurch zur Anwendung gebracht werden, daß man dem Patienten über kurze Zeit eine maximale Methotrexat-Wirkung zukommen läßt, welche dann durch Verabreichung von Folinsäure unterbrochen wird. Je nach der Methotrexat-Dosierung muß Folinsäure (z. B. Leucovorin) in einer Dosierung von 6 mg 3—5 Tage lang alle 6 Std verabreicht werden.

Methotrexat konnte am Tierexperiment wie beim Menschen als kräftiges Immunosuppressivum erkannt werden, welches die primäre und die sekundäre Immunantwort unterdrücken kann. Die verzögerte Hautreaktion kann nicht nur am frisch sensibilisierten Tier verhindert werden, sondern auch am bereits überempfindlichen Tier. Im Tierexperiment hat sich Methotrexat in der Behandlung experimenteller Autoimmunopathien als wirksam erwiesen [14, 91].

3. Enzyme

Eine Reihe von Enzymen erwiesen sich als immunosuppressive Substanzen.

L-Asparaginase wirkt dadurch, daß der Zellmetabolismus auf L-Asparaginase angewiesen ist, wobei die endogene Synthese nicht ausreicht, den Nachschub zu decken. In dieser Form ist L-Asparaginase ein Immunosuppressivum, welches die Proteinsynthese hemmt. Wiederum wird die IgG-Antikörperbildung leichter unterdrückt als die IgM. Der stärkste immunosuppressive Effekt wird erzielt, wenn gleichzeitig Antigen und Medikament verabreicht werden [7, 65, 66, 75, 85]. L-Asparaginase ist antigen und führt trotz seiner immunosuppressiven Eigenschaften zu Sensibilisierung.

Andere Enzyme sind von untergeordneter Bedeutung, weshalb hier nicht auf sie eingegangen werden kann.

4. Antibiotica

Antibiotica wirken entweder dadurch, daß sie sich an Bausteinen von Nucleinsäuren binden, oder in gleicher Weise wie Alkylantien. In der Klinik wird fast nur Aktinomycin verwendet, ein streptomyces Produkt [3, 17, 33, 39, 104]. In schwacher Dosierung hemmt es den Transport von "messanger" RNS vom Nucleolus zum Cytoplasma, woraus eine DNS-abhängige RNS-Synthese-Hemmung resultiert, d. h. letztlich eine Hemmung der entsprechenden Proteinsynthese.

Chloramphenicol weist infolge seiner in Mitochondrien lokalisierten Proteinsynthese-hemmenden Wirkung ebenfalls immunosuppressive Eigenschaften auf [72, 106], jedoch hat es sich aus begreiflichen Gründen in der Klinik nicht als Immunosuppressivum einführen lassen.

5. Pflanzliche Alkaloide

Diese Gruppe von Substanzen ist vorerst mehr von theoretischem als von praktischem Interesse. Colchycin scheint den Immunisierungsvorgang ganz am Anfang durch Hemmung der Phagocytose zu beeinflussen [48]. Auch Vincristin hemmt infolge seiner Wirkung auf mikrofilamentöse Membranstrukturen, die frühen "cell to cell interactions". Ferner blockiert es, wie Colchycin, die Mitose in der Metaphase (mikrofilamentöse Konfiguration!).

6. Hormone

Corticoglucosteroide, im folgenden einfach als Corticosteroide bezeichnet, sind dem Kliniker schon lange als Immunosuppressivum bekannt. Tatsächlich steht aber die antiphlogistische und membranaktive Wirkung im Vordergrund. Im Tierexperiment ist es gar nicht leicht, die immunsuppressive Wirkung der Corticosteroide nachzuweisen. In der Regel müssen sie in großer Dosierung drei Tage lang vor Beginn der Immunisierung verabreicht werden, um eine signifikante Immunosuppression zu erreichen [23, 27, 28]. Die IgG-Produktion wird viel leichter unterdrückt als diejenige von IgM. Wenn die Corticosteroide erst nach der Immunisierung injiziert werden, kann eine Verminderung der späten IgG-Antwort beobachtet werden. Der Mechanismus der Corticosteroide-bedingten Immunosuppression ist noch nicht voll aufgeklärt. Einerseits wirken die Steroide auf den unmittelbar die Phagocytose folgenden Prozeß, ferner ist die B-lymphocytolytische Wirkung allgemein bekannt. Wichtiger ist aber noch die Oberflächenwirkung, welche die "cell to cell interactions" beeinflußt. Schließlich darf man nicht vergessen, daß Corticosteroide eine ausgesprochene Wirkung auf den eigentlichen efferenten Zweig des Immunitätsvorganges haben: wenn es nämlich nach erfolgter Immunisierung zu einer Reaktion mit dem entsprechenden Antigen kommt, können Corticosteroide die Folgen des Immunokonfliktes ganz wesentlich beeinträchtigen. Einerseits wird die Entzündung unterdrückt, andererseits können wiederum "cell to cell interactions" beeinträchtigt werden, z. B. im Falle einer immunhämolytischen Anämie.

Andere Steroide sind von untergeordneter Bedeutung [38, 101].

7. Virale Immunosuppression

Vor mehr als 60 Jahren hat schon VON PIRQUET die vorübergehende Unterdrückung der Tuberkulin-Hautreaktion bei Kindern beschrieben, welche an Masern erkrankt waren. Heute sind eine Reihe von Viren bekannt, welche die Immunreaktionen unterdrücken [62, 63, 71, 74, 77]. Der Mechanismus der virusbedingten Immunosuppression steht z. Z. zur Diskussion [63].

8. Antikörperbedingte Immunosuppression

Eine antikörperbedingte Immunosuppression wurde schon lange vermutet, aber erst in den letzten Jahren unter Beweis gestellt [15, 20, 76, 102]. Es handelt sich um eine streng spezifische Immunosuppression, welche nicht nur durch die intakten Antikörper, sondern auch durch die Fab Fragmente bewirkt werden kann [4, 16, 99]. Die hemmende Wirkung scheint also auf der allerersten Ebene der "cellular recognition" zustande zu kommen. Wir haben im Immunisierungsschema der Abb. 1 diese Vorgänge zusammengefaßt, woraus hervorgeht, daß dieser Vorgang Voraussetzung für die Auslösung weiterer Immunisierungsprozesse ist. Zur Zeit wird diese Art der spezifischen Immunosuppression einzig zur Behandlung Rh-negativer Mütter, unmittelbar nach der Geburt Rh-positiver Kinder angewandt [73]. Potentiell sind die Möglichkeiten der klinischen Anwendung größer. Wir denken hier besonders an die Vorbereitung eines Patienten für ein Organtransplantat.

III. Spezieller Teil

Die klinische Anwendung immunosuppressiver Medikamente hat ein großes Potential. Jedoch muß z. Z. noch größere Zurückhaltung geübt werden, da es sich einerseits um eine äußerst relevante Behandlung handelt, welche unangenehme direkte und indirekte Folgen für den Patienten haben kann, andererseits müssen viele Krankheiten, bei welchen immunosuppressive Medikamente gegeben werden, noch besser definiert werden, um eine immunosuppressive Behandlung rechtfertigen zu können. Aus diesem Grunde halten wir die immunosuppressive Therapie für eine Behandlungsart, welche z. Z. noch in der Phase der klinischen Erprobung steht und deshalb nicht wahllos ausgeübt werden darf.

In der Anwendung muß sich der Kliniker voll bewußt sein, wo er im Krankheitsgeschehen eingreifen will. Ferner muß er sich die Limitierung jeder Behandlungsart vor Augen halten. Die Verabreichung von zwei Medikamenten mit verschiedenem Wirkungsmechanismus hat die größten klinischen Erfolge gezeigt. Bei einer Affektion mit starker entzündlicher Komponente ist z. B. eine gleichzeitige immunosuppressive und antientzündliche Therapie angezeigt. In der Regel hat sich die Kombinationstherapie von Corticosteroiden mit verschiedenen Immunosuppressiva besonders bewährt, wobei den Steroiden neben der antiinflammatorischen Bedeutung auch diejenige eines schwachen Immunosuppressivums zukommt. Ferner hat es sich in unserer eigenen Erfahrung wiederholt gezeigt, daß eine lang anhaltende Verabreichung eines und desselben Immunosuppressivums zum Phänomen der „Gewöhnung" oder „Resistenz" führen kann. Dieses Phänomen erschwert die Therapie. Aus diesem Grunde wechseln wir bei langfristiger Behandlung monatlich das immunosuppressive Mittel. Bei so behandelten Patienten konnten wir nie die Entwicklung einer Resistenz gegenüber dem angewandten Medikament beobachten, im Gegensatz zu Patienten, welche jahrelang 6-MP oder Azathioprin verabreicht bekommen.

In der Wahl der Medikamente wird man ferner den Zustand von Niere und Leber besonders berücksichtigen müssen. Im Falle einer Niereninsufficienz ist z. B. Methotrexat kontraindiziert, aber auch die übrigen Immunosuppressiva werden dann häufig schlecht vertragen, wobei 6-MP und Azathioprin noch am besten von diesen Patienten toleriert werden. Methotrexat darf ferner bei Beeinträchtigung der Leberfunktion nicht gegeben werden. 6-MP weist wohl in hoher Dosierung auch eine Lebertoxicität auf, wird aber in der als Immunosuppressivum angewandten Dosierung von den Patienten meist gut vertragen. Immerhin darf auch dieses Medikament erst dann gegeben werden, wenn der Bilirubinspiegel unter 2 mg-% liegt. Im folgenden sei auf die verschiedenen Indikationen eingegangen:

1. Systematischer Lupus Erythematodes (SLE) [35, 55 - 57, 78, 80]

Wir setzen diese Krankheit an die Spitze, weil die Pathogenese die Anwendung immunosuppressiver und antiphlogistischer Medikamente voll und ganz rechtfertigt. Auch wenn z. Z. die Möglichkeit erwogen wird, daß ein Virus eine wesentliche Rolle am Zustandekommen dieser Krankheit hat, so ändert das nichts an der Tatsache, daß die eigentliche Pathogenese immunologisch geprägt ist. Einerseits bestimmt eine Immunkomplex-Vasculitis verschiedener Organverteilung das Krankheitsbild, andererseits werden gelegentlich cytotoxische Phänomene angetroffen, so vor allem eine immunhämolytische Anämie.

Ersterer Vorgang läßt sich am besten durch antiinflammatorische und immunosuppressive Medikamente beeinflussen, letzterer Vorgang durch Immunosuppressiva und membranaktive Medikamente. Seit zehn Jahren wird versucht, das Ergebnis der Therapie durch eine streng kontrolliert Studie zu überprüfen. Leider ist es nie dazu gekommen; jedoch hat sich mittlerweise die Prognose dieser Krankheit unter Anwendung dieser neuen Therapie ganz wesentlich gebessert. Die jährliche Morbidität in Form von Arbeitsunfähigkeit ist bei Patienten unter dieser Behandlung auf ein Mindestmaß gesunken (unter zwölf schweren, z. Z. in Behandlung stehenden

Patienten beträgt die krankheitsbedingte Arbeitsunfähigkeit nach Ablauf der ersten sechs Monate der Krankheit nur noch durchschnittlich sieben Tage je Patient).

Die Wahl der Immunosuppressiva richtet sich nach den Krankheitssymptomen, wobei an erster Stelle 6-MP oder Azathioprin verwendet wird. SLE-Patienten sind cytostatischen Medikamenten gegenüber besonders empfindlich. In der Regel darf man 50 mg 6-MP oder 100 mg Azathioprin nicht überschreiten und nur ausnahmsweise 75 bzw. 150 mg der beiden Medikamente verwenden.

Für Langzeitbehandlung alternieren wir diese Medikamente mit einem anderen Immunosuppressivum. Bei guter Nierenfunktion verabreichen wir Methotrexat in einer Dosierung von 7,5—15 mg wöchentlich (z. B. an 3 Tagen in der Woche verabreicht). Methotrexat kann überdies in besonders akuten Fällen intravenös oder intrathecal verabreicht werden. So konnte im Falle einer Landryschen aufsteigenden Paralyse der Prozeß schlagartig durch Injektion von 10 mg Methotrexat intrathecal zum Stillstand gebracht werden. Beim Erythematodes hat es sich bewährt, Immunosuppressiva zusammen mit Corticosteroide zu verabreichen. Da bis jetzt noch kein geeigneteres Präparat als Prednison entwickelt wurde, verabreichen wir Prednison in einer Dosierung von 7,5—10 mg täglich. Bei sehr akuten Fällen beginnen wir die Therapie mit Prednison-Dosen von 20—100 mg täglich, je nach Schwere des Falles. Bei massiver Nierenbeteiligung beginnen wir mit 100 mg, um möglichst rasch zu einer Normalisierung der Nierenfunktion zu kommen. Mit einer derartig massiven Therapie konnten wir bei einem 19jährigen Mädchen mit 100 mg-% Harnstoffstickstoff und einer Kreatinin-Clearance von 35 ml/min eine wesentliche Besserung erzielen, mit schließlich 25 mg-% Harnstoffstickstoff und einer Kreatinin-Clearance

Tabelle 1. Behandlungserfolg bei SLE-Patienten mit Nierenbefall

Patient	Nierenbefall	Dauer der Nierenaffektion vor Einsetzen der Therapie in Monaten	Zeit zwischen Beginn der Therapie und Normalisierung der Nierenzeichen (Monate)
G. E.	a*	0,75	0,5
K. S.	a	0,75	0,75
B. C.	a	1	0,75
G. S.	a	1	1,25
S. H.	a**	1	1
O. Y.	a	1,25	1,25
L. A.	a	2	1,5
Sp. D.	b	3	4
G. D.	a	3	5
W. Ed.	a b	4	5
M. S.	b	6	1,25
A. P.	b	6	12
E. C.	a b	6	8
W. E.	a b	6	2 (inkomplett, Exitus nach 2 Jahren)
P. J.	a b	12	24
S. A.	a b	12	2 (nur Besserung)
A. S.	a b	13	12 (nur Besserung, Exitus nach 2 Jahren)
S. S.	a b	30	(Exitus nach 3 Wochen)

* a: Blutharnstoff-Stickstoff, mehr als 24 mg/100 ml.
** b: Proteinurie, mehr als 5 g/24 Std.

von 70 ml nach 2monatiger Behandlung. Das Mädchen steht heute unter einer Langzeittherapie mit 10 mg Prednison täglich und der üblichen Dosierung von 6-MP, und nach einer erzielten Besserung der Nierenfunktion, Methotrexat.

Es ist wichtig, Patienten mit Nierenbefall frühzeitig zu behandeln. In Tab. 1 sind unsere Fälle nach diesem Gesichtspunkt zusammengestellt. Man kann daraus ersehen, daß es um so leichter zu einer Normalisierung der Nierenfunktion kommt, je früher mit der Therapie begonnen worden ist. Diese Korrelation wundert nicht weiter, wenn man sich der Pathogenese der Nierenläsion bewußt ist. Durch den fortschreitenden Immunokomplex-Prozeß wird nämlich der glomeruläre Filtrationsapparat sukzessive zerstört, wobei die Läsion nur zu Beginn aus anatomischen Gründen reversibel erscheint.

Bei ausgedehnten Hautläsionen hat sich Cloroquin und Hydroxydchloroquin bewährt, ersteres in einer Dosierung von 300 mg täglich, letzteres in einer solchen von 600 mg täglich. Diese Medikamente haben eine Reihe von Nebenwirkungen. Insbesondere können Hornhauttrübungen und Retinaveränderungen auftreten, weshalb eine regelmäßige Augenkontrolle unerläßlich ist. Aus dem gleichen Grund gebrauchen wir diese Medikamente nicht für die Langzeitbehandlung.

In Abb. 2 ist eine typische Verlaufsform unter immunosuppressiver Therapie dargestellt.

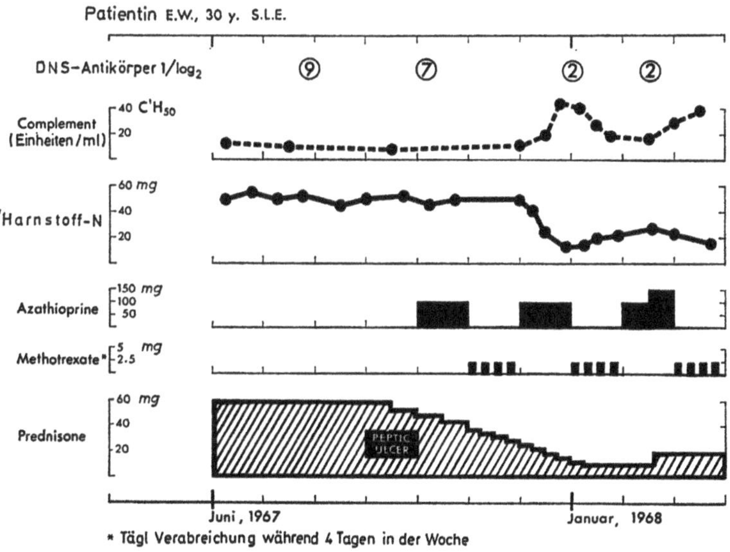

Abb. 2. Immunosuppressive Behandlung der Patientin E. W. mit vorwiegend renaler Lokalisation eines SLE. Nach erfolgloser Behandlung mit Prednison ordentliches Ansprechen auf kombinierte Antimetaboliten-Prednison Medikation mit Abfall des Antikörperspiegels gegen DNS und Normalisierung des Komplementspiegels. Rückgang des Harnstoff-N

2. Aktiv chronische Hepatitis [33, 42, 46, 53, 88]

Nachdem die Pathogenese dieser Krankheit heute als Immuno-Hepatitis definiert werden kann, besteht volle Berechtigung, den an dieser Krankheit leidenden Patienten eine immunosuppressive Therapie zukommen zu lassen. Die Schwierigkeit besteht in der exakten Diagnosestellung. Diese beruht einerseits auf der Klinik, andererseits auf dem Nachweis immunologischer Epiphänomenen und auf der Histologie, wobei lympho-plasmacelluläre Piecemeal-Nekrosen besonders ins Gewicht fallen. Ferner ist es wichtig, eine persistierende Hepatitis auszuschließen. Bei der aktiv chronischen Hepatitis findet man in der Regel das Australia-Antigen nicht, während dasselbe bei der persistierenden Hepatitis häufig angetroffen wird. Wenn die aktiv chronische Hepatitis zur Behandlung kommt, bevor irreversible Veränderungen entstanden sind (fibrotischer Umbau der Leber mit portaler Hypertonie), erscheint die Prognose gut. Keiner unserer 14, im Frühstadium behandelten Fälle, ist ad exitum gekommen. Währenddem von 6 Patienten im Stadium der portalen Hypertonie mit Ascites 4 innerhalb von 6 Monaten gestorben sind; nur der Zustand von 2 Patientinnen besserte sich erstaunlich unter der Therapie.

Bei der Behandlung dieser Patienten ist es wichtig, mit der Verabreichung von 6-MP bzw. Azathioprin zu warten, bis der Bilirubinspiegel unter 2 mg-% liegt. Mit der alleinigen Verabreichung von Prednison wird dieses auch bei schweren Fällen meistens in ein bis zwei Wochen erreicht. In der Wahl 6-MP oder Azathioprin ziehen gewisse Autoren 6-MP vor, indem der erkrankten Leber dann die Arbeit erspart wird, den Imadazolring von Azathioprin abzuspalten [35].

Die ersten kontrollierten Untersuchungsreihen liegen vor und zeigen eindeutig den Wert der immunosuppressiven Therapie in der Behandlung der chronisch aktiven Hepatitis [53].

3. Polyarteriitis Nodosa [34]

Die Prognose dieser Affektion war bis vor kurzem sehr schlecht. Mit Einführung der Prednison-Therapie konnte wohl gelegentlich eine akuter Schub pariert werden, doch blieb die Prognose weiterhin schlecht. Die Anwendung von Immunosuppressiva hat zunächst auch nicht viel zur erfolgreichen Behandlung dieser Affektion beigetragen, jedoch sieht die Situation nach Anpassung der Dosierung von Immunosuppressiva und Prednison etwas günstiger aus. Von unseren letzten 6 Fällen befinden sich z. Z. 4 in voller Remission, wenn auch immer noch unter Behandlung. Im Gegensatz zu den vorgenannten Affektionen muß zu Beginn äußerst intensiv behandelt werden. Wir verabreichen zunächst 100 mg Prednison zusammen mit 150 mg Azathiprin während 10 Tagen. Anschließend senken wir die Prednison-Dosierung alle 4 Tage um 10 mg bis zu einer Tagesdosierung von 20 mg. Die weitere Reduktion um je 2,5 mg hängt von dem klinischen Erfolg ab. Einer der 4 Patienten setzte nach einem Jahr mit der Therapie aus, worauf nach 3 Wochen ein Rückfall der Krankheit auftrat. Erneutes Einsetzen der immunosuppressiven Therapie führte zu prompter Besserung. Die mittlere Behandlungsdauer der 4 Patienten beträgt z. Z. 1,8 Jahre. Ähnlich günstige Ergebnisse wurden von anderer Seite publiziert [34].

4. Dermatomyositis [18, 49, 97]

Wir unterscheiden die „primäre" von der paraneoplastischen Form. Bei der letzteren ist die Therapie auf das Neoplasma gerichtet, bei der ersteren verabreichen wir eine immunosuppressive Therapie. Wir haben 7 Fälle selbst behandelt, 3 sehr fortgeschrittene und 4 Früherkrankungen, jedoch bereits mit Einschränkungen der

Gelenksexkursionen. Alle 4 Frühformen sprachen gut auf die Behandlung an; unter Normalisierung der Muskelfunktionen und der Gelenksexkursionen 3—6 Monate nach Beginn der Behandlung. Unter den 3 Spätformen konnte der Zustand bei einem 8jährigen Kind nicht mehr beeinflußt werden. Es befindet sich z. Z. in einem kachektischen Zustand mit schweren Gelenkskontraktionen. Ein zweiter, ebenso fortgeschrittener Fall sprach erstaunlicherweise auf die Therapie mit langsamer Besserung an, die sich während der ersten 2 Jahre der Therapie einstellte. Während der folgenden 4 Jahre trat unter fortgesetzter immunosuppressiver Therapie kein neuer Schub der Dermatomyositis auf. Der letzte Spätfall sprach nur ungenügend, mit bescheidener Besserung der muskulären Funktion und der Gelenksexkursionen, auf die Therapie an.

Wir verwenden das gleiche Behandlungsprinzip wie für die Behandlung des SLE. Unser erster Fall sprach erstaunlich gut auf Methotrexat an, und zwar so gut, daß andere Kliniker diese Behandlung übernahmen. Die bisherige Erfahrung erlaubt aber nicht, dem Methotrexat den Vorzug gegenüber Azathioprin zu geben. Da es sich um eine Langzeitbehandlung handelt, wechseln wir beide Medikamente, unter Verabreichung von Prednison in einer Dosierung von 0,1—0,2 mg pro Kilogramm Körpergewicht, monatlich ab.

5. Rheumatoide Arthritis und diffuse Sklerodermie

Die Ergebnisse der immunosuppressiven Therapie der rheumatoiden Arthritis müssen als bescheiden bezeichnet werden. Kontrollierte Untersuchungen zeigen wohl eine gewisse Wirkung, die aber nicht überschätzt werden darf [2, 10, 31, 51, 64, 105]. Ebenso bescheiden sind die Behandlungserfolge der diffusen Sklerodermie [89]. Bei 3 Mißerfolgen konnten wir allerdings einem Patienten, der sich nach jahrelanger Erkrankung in einem äußerst prekären Zustand befand, ganz wesentlich helfen. Es gelang, diesen Patienten aus einer praktisch totalen Invalidität in ein aktives Leben zurückzuführen. Solche Einzelfälle berechtigen zu einem Versuch mit Immunosuppressiva bei Patienten mit dieser Krankheit.

6. Hämatologische Affektionen

In der Behandlung autoimmun-hämolytischer Anämie hängt die Anwendung der Immunosuppressiva von der Natur des Antikörpers ab. Im Falle von IgG-Autoantikörpern hat sich bei Prednison-resistenten Fällen Azathioprin oder 6-MP sehr bewährt [54, 86, 87, 95, 96]. Das Medikament darf hier viel höher dosiert werden als z. B. bei SLE (150—200 mg Azathioprin, 75—100 mg 6-MP). Gleichzeitig müssen Corticosteroide in hoher Dosierung verabreicht werden. Das Resultat zeigt sich in der Regel nach 2—3 Wochen. Die Behandlung muß im allgemeinen mindestens 3 Monate lang unter Reduktion der Prednison-Medikation und der Azathioprin bzw. 6-MP-Medikation, entsprechend dem Verlauf der Krankheit, durchgeführt werden. In einem Fall mußte nach 2jähriger Behandlung eine Erhaltungstherapie weitergeführt werden, da der Patient regelmäßig nach Absetzen der Therapie einen Rückfall aufwies.

Im Fall von IgM-bedingter autoimmun-hämolytischer Anämie haben nur Alkylantien bei ungefähr der Hälfte der behandelten Fälle zu einer Besserung geführt, worauf Schubothe schon vor vielen Jahren hingewiesen hat. Auch hier gibt die Assoziation mit Corticosteroiden bessere Resultate [81].

Die chronische Autoimmunthrombopenie (idiopathische Thrombopenie ohne Splenomegalie) wird immer noch vorzugsweise mit Prednison behandelt. Bei jüngeren Patienten empfehlen die meisten Hämatologen die Splenektomie bevor Immunosuppresiva versucht werden. Falls die Operation aus irgend einem Grunde nicht durchführbar ist, ist ein Versuch mit Immunosuppressiva indiziert. Die meisten Autoren haben Azathioprin oder 6-MP verwendet. Wir verabreichen diese Medikamente während 4 konsekutiven Tagen in der Woche, in einer Dosierung von 150 mg Azathioprin täglich. Von 12 behandelten Fällen haben 4 Patienten auf die Behandlung gut angesprochen unter Normalisierung der Plättchenzahl. Bei 5 Fällen kam es nur zu einer klinischen Besserung, jedoch nicht zu einer Normalisierung der Plättchenzahl, während 3 Patienten unbeeinflußt blieben. Die Angaben aus der Literatur sind teils mehr, teils weniger ermutigend [13, 69, 105]. Zur Zeit wird versucht, therapieresistente Fälle mit Antilymphocyten-Serum zu behandeln. Die ersten Ergebnisse erscheinen interessant [50].

7. Nierenaffektionen

Die Ergebnisse in der Behandlung der Glomerulonephritis sind recht enttäuschend, indem entweder keine objektiv faßbare Wirkung oder eine Besserung bei nur wenigen Patienten festgestellt wurde [40, 52, 96, 105].

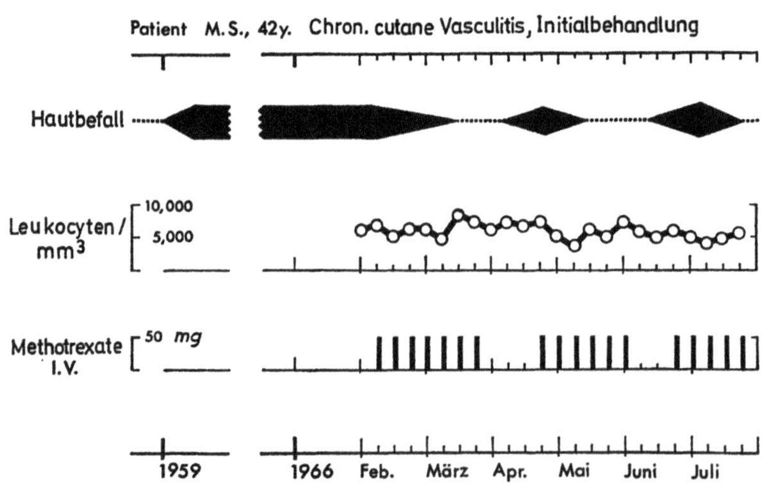

Abb. 3. Immunosuppressive Behandlung des Patienten M. S. Der Patient litt seit 7 Jahren an einer erfolglos behandelten Hauteruption, welche sich als bakterielle Allergie gegenüber Staphylokokken erwies. Rückgang der Vasculitis unter Methotrexate Behandlung. Jeweils 10 Tage nach Absetzen der Therapie entstanden wieder neue Hautläsionen

Ebenso besteht Zurückhaltung in der Therapie der Nephrose. Was die kindliche idiopathische Nephrose anbelangt, wurden bei steroidresistierenden Fällen günstige Ergebnisse mit einer Remissionsrate von 50% mitgeteilt [21, 44, 90, 103, 105].

Interessante Ergebnisse wurden ferner bei der Behandlung des Goodpasture-Syndromes mitgeteilt [35, 47].

8. Cutane Vasculitis

Die chronische Vasculitis vom Typus Schönlein-Hennoch spricht gut auf die immunosuppressive Behandlung an. Das gleiche gilt für die hypergammaglobulinämischen Purpura [58, 78]. Bei beiden Affektionen verwendeten wir zunächst Antimalaria mit erfreulichem Erfolg [59], jedoch hat sich 6-MP, Azathioprin und Methotrexat als überlegen gezeigt [58]. In Abb. 3 und 4 ist eine typische Verlaufsform einer bakteriell-allergischen chronischen cutanen Vasculitis zusammengefaßt.

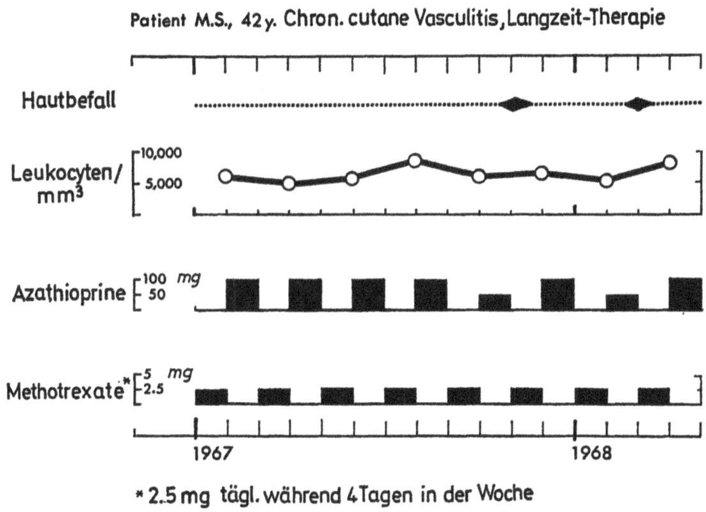

Abb. 4. Erhaltungstherapie des gleichen Patienten wie Abb. 3. Verminderung der Azathioprin-Dosis führte wiederholt zu einem Recidiv der cutanen Vasculitis (2mal auf Abb., ein drittes Mal 3 Monate später)

9. Magen-Darm-Erkrankungen [41, 105]

Azathioprin und 6-MP wurden zur Behandlung der ulcerativen Colitis angewandt. Die Auswertung des Behandlungsversuches ist bei dieser zu spontaner Remission neigenden Affektion schwierig. Immerhin scheinen die vorliegenden Ergebnisse von Interesse.

10. Verschiedene Affektionen

Immunosuppressiva wurden bei den verschiedensten Affektionen angewandt, bei welchen eine Immunopathogenese angenommen wird. So sprechen einige Formen von chronischer Uveitis gut auf die Therapie an, wobei es nicht möglich ist zu entscheiden, welche Uveitis gut und welche nicht anspricht [108].

Es liegen ebenfalls günstige Ergebnisse bei der Behandlung des bullösen Pemphigoid vor [36].

Mit Vorsicht sind die Ergebnisse bei der Mysthenia gravis zu bewerten [18, 67, 97]. Ebenso kann noch nicht entschieden werden, inwieweit die Multiple Sklerose durch Immunosuppressiva beeinflußt werden kann. Bei fortgeschrittenen Fällen ist die Therapie nicht angezeigt. Von 9 eigenen Fällen, welche nach dem dritten Rückfall behandelt wurden, hat sich keiner wesentlich verschlechtert (mittlere Behandlungsdauer: 3 Jahre). Bei den behandelten Patienten traten nach Beginn der Therapie weniger und leichtere Schübe auf, welche durch Erhöhung der Prednison-Dosierung jedesmal leicht kontrolliert werden konnten. Bei dieser Affektion wäre eine großangelegte kontrollierte Studie dringend indiziert, wobei fortgeschrittene Fälle aus der Studie eliminiert werden sollten, da wir bei einer einmal sich eingestellten Dauerschädigung keine Besserung mehr erwarten können. Es besteht die Möglichkeit, daß durch diese Therapie der Prozentsatz der Patienten, welche ihre Selbständigkeit verlieren und auf den Rollstuhl angewiesen sind, zurückgeht [12].

Schließlich wurde ein Fall von hämorrhagischer Diathese aufgrund einer Hemmkörper-Hämophilie erfolgreich mit gleichzeitiger Verabreichung von Cyclophosphamid und Faktor VIII behandelt [36a].

11. Transplantationen

Eine der wichtigsten Anwendungen immunosuppressiver Therapie ist die Organtransplantation. In der Regel werden verschiedene Medikamente gleichzeitig verabreicht [22, 84, 92, 93]. Auf Details kann hier nicht eingegangen werden.

12. Rh-Prophylaxe

Die Rh-spezifische Immunosuppression Rh-negativer Mütter nach Geburt eines Rh-positiven Kindes hat sich bereits weltweit bewährt. Von 1081 Frauen, denen innerhalb 48 Std nach Geburt eines Rh-positiven Kindes Anti-D-Immunserum verabreicht wurde, hat nur eine Frau ein halbes Jahr später Anti-D-Körper gebildet, im Gegensatz zu 51 Frauen der Kontrollgruppe (726 Frauen) [73].

IV. Nebenwirkungen immunosuppressiver Therapie

1. Cytotoxische Nebenwirkungen

Nebenwirkungen aufgrund der Cytotoxicität der Medikamente: diese Nebenwirkungen betreffen je nach Präparat Knochenmark, Magen-Darm-Trakt und Tegumente (Haarausfall). Im übrigen ist diese Wirkung streng dosisabhängig. Mit Ausnahme der Transplantationen wird man versuchen, die Dosierung derart zu dirigieren, daß keine für den Patienten unangenehm spürbare „cytotoxischen Effekte“ auftreten. In diese Kategorie gehören ebenfalls die Leber-, Pankreas- und Nierentoxicität. Schließlich ist die Lungenfibrose und die hämorrhagische Cystitis als Komplikation von Behandlungen mit Alkylantien zu erwähnen.

2. Immunosuppressive Komplikationen

Nebenwirkungen infolge von zu starker Immunosuppression wird vor allem in der Behandlung organtransplantierter Patienten beobachtet. Zuerst tritt eine Anfälligkeit gegenüber Mikroben in Erscheinung, welche mit Hilfe der cellulären Immunität normalerweise überwunden wird. Bei nichttransplantierten Patienten ist die Immunosuppression meistens zu schwach, als daß es zu einer Infektionsanfälligkeit kommen könnte. In unserem eigenen Patientengut von über 100 Patienten haben wir folgende Komplikationen angetroffen: gehäuftes Vorkommen der Verrucae vulgaris: 9 Patienten; schwerer Verlauf einer Hepatitis: eine Patientin; Herpes Zoster mit schwerer Verlaufsform: 1 Patientin; im übrigen konnte keine erhöhte Infektanfälligkeit festgestellt werden. Bei immunosuppressiv behandelten transplantierten Patienten wurden gehäuft Infektionen mit folgenden Keimen angetroffen: Torula histolytica, Pneumocystis carini, Cytomegalie Virus, Toxoplasma gondii [107].

3. Teratogene Nebenwirkungen

Alle Medikamente, welche den Kernstoffwechsel beeinflussen, aber auch Glucocorticosteroide, zeichnen sich durch eine im Tierexperiment nachgewiesene teratogene Wirkung aus. Aus diesem Grund werden diese Medikamente, wenn immer möglich, zur Behandlung schwangerer Frauen vermieden.

Griffith [37] hat folgende Erhebungen durch Befragung verschiedener Transplantationszentren machen können. 29 Frauen wurden während der Behandlung schwanger, eine Frau zweimal. 18 normale Kinder wurden am Ende der Schwangerschaft geboren, 2 im letzten Trimester der Schwangerschaft. 7 Aborte traten auf und 3 weitere wurden künstlich eingeleitet.

Drei eigene Patientinnen machten eine normale Schwangerschaft durch und gebaren normale Kinder. Bei diesen 3 Patientinnen wurde während der ersten 3 Monate der Schwangerschaft nur 15 mg Prednison täglich verabreicht, für den Rest der Schwangerschaft wurde neben Prednison lediglich Azathioprin und kein anderes Immunosuppressivum gegeben.

Eine teratogene Wirkung könnte auch via Vater in Erscheinung treten. Entsprechende Erhebungen durch Befragung von 19 Transplantationszentren haben folgendes gezeigt [37]: mindestens 38 normale Kinder wurden unter diesen Umständen geboren, in 2 Fällen kam es zu einem Abort im ersten Trimester, ohne daß die Ursache aufgedeckt werden konnte.

Wenngleich Kinder von Eltern, die im Moment der Konzeption unter Azathioprin-Behandlung standen, gewöhnlich gesund erscheinen, so wurden doch chromosomale Veränderungen bei der Geburt beobachtet. Diese Veränderungen gingen allerdings in den folgenden Monaten wieder zurück [32].

Es liegen einige Mitteilungen über Kinder mit kongenitalen Deformitäten vor, welche von einem Vater stammen, der zu dieser Zeit unter Azathioprin-Behandlung stand: Nach erfolgreicher Transplantation erhielt ein Patient Prednison in einer Dosierung von 250 mg pro Tag. Ferner erhielt der Patient 3 Serien von lokaler Bestrahlung ungefähr 5 Jahre vor Geburt des von ihm stammenden Kindes. Das Kind wies eine große, geschlossene Myelomeningocoele in der oberen Lendenregion auf, mit einer Reihe weiterer Mißbildungen [98]. Ein anderes Kind, welches von einem mit Azathioprin behandelten Vater stammt, hatte keine rechte Hand. Wenngleich im ersten Fall verschiedene mögliche Ursachen der kindlichen Mißbildung erwogen werden müssen, muß doch mit dieser Komplikation ernsthaft gerechnet werden [32].

Es sei noch angefügt, daß das Sexualleben durch Azathioprin nicht beeinflußt wird, und die Samenanalysis und die Hodenbiopsie behandelter Patienten normale Ergebnisse zeigen [70].

Da immunosuppressive Medikamente die Gefahr einer teratogenen Wirkung mit sich bringen, müssen alle geschlechtsreifen Patienten entsprechend orientiert werden. Kontrakonzipienten sollten unbedingt empfohlen werden. Männlichen Patienten muß die Gefahr der teratogenen Toxicität besonders eindrücklich mitgeteilt werden. Manche Elterm wollen trotzdem auf ein Kind nicht verzichten. In diesem Falle ist es besser, unter richtiger Aufklärung den Eltern beizustehen, als die ärztliche Verantwortung abzulehnen. Insbesondere haben wir die Therapie derart geleitet, daß die Gefahr während der ersten 3 Monate durch entsprechende Dosierung auf ein Mindestmaß reduziert wurde.

4. Cancerogene Nebenwirkungen

Eine cancerogene Wirkung ergibt sich einerseits als Folge einer kräftigen Immunosuppression, andererseits als Folge einer direkten Einwirkung der Medikamente auf die Chromosomen. Was die immunosuppressive Behandlung immunopathologischer Krankheiten anbelangt, können noch keine schlüssigen Aussagen über das „cancerogene Risiko" gemacht werden. Jedoch sind bereits verschiedene Fälle maligner Entartung des lymphoiden- und histiocytären Gewebes im Verlauf von Nierentransplantationen bekannt geworden. Die Zahl wird auf ungefähr 3—5% der transplantierten Patienten geschätzt [34a, 79a, 87a].

Literatur

1. Aisenberg, A. C.: Studies on cyclophosphamide-induced tolerance to sheep erythrocytes. J. exp. Med. **125**, 833 (1967).
2. Alepa, F. L., Zvaifler, N. J., Sliwinski, A. J.: Immunologic effects of cyclophosphamide treatment in rheumatoid arthritis. Arthr. and Rheum. **13**, 754 (1970).
3. Ambrose, L. T.: Regulation of the secondary antibody response in vitro. Enhancement by actinomycin D and inhibition by a macromolecular product of stimulated lymph node cultures. J. exp. Med. **130**, 1003 (1969).
4. Benacerraf, B., Gell, P. H. G.: Studies on hypersensitivity. I. Delayed and Arthus-type skin reactivity to protein conjugates in Guinea pigs. Immunology **2**, 53 (1959).
5. Berenbaum, M. C.: Is azathioprina a better immunosuppressant than 6-mercaptopurine? Clin. exp. Immunol. **8**, 1 (1971).
6. — Brown, N.: The effect of delayed administration of folinic acid on immunologic inhibition by methotrexate. Immunology **8**, 251 (1965).
7. — Immunosuppression of L-asparaginase. Nature (Lond.) **225**, 550 (1970).
8. Bertino, J. R., Hillcoat, B. C., Johns, D. G.: Folate antagonists: some biochemical considerations. Fed. Proc. **26**, 893 (1967).
9. Boesen, E., Davis, W.: In: Arnold, E. (Ed.): Cytotoxic drugs in the treatment of cancer, S. 208ff. London, 1969.
10. Bontoux, D., Kahan, A., Brouilhet, H., Amor, B., Delbarre, F., Jouanneau, M., Gniazoowska, E.: Effect and mode of action of chlorambucil in rheumatoid arthritis. Rev. Europ. Etud. Clin. Biol. **16**, 166 (1971).

11. Borel, Z., Fauconnet, M., Miescher, P. A.: The effect of 6-mercaptopurine and methotrexate on passive delyed hypersensitivity reactions. Int. Arch. Allergy **38**, 583 (1968).
12. Bornstein, M. B.: Autoimmune phenomena of the central nervous system. In: Müller-Eberhard, H., Miescher, P. A. (Eds.): Textbook of immunopathology, p. 507ff. New York: Grune & Stratton 1969.
13. Bouroncle, G. A., Doan, C. A.: J. Amer. med. Ass. **207**, 2049 (1969).
14. Brandiss, M. W., Smith, J. W., Friedman, R. M.: Suppression of experimental allergic encephalomyelitis by antimetabolites. Ann. N. Y. Acad. Sci. **122**, 356 (1965).
15. Brody, N. I., Walker, J. G., Siskind, G. W.: Studies on the control of antibody synthesis. J. exp. Med. **126**, 81 (1967).
16. Cerottini, J. C., McConahey, P. J., Dixon, F. J.: The immunosuppressive effect of passively administered antibody IgG fragments. J. Immunol. **102**, 1008 (1969).
17. David, J. R.: Suppression of delayed hypersensitivity in vitro by inhibition of protein synthesis. J. exp. Med. **122**, 1125 (1965).
18. Delwaide, I., Salmon, J., van Cauwenberge, H.: Premiers essais de traitement de la myasthénie par azethioprine. Acta neurol. belg. **67**, 701 (1967).
19. deWayne, R., Loehr, E. V.: Methotrexate and cytosine-arabinoside modulation of thymidilate synthetase activity in CCRF-CEM cells. Cancer Res. **31**, 457 (1971).
20. Dixon, F. J., Jacot-Guillermod, H., McConahay, P. J.: The effect of passively administered antibody on antibody synthesis. J. exp. Med. **125**, 1119 (1967).
21. Drummond, K. N.: Treatment with cyclophosphamide of resistent and relapsing nephrosis in childhood. Proc. 4th International Congress Nephrology, Stockholm, 1969, 72. Basel: Karger 1970.
22. Dumont, A. E.: In: Rappaport, F. T., Dausset, J. (Eds.): Human transplantation, p. 482. New York: Grune & Stratton 1968.
23. Dukor, P., Dietrich, F. M.: Characteristic features of immunosuppression by steroids and cytotoxic drugs. Int. Arch. Allergy **34**, 32 (1968).
24. Elion, G. B., Burgi, E., Hitchings, G. H.: Studies on condensed pyrimidine systems. IX. The synthesis of some 6-substituted purines. J. Amer. chem. Soc. **74**, 411 (1952).
25. Elion, G. B.: Biochemistry and pharmacology of purine analogues. Fed. Proc. **26**, 898 (1967).
26. — Hitchings, G. H.: Metabolic basis for the actions of analogs of purines and pyrimidines. Advanc. Chemotherapy **2**, 91 (1965).
27. Elliott, E. U., Sinclair, N. R.: Effect of cortisone acetate on 19S and 7S hemolysin antibody. A time course study. Immunology **15**, 643 (1968).
28. Fagraeus, A.: Role of ACTH and Cortisone in resistance and immunity. Acta path. microbiol. scand., Suppl. **93**, 20 (1952).
29. Fishman, M., Adler, F. L.: Antibody formation in vitro: In: Grabar, P., Miescher, P. A. (Eds.): Proc. IIIrd International Symposium on Immunopathology. Basel: Schwabe & Co. 1963.
30. Flad, H. D., Miescher, P. A.: The effect of methylhydrazine on experimental autoimmune thyroiditis. Int. Arch. Allergy **30**, 507 (1966).
31. Fosdick, W. M., Parsons, J. L., Hill, D. F.: Long-term cyclophosphamide therapy in rheumatoid arthritis. Arthr. and Rheum. **11**, 151 (1968).
32. Friedrich, U., Zeuthen, E.: Chromosome abnormalities and treatment with azathioprine after kidney transplantation. Hum. Genet. **8**, 289 (1970).
33. Gabrielsen, A. E., Good, R. A.: Chemical suppression of adaptive immunity. Advanc. Immunology **6**, 91 (1967).
34. Gerebtzoff, A., Lambert, P. H., Miescher, P. A.: Immunosuppressive agents. An. Rev. Pharmacol. **12**, 287 (1972).

34a. Giles, C. L., Kaufman, H. E., Wong, V. G.: The use of antimetabolites in ophthalmology. Amer. J. Sci. **251**, 727 (1966).

34b. Gershon, R. K., Carter, R. L.: Facilitation of metastatic growth by antilymphocyte serum. Nature (Lond.) **226**, 368—370 (1970).

35. GOOD, R. A.: Experimental and clinical experience with chemical suppression of immunity. In: MIESCHER, P. A., GRABAR, P., (Eds.): Proc. Vth Internat. Symposium on Immunopathology, p. 366ff. Basel: Schwabe & Co. 1968.
36. GREAVES, M. W., BURTON, J. L., MARKS, J., DAWBER, R. P. R.: Azathioprine in treatment of bullous pemphigoid. Brit. med. J. **1971** I, 144.
36a. GREEN, D.: Suppression of an antibody to Factor VIII by a combination of factor VIII and cyclophosphamide. Blood **37**, 381 (1971).
37. GRIFFITH, A. H.: Personal communication.
38. HAINES, R. F., JOHNSON, A. G., PETERING, H. G.: Variable influences of antitumor drugs and progestational agents on immunological response in rodents. Fed. Proc. **26**, 934 (1967).
39. HARRIS, G.: Antibody production in vitro. II. Effects of actinomycin D and puromycin on the secondary response to sheep erythrocytes. J. exp. Med. **127**, 675 (1968).
40. HERDMAN, R. C., MICHAEL, A. F., GOOD, R. A.: Proc. IVth Internat. Congr. Nephrol., Stockholm, 1969, 3, 62. Basel: Karger 1970.
41. JONES, R. A.: Immunosuppressive therapy in Crohn's disease. Proc. roy. Soc. Med. **64**, 71 (1971).
42. KOMMERELL, B., SEELIGER, M.: Die Behandlung der chronischen Hepatitis mit immunosuppressiven Substanzen. Dtsch. med. Wschr. **95**, 2521 (1970).
43. LAMBERT, P. H.: Glomerulonephritis in NZB/W mice. Proc. IVth Internat. Congr. Nephrol., Stockholm, 1969. Basel: Karger 1970.
44. LANGE, K.: Immunosuppressive treatment of the nephrotic syndrome and glomerulonephritis. Proc. IVth Internat. Congr. Nephrol., Stockholm, 1969. Basel: Karger **3**, 102 (1970).
45. LITTLE, P. A., OLSESON, J. J., ROESCH, P. K.: The effect of pteroylglutamic acid on some immune responses of chicks. J. Immunol. **65**, 491 (1950).
46. MACKEY, R., WOOD, I. J.: The course and treatment of lupoid hepatitis. Gastroenterology **45**, 4 (1963).
47. MAJ, E. D. E., NEWCOMER, K. L., OVERHOLT, E. L.: Goodpasture's syndrome. Response to 6-mercaptopurine and prednisone. J. Amer. med. Ass. **213**, 1849 (1970).
48. MAKINODAN, T., SANTOS, G. W., QUINN, R. P.: Immunosuppressive drugs. Pharmacol. Rev. **22**, 189 (1970).
49. MALAVIYA, A. N., MANY, A., SCHWARTY, R. S.: Treatment of dermatomyositis with methotrexate. Lancet **1968** II, 485.
50. MARMONT, A.: Personal communication.
51. MASON, M., CURREY, H. L. F., BARNES, C. G., DUNNE, J. F., HAZLEMAN, B. L., STRICKLAND, I. D.: Azathioprine in rheumatoid arthritis. Brit. Med. J. **1969** I, 420.
52. Medical Research Council Working Party on controlled trial of azathioprine and prednisone in chronic renal disease. Brit. med. J. **1971** II, 239.
53. MEYER ZUM BÜSCHENFELDF, K. H., PERINGS, E., CREUTZFELDT, W.: Immunosuppressive Therapie chronisch entzündlicher Lebererkrankungen. Ther. Umsch. **28**, 586 (1971).
54. MIESCHER, P. A.: Autoimmune hemolytic anemia. In: MIESCHER, P. A., MÜLLER-EBERHARD, H. (Eds.): Textbook of immunopathology, p. 458. New York: Grune & Stratton 1969.
55. — LAMBERT, P. H.: Die immunosuppressive Therapie des systematischen Lupus erythematodes. Ther. Umsch. **28**, 579 (1971).
56. — PARONETTO, F.: Systemic lupus erythematosus. In: MIESCHER, P. A., MÜLLER-EBERHARD, H. (Eds.): Textbook of Immunopathology, p. 675. New York: Grune & Stratton 1969.
57. — RIETHMÜLLER, D.: Immunosuppressive therapy of systemic lupus erythematosus Semin. Hematology **2**, 1 (1965).
58. — Die immunosuppressive Therapie des systemischen Lupus erythematodes. In: RIEKEN, D., SCHUMACHER, K. (Hrsg.): Medikamentöse Immunosuppression, p. 69. Stuttgart: Georg Thieme 1971.
59. — Bakteriell-allergische Vasculitiden als Ursache von Organerkrankungen. Schweiz. med. Wschr. **87**, 1339 (1957).

60. MITCHISON, N.A.: Cell cooperation in the immune response: The hypothesis of an antigen presentation mechanism. In: MIESCHER, P.A. (Ed.): Proc. VIth Internat. Immunopathology Symposium, p. 52. Basel: Schwabe & Co. 1971.
61. NORTH, R.J.: Suppression of cell mediated immunity to infection by an antimitotic drug. Further evidence that migrant macrophages express immunity. J. exp. Med. **132**, 535 (1970).
62. NOTKINS, A.L., MERGENHAVEN, S.E., HOWARD, R.S.: Effect of virus infections on the function of the immune system. Ann. Rev. Microbiol. **24**, 525 (1970).
63. — Effect of virus infections on immune function. In: MIESCHER, P.A. (Ed.): VIth Internat. Symposium on Immunopathology, p. 413. Basel: Schwabe & Co. 1971.
64. O'BRIEN, W.M., VAN SCOTT, E.J., BLACK, R.L., EISEN, A.Z., BUNIM, J.J.: Clinical trial of amathopterin (methotrexate) in psoriatic and rheumatoid arthritis (preliminary report). Arthr. and Rheum. **5**, 312 (1962).
65. OHNO, R., HARRIS, J.E., HERSH, E.M.: L-Asparaginase: suppression of the immune response of mice to sheep red blood cells. Clin. exp. Immunol. **7**, 221 (1970).
66. — HERSH, E.M.: Immunosuppressive effects of L-Asparaginase. Cancer Res. **30**, 1605 (1970).
67. OSSERMAN, K.E.: Immunopathology of myasthenia gravis. In: MIESCHER, P.A., MÜLLER-EBERHARD, H. (Eds.): Textbook of immunopathology, p. 607. New York: Grune & Stratton 1959.
68. PAGE, A.R., CONDIE, R.M., GOOD, R.A.: Effect of 6-MP on inflammation. Amer. J. Path. **40**, 519 (1962).
69. PARKER, C.W., VAVRA, J.D.: Immunosuppression. In: Progr. Hemat. **6**, 1 (1969).
70. PHADKE, A.G., MACKINNON, K.J., DOSSETOR, J.B.: Male fertility in uremia: restoration by renal allografts. Canad. med. Ass. J. **102**, 607 (1970).
71. PIRQUET, VON: Der Einfluß von Masern auf die Tuberkulin-Allergie. Dtsch. med. Wschr. **30**, 1297 (1906).
72. PISCIOTTA, A.V., DEPREY, C.: Inhibition of mitosis by chloramphenicol in phytohemagglutinin stimulated lymphocytes. Blood **30**, 457 (1967).
73. POLLACK, W., GORMAN, J.G., FREDA, U.J.: Prevention of Rh hemolytic disease. Progr. Hemat. **6**, 121 (1969).
74. PORTER, D.D., LARSEN, A.E.: The immunopathology of the aleutian disease of mink. In: MIESCHER, P.A. (Ed.): Proc. VIth Internat. Symp. on Immunopathology, p. 404. Basel: Schwabe & Co. 1971.
75. PRAGER, M.D., JASIN, H.E., DERR, I., ROTHBERG, L.: Mechanism of Immunosuppression by L-Asparaginase. Fed. Proc. **30**, 590 (1971).
76. ROWLEY, D.A., FITCH, F.W., AXELROD, M.A., PIERCE, C.W.: The immune response suppressed by specific antibody. Immunology **16**, 549 (1969).
77. SALAMAN, M.H.: Immunosuppressive effects in infection. Proc. roy. Soc. Med. **83**, 11 (1970).
78. SALMON, J., LAMBERT, P.H.: Traitement des maladies auto-immunes par les antimitotiques. Arch. belg. Derm. **24**, 297 (1968).
79. SARLES, H.E., THOMAS, F.D., REMMERS, A.R., CANALES, C.O., SMITH, G.H., BEATHARD, G.A.: Immunosuppressive drugs, a review. Tex. Rep. Biol. Med. **27**, 327 (1969).
79a. SCHERF, H.R., KORSTEN, C., KRÜGER, C.: Tierexperimentelle Untersuchungen über immunosuppressive Wirkungen von Cytostatica. Langenbecks Arch. Chir. **325**, 1028—1033 (1969).
80. SCHUBERT, J.C.F., SCHUBERT, H., HOLTZ, G., MARTIN, H.: Immunosuppressive Langzeittherapie des lupus erythematodes visceralis. Dtsch. med. Wschr. **95**, 1768 (1970).
81. SCHUBOTHE, H.: The cold hemagglutinin disease. Sem. Hemat. **3**, 27 (1966).
82. SCHWARTZ, R., DAMESHEK, W.: Drug induced immunologic tolerance. Nature (Lond.) **183**, 1682 (1959).
83. — STACK, J., DAMESHEK, W.: Effect of 6-MP on antibody production. Proc. Soc. exp. Biol. (N. Y.) **99**, 164 (1958).
84. SCHWARTZ, R.S.: Immunosuppressive drug therapy. In: RAPPAPORT, E.T., DAUSSET, J. (Eds.): Human transplantation, p. 440. New York: Grune & Stratton 1968.
85. — Immunosuppression by L-Asparaginase. Nature **224**, 275 (1969).

86. SCHWARTZ, R. S., DAMESHEK, W.: The treatment of autoimmune hemolytic anemia with 6-Mercaptopurine and thioguanine. Blood **19**, 483 (1962).
87. – Immunosuppressive therapy, immunologic correlation and clinical results. In: MIESCHER, P. A., GRABER, D. (Eds.): Proc. Vth Internat. Symp. Immunopathology. p. 360. Basel: Schwabe & Co. 1968.
87a. – Are immunosuppressive anticancer drugs self defecting? Cancer Res. **28**, 1452–1454 (1968).
88. SHERLOCK, SH.: Diseases of the liver and biliary system. 4th edition. Blackwell Sci. Publ., Oxford-Edinburgh: 1968.
89. SHULMAN, L. E.: Dermatomyositis. In: MIESCHER, D. A., MÜLLER-EBERHARD, H. (Eds.) Textbook of immunopathology. New York: Grune & Stratton. 1969. p. 713.
90. SOOTHILL, J. F., BARRATT, T. M., MCLAINE, P. N.: Controlled studies of the treatment of steroid resistant and steroid sensitive relapsing nephrotic syndrome. In: Proc. IVth Internat. Congr. Nephrology. Stockholm, 1969, 3, 88. Basel: Karger 1970.
91. SPIEGELBERG, H. L., MIESCHER, P.A.: The effect of 6 MP and methotrexate on experimental immune thyroiditis in guinea pigs. J. exp. Med. **118**, 869 (1963).
92. STARZL, T. E., MARCHIORO, T. L., HUTCHISON, D. E., PORTER, K. A., CERILLI, G. J., BRETTSCHNEIDER, L.: The clinical use of antilymphocyte globulin in renal homotransplantation. Transplantation Suppl. **5**, 1100 (1967).
93. STARZL, I., PORTER, K. A.: Antilymphocyte globulines, clinical use. In: RAPPAPORT, F. T., DAUSSET, J. (Eds.): Human transplantation, p. 489. New York: Grund & Stratton 1968.
94. STEWART, P. B., BELL, R.: Procarbazine as an immunosuppressant in animals. J. Immunol. **105**, 1271 (1970).
95. STICH, W.: Medikamentöse Immunsuppression der immunopathologischen hämatologischen Krankheiten. In: RICKEN, D., SCHMACHER, K. (Hrsg.): Medikamentöse Immunosuppression, p. 143. Stuttgart: Georg Thieme 1971.
96. SWANSON, M. A., SCHWARTZ, R. S.: Immunosuppressive therapy. The relation between clinical response and immunological competence. New Engl. J. Med. **27**, 163 (1967).
97. SZOBAR, A., PETRANYI, G.: Immunosuppressive therapy of myasthenia gravis. Acta med. Acad. Sci. hung. **27**, 397 (1970).
98. TALLENT, M. B., SIMMONS, R. L., NAJARIAN, J. S.: Birth defects in child of male recipient of kidney transplant. J. Amer. med. Ass. **211**, 1854 (1970).
99. TAO, T. W., UHR, J. W.: Capacity of pepsin-digested antibody to inhibit antibody formation. Nature (Lond.) **212**, 208 (1966).
100. TRIPATHY, S. P., MACKANESS, G. B.: The affect of cytotoxic agents on the primary immune response to Listeria monocytogenes. J. exp. Med. **130**, 1 (1969).
101. TURCOTTE, J. G., HAINES, R. F., BRODY, G. L., MEYER, T. J., SCHWARTZ, R. A.: Immunosuppression with medroxyprogesterone acetate. Transplantation **6**, 248 (1968).
102. UHR, J. W., MÜLLER, G.: Regulatory effect of antibody on the immune response. Advanc. Immunology **8**, 81 (1968).
103. VARESE, L. A.: Terapia con immunosuppressari nelle sindromi nefrosiche primitive in eta pediatrica. Minerva pediat. **23**, 282 (1971).
104. WANY, K. I., BARON, S., LEVY, H. B., WARD, T. G.: Actinomycin D: relative resistance of Green Monkey kidney cell cultures to its action. Proc. Soc. exp. Biol. (N.Y.) **125**, 65 (1967).
105. WATSON, D. W., JOHNSON, A. G.: The clinical use of immunosuppressants. Med. Clin. N. Amer. **53**, 1225 (1969).
106. WEISBERGER, A. S., WOLFES: Effect of chloramphenicol protein synthesis. Fed. Proc. **23**, 976 (1964).
107. WHO Conference on use of antimetabolites in disease associated with abnormal immune responses. In: MIESCHER, P. A., GRABAR, P. (Eds.): Proc. Vth Internat. Symposium Immunopathology, p. 359–418. Basel: Schwabe & Co. 1968.

Primary Reninism, A Surgically Curable Form of Hypertension*

Jerome W. Conn

With 5 Figures

This review has several purposes, (1) to cell attention to a newly defined form of surgically correctable hypertension and to describe in detail the components of this clinical syndrome, (2) to review the cases that have been published to date, and to mention several unpublished cases which have come to the attention of the author, (3) to outline present criteria which may lead to a preoperative diagnosis and (4) to discuss several points of physiological interest which have evolved from careful study of this syndrome.

Primary reninism (1) is now a well defined clinical syndrome produced by a renal tumor which releases excessive amounts of the enzyme, renin, into the blood stream. It is characterized by the presence, in young people, of severe hypertension, hyperreninemia and secondary aldosteronism, not explainable on the basis of renal ischemia or malignant hypertension. In the majority of patients, to date, this syndrome has been produced by a renal juxtaglomerular cell tumor (benign in all cases) and it has been completely cured by surgical removal of this tumor. A similar syndrome has been observed in several patients harboring Wilms' tumors (nephroblastoma) and with this malignant tumor the postoperative results have varied, depending upon the completeness of its removal and the presence or absence of metastases.

The first case of hypertension associated with a renin-producing tumor was described in December 1967 by Robertson et al. [2]. It was believed that the tumor was comprised of juxtaglomerular cells. Three months later, a second report appeared by Kihara et al. [3] who, independently, had described an almost identical case. Each case was recognized following surgical removal of a tumor-containing kidney and, in both cases, the hypertension disappeared promptly after operation. It would seem proper, therefore, to designate as the Robertson-Kihara syndrome those

* From the Department of Internal Medicine (Division of Endocrinology and Metabolism and the Metabolism Research Unit) University of Michigan Medical Center, Ann Arbor, Michigan 48104.

cases of primary reninism which are due to renin-producing juxtaglomerular cell tumors. In the ensuing five year period, a number of similar cases have been observed and have been studied more carefully. In five cases, a preoperative diagnosis [1, 4, 5, 7, 28] has been made. Studies during the preoperative period have made it possible to suggest preoperative diagnostic criteria [1].

I. The Existence of Renin-Producing JG Cell Tumors

The descriptive term for such tumors has been "hemangiopericytoma" of the kidney. In simple terms this means a tumor made up of cells which surround blood vessels. The term implies no specific functional activity. It is now known that some, if not all, renal hemangiopericytomas are made up of typical renin-releasing juxtaglomerular cells [1]. This has been proven not only by Bowie staining of cytoplasmic granules, and electron microscopic demonstration of rhomboid and diamond shaped crystalloid structures within renin granules [1, 8] (identical with those demonstrated in normal human juxtaglomerular cells), nut also by tissue culture and immunofluorescence studies. It has been shown that explants of a juxtaglomerular cell tumor continued to secrete large amounts of renin into their nutrient media (1) and that immunofluorescence studies, employing antibodies to human renin, demonstrate clear-cut intracytoplasmic granular fluorescence in both the original tumor and the subcultured cells (1). These studies are regarded as indisputable proof of the existence of renin-producing juxtaglomerular cell tumors in man. To date, all of these tumors have been small (3 mm to 4 cm) and have been benign.

II. The Existence of Renin-Releasing Wilms' Tumors

Another form of primary reninism has been proven to exist. This occurs in the presence of renin-secreting nephroblastoma. Most nephroblastomas (large and frequently malignant tumors of infants and children) are not associated with hypertension, but when hypertension does exist it is likely that it is the result of hyperreninemia. However, the hyperreninemia in such cases may not be due to excessive secretion of renin by the tumor itself. It must be realized that large renal tumors may encroach upon the renal arterial blood supply sufficiently that ischemic kidney tissue may be the source of the hyperreninemia. Thus, it should be evident that in a case of nephroblastoma with hypertension, hyperreninemia, secondary aldosteronism and very high renin levels in renal venous blood from the affected side, it may not be the WILMS' tumor itself that is responsible for the release of excessive amounts of renin. Furthermore, complete surgical removal of the tumor-containing kidney with normalization of blood pressure and blood renin levels does not establish that the tumor had been the source of excessive renin production. This point has been overlooked [9]. In order to clearly establish the nephroblastoma as the source of renin, some evidence of excessive renin production or release by the tumor itself must be shown. And, indeed, such evidence in available in two cases [10, 11]. Other, more indirect evidence may occasionally be employed to establish that the tumor tissue is renin-producing. For example, after the tumor and kidney have been surgically removed, persistence or recurrence of hypertension and hyperreninemia (in the presence of residual tumor tissue, local tumor recurrence or metastatic lesions) can be regarded as good evidence for renin-producing wilms' tumor [12]. It is probable, as in the cases reported by VOUTE et al. [9], that mildly increased plasma renin activity, which returns to normal upon removal of wilms' tumors, was due, in the first instance, to renal arterial compression.

III. Clinical Manifestations - Renin-Producing JG Cell Tumors

Table 1 contains all of the important clinical information which is available on eight cases of primary reninism due to juxtaglomerular cell tumors. Six of these have been published [1—5, 14] and two are in press [7, 28]. Two probable cases, not explored surgically, are included in the tabluation. Of the eight surgically proven cases, age ranges from 8—37 (mean age 18.5 years) with male predominating five to three. Omitting one case with a diastolic blood pressure of 97, diastolic blood pressure ranged from 128—158 (mean 143). By history, hypertension had been present for from three months to six years, but it is likely that the duration of hypertension was longer. Hypokalemia was present in all cases. Despite the severe diastolic hypertension, only one of the patients had exhibited manifestations of malignant hypertension in the course of his illness. All of the remaining cases showed distinct arteriolar spasm of the retinal vessels, but hemorrhages and exudates were absent and renal function was normal.

In all cases in which aldosterone excretion, secretion, or plasma levels were determined, the values were found to be elevated. In six of the eight cases, polyria and polydipsia were mentioned as important symptoms. In a patient with "benign" hypertension, hypokalemia, polyuria, and overproduction of aldosterone, one is likely to consider, first, the possibility of primary aldosteronism. Interestingly enough, this was the initial suspicion in seven cases. The initial clinical impression of primary aldosteronism led, in cases 1 and 6, to subtotal adrenalectomy and, in case 3 to unilateral adrenalectomy. In all three cases, the fact that plasma renin activity was elevated was not discovered prior to the adrenal surgery. In case 1, this determination was not available. In case 3, the only preoperative specimen for renin activity was drawn on the morning that the patient went to the operating room. In case 6, it was concluded that secondary aldosteronism had been eliminated because aldosterone production was not suppressed by the administration of desoxycorticosterone. Obviously, in the special form of secondary aldosteronism, in which plasma renin activity cannot be suppressed by expansion of extracellular fluid volume (see below), this test will fail to distinguish primary aldosteronism from primary reninism. However, subsequent to the adrenal surgery in cases 3 and 6, it was discovered that peripheral plasma renin activity was excessively high, and not due to adrenal insufficiency.

In the five latest cases (4, 5, 6, 7 and 8; Table 1) renin activity was determined on blood obtained from each renal vein. In each case there was a "step-up" in renin activity from the kidney containing the tumor, with ratios of 1.3, 1.8, 1.6, 2.0 and 1.6, respectively. In cases 5 and 10, plasma renin activity was measured by a sensitive radioimmunoassay [15], in which generation of angiotensin I is determined. The

Table 1. Primary reninism caused by juxtaglomerular cell tumors

	Patient age, sex	B. P. (preop) mm Hg	Duration of hypertens.	Polyuria	Serum potassium mEq/liter	Aldosterone excretion (μg/day) Preop.	Aldosterone excretion Postop.	Preoperative diagnosis Initial	Preoperative diagnosis Final	Adrenal surgery	Ocular fundi
Proven cases											
Case 1 (1967) Robertsch, et al. [2]	16, M	220/155	2 yr	Yes	3.2	—	—	Prim. aldo.	Prim. aldo.	Subtotal Adrenal X.	"? papilledema, no vascular damage"
Case 2 (1968) Kihara et al. [3]	23, F	170/97	9 mo	Yes	3.4	416 (secretion) ("normal 80—200")	—	Prim. aldo.	Prim. aldo.	No	Arteriolar spasm
Case 3 (1971) Eddy and Sanchez [14]	37, F	255/145	6 yr	Yes	3.0	33	14 (9 mo postop.)	Prim. aldo.	Prim. aldo.	Unilat. Adrenal X.	Arteriolar spasm
Case 4 (1972) Bonnin et al. [4]	13, M	190/158	1 yr	?	2.6	—	—	? Prim. aldo.	JG tumor	No	—
Case 5 (1972) Conn et al, [1]	18, M	200/128	5 yr	Yes	3.5	44	14 (8 day postop.)	? Prim. aldo.	JG tumor	No	Arteriolar spasm
Case 6 (1972) Schambelan et al. [5]	24, M	170/130	5 yr	?	2.8	41	—	Prim. aldo. (First op.)	Prim. aldo. JG tumor (Second op.)	Subtotal Adrenal X.	Arteriolar spasm
Case 7 (1973) Hirose et al. [7]	10 M	186/134	?	Yes	3.2	129—673 (Secr.)	"normal"	? Prim. aldo.	JG tumor	No	Keith-Wagner Grade IV
Case 8 (1973) Brown et al. [28]	8, F	180/130	2½ yr	Yes	3.3	104 ng/100 ml (plasma)	4 ng/100 ml (plasma)	Secondary aldo	JG tumor	No	Retinal edema
Unproven Cases											
Case 9 (1970) Schaudel et al. [27]	6½, F	190/130	3 mo	Yes	3.1	27.6/sq. meter/day ("normal 4—14")	—	? Prim. aldo.	"Excessive sympathetic activity of renal nerves"	No	Arteriolar spasm
Case 10 (1972) Conn et al. [6]	20 M	160/100 (Intermittent)	2 yr	No	3.2—4.2	16—40	—	? Prim. aldo.	JG tumor (early in its course)	No	Arteriolar spasm

	Renal function	Renal arterial tree	Peripheral PRA Preop.	Postop.	Renal Vein PRA	Response of PRA to Na Privation	Upright	JC Cell Tumor Character location diameter	Renin Content (X normal kidney)	Observed preop.	B.P.-Post-op. and speed off all
Proven Cases											
Case 1 (1967) ROBERTSCH et al. [2]	Normal	Normal	—	—	—	—	—	benign left 3 cm	50—100	No	140/80 "at once"
Case 2 (1968) KIHARA et al. [3]	Normal	Normal	Elev.	Normal	—	—	—	benign left 2 cm	—	No	"Normal immedi-ately"
Case 3 (1971) EDDY and SANCHEZ [14]	Normal	—	Elev.	Normal	—	—	—	benign right 4 cm	3	Yes	128/82 (15 min)
Case 4 (1972) BONNIN et al. [4]	Normal	Normal	Elev.	Normal	Incr right (ratio 1.3) (drugs)	—	—	benign right 3 cm	22	Yes	125/80 (4 h)
Case 5 (1972) CONN et al. [1]	Normal	Normal	Elev.	Normal	Incr right (ratio 1.8) (ratio 2.2 for A^{I})	No	Yes	benign right 1.5 cm	27	Yes	124/86 (6 h)
Case 6 (1972) SCHAMBELAN et al. [5]	Normal	Normal	Elev.	Normal	Incr right (ratio 1.6)	No	Yes	benign right 2 cm	610	Yes	120/80 "immedi-ately"
Case 7 (1973) HIROSE et al. [7]	—	Normal	Elev.	Normal	Incr right (ratio 2.0)	—	—	benign right "size of rice grain" ("Loca-lized JG cell hyperplasia")	—	No	Normal "Very quickly"
Case 8 (1973) BROWN et al. [28]	Normal	Normal	Elev.	Normal	Incr left (ratio 1.6) (renin conc)	Yes	Yes	benign left 8 mm	1600	Yes	118/70 (7—10days)
Unproven Cases											
Case 9 (1970) SCHAUDEL et al. [27]	Normal	Normal	Elev.	—	—	No	Yes	No operation			
Case 10 (1972) CONN et al. [6]	Normal	Normal	Normal	—	Incr right (ratio 3.5) (ratio 3.1 for A^{I})	Yes	Yes	No operation			

ratios were 1.8 and 3.5. In addition, in the same two cases, angiotensin I was determined directly (without incubation) on the venous blood from each kidney and the ratios were 2.2 and 3.1, respectively. In all cases in which selective renal arteriography was carried out, the arterial tree was found to be normal. In cases 4, 5, 6, and 8, tumors varying in size from 0.8—4 cm in diameter were observed in the course of the arteriographic procedure. In case 3, the tumor (4 cm in diameter) was observed in the course of nephrotomography. As mentioned earlier, the renal tumors in cases 1 and 2 were discovered during [2] or after [3] a surgical procedure.

The largest juxtaglomerular cell tumor was 4 cm in diameter (case 3) and the smallest (case 7) was the size of a "rice kernel". All of the others ranged between 0.8 and 3 cm. Renin activity measurements on extracts of the tumor tissue were estimated in most of the cases and these values were compared with similar estimations carried out on adjacent "normal" kidney tissue. The results, as shown in Table 1, represent the multiple found in tumor tissue as compared with the adjacent kidney tissue. The estimated multiple varies from 3—1600. It should be pointed out that these multiples are influenced not only by the high renin content of the tumor, but also by the suppression of renin production by the normal juxtaglomerular cells, the latter being a consequence of elevated circulating angiotensin II induced by release of excessive renin from the tumor. This phenomenon will be discussed later.

In every case observed to date, the drop of blood pressure from severely hypertensive levels to normal ones has been dramatic and uniform. In four cases the blood pressure was observed to drop to normal "immediately" or "very quickly" upon removal of the tumorcontaining kidney. In one case, blood pressure normalized in 15 min and, in the two other cases, it required 4—6 h. In none was there recorded a hypotensive crisis either in the operating room or later. The postoperative course of all patients was smooth and uneventful and all are recorded as maintaining normal blood pressure for from several weeks to two years postoperatively.

In cases 5 and 6, in which plasma renin activity was monitored in the *immediate* postoperative period, it fell at once to almost undetectable levels where it remained for from 5—4 days and then gradually returned to normal basal levels. In cases 3, 5 and 8, in which postoperative aldosterone values were determined, they had returned to normal within eight days (case 5), 3 weeks (case 8) and nine months, the only postoperative determination (case 3). Figure 1 illustrates some of these points in case 5.

Thus, for the cases harboring renin-producing juxtaglomerular cell tumors, a surprisingly uniform syndroma has emerged; and removal of the tumor has resulted in rapid and dramatic disappearance of the hypertension, hyperreninemia and secondary aldosteronism, together with all the metabolic and vascular manifestations which they had produced. Unless an obvious renal tumor has already been visualized, it is not surprising that the initial clinical diagnosis has been primary aldosteronism. It is when measurements for plasma renin activity are carried out and found to be elevated instead of subnormal, that the diagnosis of primary aldosteronism becomes untenable. One then realizes that the is dealing with a secondary form of aldosteronism. The three major possibilities then to be considered are: malignant hypertension, narrowing of main renal arteries or their branches, and renin-producing juxtaglomerular cell tumor. Bilateral renal vein renin determinations should then be carried out to ascertain whether or not there is a significant "step-up" of renin

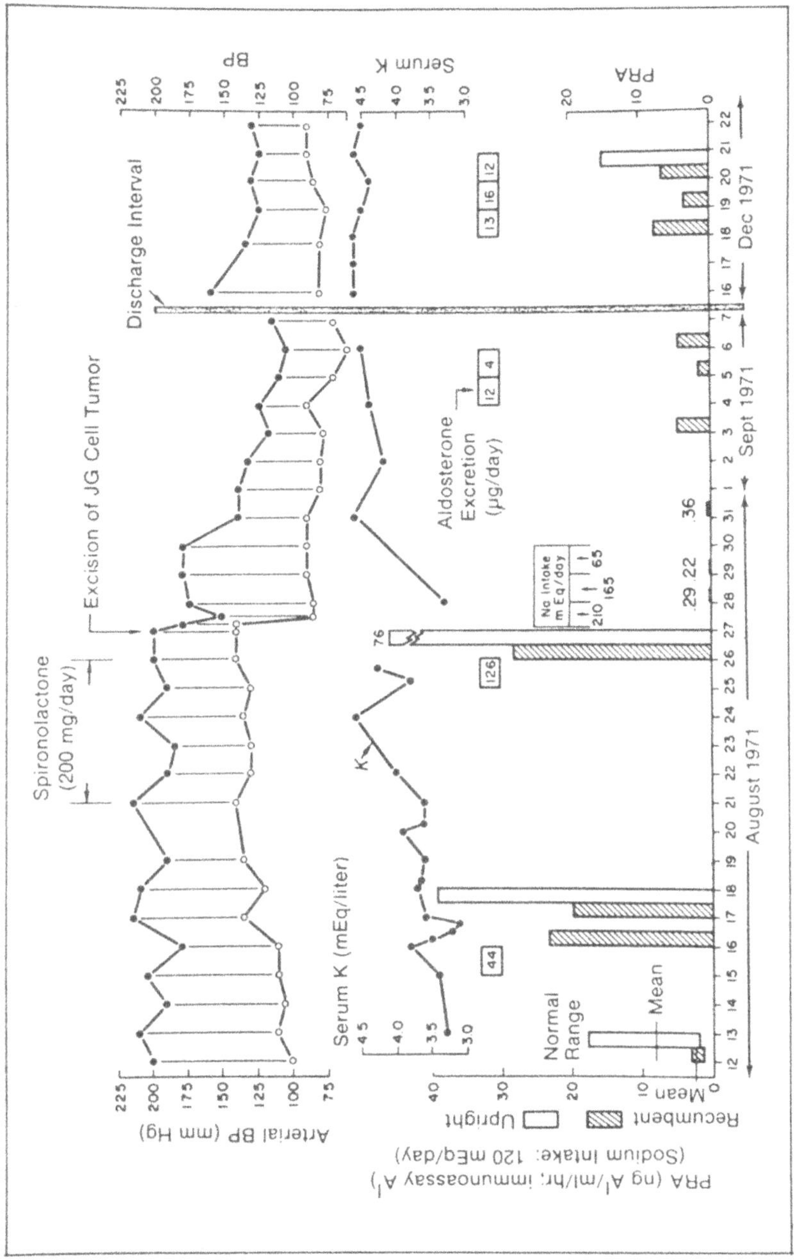

Fig. 1. Response of blood pressure, serum potassium, aldosterone excretion and plasma renin activity to excision of juxtaglomerular cell tumor in case 5, Table 1. (From CONN et al., 1972)

activity from one side. Assuming that a "step-up" is found, one must now distinguish between renal ischemia and JG cell tumor. Selective renal arteriography is then carried out to carefully visualize both renal arterial trees. The radiologist should be alerted to be on guard for a small peripheral renal tumor in the course of his arteriographic study. In cases 4, 5, 6 and 8, renal tumors measuring 0.8—3 cm in diameter have been detected in this way.

IV. Clinical Manifestations - Renin-Producing Nephroblastoma

The case for renin-producing nephroblastoma (wilms' tumor) is less clear-cut. As will be observed in Table 2, there is no doubt that some wilms' tumors do secrete excessive quantities of renin and do induce the syndrome of severe hypertension with secondary aldosteronism. But most patients with wilms' tumor do not exhibit hypertension and, in those who do, it is more likely to be due to renal arterial compression. We can accept, as having been proven, only three cases of renin-producing nephroblastoma and these cases have exhibited a less unfiorm clinical picture. This may be due to, in part, the malignant nature of the tumor and the presence or absence of residual tumor or metastases following nephrectomy. Table 2 shows the essential findings in the three cases that can be accepted as primary reninism caused by wilms' tumor. A fourth case [13], which is questionable, is included in the tabulation.

Table 2. Primary reminism caused by nephroblastoma (wilms' tumor)

Published cases	Patient age, sex	B. P. (preop) mm Hg	Polyuria	Serum K mEq/l	Aldosterone excretion preop µg/day	Renal arteriography
Case 1 (1970) Mitchell et al. [10]	23 mo, F	260/200	Yes	2.8	–	"Stretching of main arteries around large tumor
Case 2 (1973) Luetscher et al. [11]	4 yr M	200/130	Yes 6 mo	4.1	97 (Low Na diet)	Right renal mass
Case 3 (1972) Marosvari et al. [12]	18 mo M	160/120	–	–	–	–
Case 4 (1969) Spergel et al. [13]	5.5 mo F	250/170	–	2.4 3.8 (postop)	4.4/sq. m/day ("normal 2–6")	–

Undoubtedly cases of this kind have been observed in the past [16—19], but their nature could not be proven at that time. In case 1 (Table 2), that of a 23-month old female, hypertension and polyuria had begun five months before admission to the hospital. She presented with malignant hypertension, Keith-Wagner Grade IV fundi, encephalopathy and persistent hyponatremia. Serum potassium was 2.8 mEq/l and a large abdominal mass was palpable on the right side. Peripheral plasma renin activity was elevated. Blood pressure was 260/200. At operation a nephroblastoma weighing 160 g was removed along with the right kidney. *Hypertension persisted for several weeks and by six weeks after operation was normal at* 75/50. The electrolyte abnormalities had also become normal by then. Plasma renin activity, measured three months postoperatively, was normal. Twelve months after operation, the child continued to be normal. There had been stretching of main renal arteries around the large tumor but there was no evidence of significant narrowing. Renin activity in two samples of the tumor itself were determined to be 2.0 and 3.6 Goldblatt Units

Peripheral PRA Preop	Peripheral PRA Postop	Renal vein PRA	Tumor removed: Side size	Tumor removed: Renin content (x adj. kidney)	B. P. (postop) mm Hg	Remarks
Elev.	Normal (3 mo)	— —	Right 160 gm	2.0—3.6 Goldblatt units/gm. None in adj. kidney	Hypertension for "several" weeks. $\frac{75}{50}$ by 6 weeks	Preop. malignant hypertension with encephalopathy grade IV fundi, and persistent hyponatremia. Patient normal 12 months postoperatively
Elev.	Normal (5 days)	Ratio $\frac{IVCA}{IVCB} = 2.0$	Right 10× 10 cm	2,500	Hypertension for 2 weeks $\frac{110}{80}$ by 3 weeks $\frac{85}{50}$ by 3 mo.	Patient normal 4 months postoperatively
Elev.	Elev.	Yes Ratio $\frac{L}{R} = 3.5$	Left —	—	$\frac{140}{90}$	Death with pulmonary metastases. Postop. hypertension and hyperreninemia.
Elev.	Elev.	—	Right 6×4 cm	—	$\frac{225}{125}$	Compression of branches of renal artery. Died 15 days P.O. with no residual tumor or metastases, but with hypertension persisting Generalized arteriolitis.

per gram of tissue, while no renin activity was detectable in the adjacent kidney*. Were it not for the high levels of renin activity in the removed tumor tissue, it would have been impossible to accept this case as one of renin-secreting tumor, since the high renin values found in plasma might have been the result of compression of the right renal arterial tree.

Case 2 was that of a four year old male, admitted with a blood pressure of 200/130, a six month history of polyuria and a large, right-sided abdominal mass. Serum electrolytes were normal, peripheral plasma renin activity was greatly elevated and aldosterone excretion was 97 μg/day. The latter value had been determined after low sodium feeding but it is greatly elevated for a child even under these circumstances. Samples of inferior vena cava blood, both above and below the renal veins, gave plasma renin activity values twice as high above as below the renal veins. The right kidney including the large nephroblastoma was removed. *Blood pressure remained elevated postoperatively for two weeks.* By three weeks after operation it was 110/80 and, three months after operation, 85/50. Plasma renin activity was found to be low five days after operation. Four months postoperatively, the blood pressure was normal and the child appeared to be healthy. Renin activity was measurable but very low. The estimated renin concentration in this tumor was more than 2000 times higher per gram of tissue than that of the kidney. This case was clearly one of a renin-secreting nephroblastoma.

Cases 1 and 2 are the only cases of which the author is aware in which a renin-secreting nephroblastoma has been removed with apparent cure of the patient. Of striking interest, however, and in great contrast to patients with renin-secreting juxtaglomerular cell tumors, there occurred *no sudden normalization* of blood pressure. In both cases, hypertension persisted for several weeks and then gradually returned to normal. The meaning of this difference in the postoperative response of the blood pressure is not yet apparent. Juxtaglomerular cells have not yet been identified in renin-producing nephroblastomas.

Case 3, which appears to be acceptable, is reported in a very brief communication [14]. It is that of an 18-month old male child with a blood pressure of 160/120 and a left abdominal mass. Many details are not given but peripheral plasma renin acitivity was found to be elevated and bilateral renal vein renin activity was carried out. Both were elevated, but the left renal venous blood contained 3.5 times more renin activity than the right. The left kidney and the tumor were removed but peripheral plasma renin activity continued to be elevated and blood pressure dropped only to 140/90. In this child pulmonary metastases had occurred. Renin activity in the kidney and tumor tissue were not determined, but it seems likely that, after the kidney and tumor had been removed, the pulmonary metastases were responsible for the continued elevation of peripheral plasma renin activity. There was no evidence of malignant hypertension.

The details of case 4 are included in Table 2. In this case renin activity on tumor tissue and renal tissue were not carried out. While it is possible that the nephroblastoma was secreting renin, we believe that this was a case of accelerated hypertension, the origin of which consisted of compression of branches of the renal

* It has been reported that normal, fresh cadaver kidney contains about 0.6 Goldblatt Units of renin activity per gram of tissue [20]. With respect to the renin content of the tumor reported by MITCHELL et al. [11] (2.0—3.6 GU/gm) it can be concluded that it was high.

arteries by the tumor. The infant died fifteen days postoperatively and the blood pressure in the postoperative period had been 225/125. No residual tumor or metastases were found at post mortem examination. Yet, peripheral plasma renin activity, which had been elevated preoperatively, had remained elevated postoperatively. Since the tumor and kidney had been completely removed, there was no apparent source for the continued elevation of peripheral plasma renin activity other than the remaining kidney. It seems most likely that this child had passed into the phase of malignant hypertension and that both kidneys had been contributing to the hyperreninemia. Bilateral renal vein plasma renin activity measurements hat nod been carried out. Such measurements, as well as similar ones carried out on the tumor and the kidney tissue, would have clarified classification of this case.

Thus, while the syndroma of primary reninism does occur in infants and children with nephroblastoma, its occurrence among such patients is probably infrequent. While hypertension among patients with nephroblastoma is not infrequent, it is likely that in the majority of them the hypertension is caused by compression of the renal blood supply by the large tumor. However, from a practical point of view, the fact that a few nephroblastomas produce renin is merely of academic interest. These tumors are easily detected, rapidly growing, and often metastatic. Management (removal of the tumor-containing kidney) is the same whether or not hypertension is of tumorous or renal origin or, in fact, whether or not hypertension exists.

On the other hand, renin-producing juxtaglomerular cell tumors represent an impotant diagnostic challenge to the clinician for the following reasons. To date, all of the tumors have been benign; all of the patients have been completely cured by removal of the tumor; the tumors are very slow growing (for example, case 5, with a five year history of hypertension and a 1.5 cm tumor); and the tumors may be sufficiently small that they escape preoperative detection completely. By careful, albeit sophisticated, diagnostic methods, it is possible to make an almost certain diagnosis of a juxtaglomerular cell tumor and to localize it to the proper kidney even when it cannot be visualized. In the individual case, the step-wise evolution of the final diagnosis and the methods which have been employed to arrive at it are shown in Table 3.

A number of new observations, important both from the clinical and from the physiological points of view, have been made as the result of special studies carried out on some of the most recent cases of JG cell tumors. These observations and their implications will be discussed below under several headings.

Morphological and Physiologic Identification of Tumor Cells as Renin-Producing Juxtaglomerular Cells. In the introduction to this review, evidence for the existence of such tumors has been mentioned briefly but more details are indicated. Four of these tumors (2, 4, 1, 5) have been studied by electron microscopy. In the very first case (2) the cells were suggestive of juxtaglomerular cells but not conclusive because the material had been fixed in formol-saline solution and was poorly preserved. However, in the other three cases ultrastructural study revealed a population of intracytoplasmic granules with distinctive morphology, Fig. 2 (Case 5). Within many of the granules one can discern electron-opaque dismond-shaped to rhomboid bodies that appear to be crystalline in nature. These bodies are especially prominent in the immature granules of the Golgi apparatus. These findings are identical to those previously described in epithelioid cells of the normal human juxtaglomerular

Table 3. Evolution of the clinical diagnosis of primary reninism

Initial findings:	Hypertension, normal renal function, hypokalemia, and overproduction of aldosterone
Impression:	Primary aldosteronism, possible secondary aldosteronism
Peripheral PRA:	Elevated
Impression:	Secondary aldosteronism possible renovascular hypertension
Renal arteriograms:	Normal vascular tree, bilateral (renal tumor may or may not be detected)
Impression:	Primary reninism (if tumor), possible primary reninism (if not)
Renal vein PRA	Significant unilateral elevation
Impression:	Primary reninism
Repeat renal arteriograms:	Normal vascular tree bilaterally
Impression:	Primary reninism
Surgical exploration	

complex [21, 22]. A detailed account of the ultrastructure of one of these tumors has been reported [8]. Thus, morphologically, many of the cells of these tumors appear to be juxtaglomerular cells. In addition, it has recently been demonstrated by immunofluorescence studies (1) (employing antibodies raised against highly purified

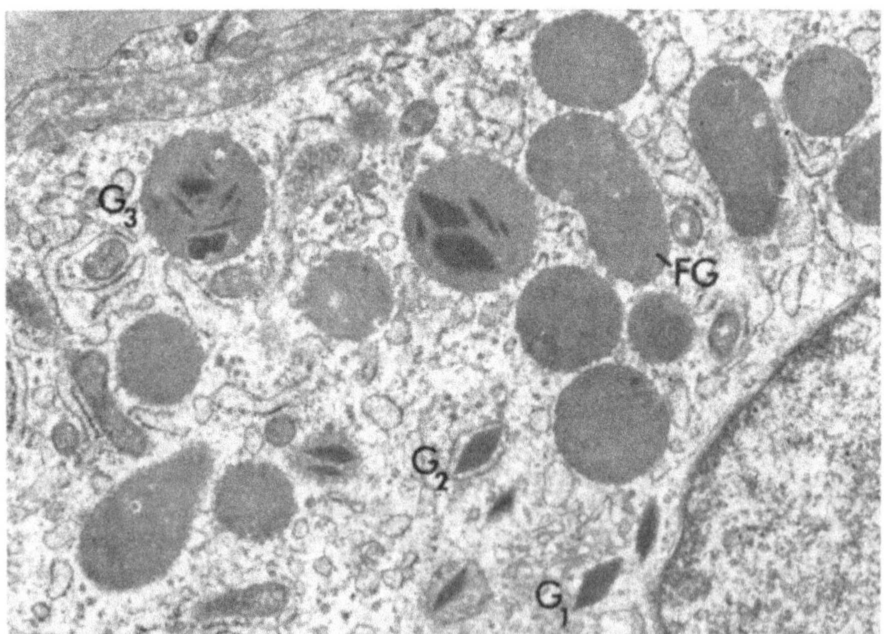

Fig. 2. Electron micrograph of a typical tumor cell (case 5, Table 1) to illustrate the cytoplasmic granules. G_1 and G_2 are rhomboid bodies associated with granules developing in the GOLGI apparatus. G_3 is a mature granule-containing rhomboid body. FG presumably formed by fusion of two granules (× 14400) (From CONN et al., 1972)

human renin) that the cytoplasm of the tumor cells, as well as that of daughter cells grown in tissue culture, exhibit intense intracytoplasmic granular fluorescence. Finally, explants of tumor cells grown in tissue culture have been shown to secrete large amounts of renin into their nutrient media [1]. Thus, if and when a malignant JG cell tumor is discovered, it should not be surprising that its metastases continue to secrete renin. Although JG cells have not yet been identified in renin-producing nephroblastomas, it is clear that its metastases are capable of secreting a sufficient amount of renin to maintain the syndrome of primary reninism after the primary tumor has been completely removed [12]. It is possible, in the absence of demonstrable JG cells, that renin production by these tumors is "ectopic" in the same sense that ACTH and other peptide hormones may be produced by a variety of malignancies.

Suppression of Renin Production in the Normal Renal Juxtaglomerular Cells by the Renin-Producing Tumor. In two carefully studied cases (1, 5) in which plasma renin activity was monitored in the immediate postoperative period, following removal of a juxtaglomerular cell tumor, it was found to fall abruptly to almost undetectable levels. This was not unexpected since it has been demonstrated in animals that administration of angiotensin II suppresses renal and plasma renin activity [23]. This very subnormal level of plasma renin activity lasts for four or five days and then gradually returns toward normal. This phenomenon which is unmasked quickly upon removal of the tumor can be employed to indicate that, while the tumor resides in the patient, essentially all renin activity which is measured is coming from the tumor. One can, therefore, test the response of the tumor to measures which are known to normally increase or decrease plasma renin activity.

Circadian Rhythm, Upright Posture, and Sodium Restriction. In a carefully conducted preoperative study of a patient with a reninsecreting juxtaglomerular cell tumor (1), it was found that the circadian rhyhtm of renin release from the tumor was normal, Fig. 3. The highest peripheral PRA values were observed at 8:00 a.m.; fell to their lowest values at 8:00 p.m. (falling to 36% of the 8:00 a.m. values); and rose again to reach peak values at 8:00 a.m. the following morning. All of these samples had been obtained with the patient supine throughout the 24-hour period. At the conclusion of the test period the patient was kept on his feet (mild ambulation) for two hours. PRA rose 54% above the 8:00 a.m. recumbent value, which had been the highest of all of the recumbent values. All of the PRA values measured in that study were excessively high for the conditions imposed but they, nevertheless, responded normally to whatever it is which determines the normal circadian rhythm of PRA. In addition, the response of the tumor in releasing renin was normal with respect to the change from recumbent to upright posture. It is likely that both of these influences on renin release are systemically humorally mediated; circadian rhythm by an, as yet, unidentified substance and upright posture by catecholamines which are known to release renin from JG cells.

In contrast, sharp restriction of sodium intake to 10 mEq/day failed to elevate the levels of plasma renin activity above those observed on normal intake of sodium. We believe that these interesting observations have important implications, both from the physiological and from the clinical points of view. Physiologically, the tumor appears to respond normally, with respect to renin release, to those influences brought to it by the blood stream. But, the juxtaglomerular cells of the tumor, not being in their normal juxtaglomerular position with respect to the distal tubules, fail to perceive the stimulus provided by sodium restriction. This implies that the stimulus for renin release, which occurs upon sodium restriction, (a) is locally mediated at the normal JG position and (b) requires an intact juxtaglomerular apparatus which can sense local changes induced by variations of sodium intake, perhaps at the distal tubule. This, of course, may be locally humorally mediated via the macula densa [24].

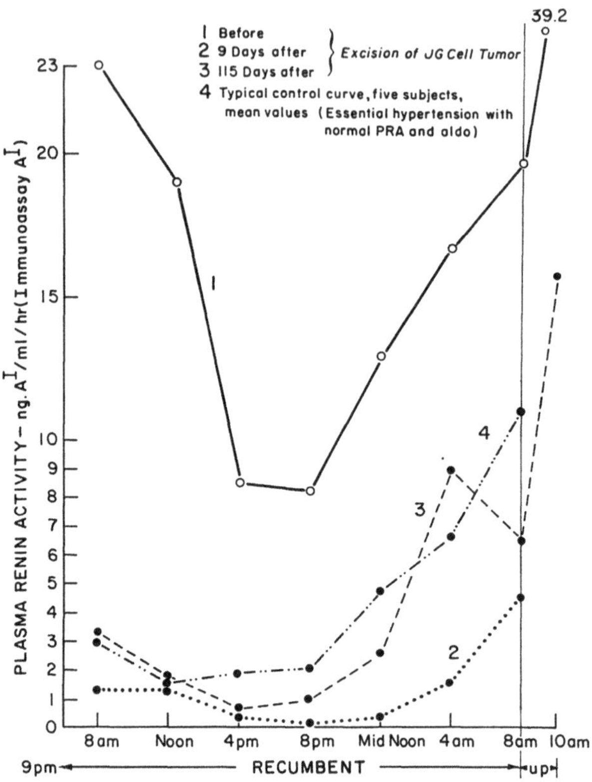

Fig. 3. (Case 5, Table 1) Circadian rhythm of plasma renin activity before and after excision of juxtaglomerular cell tumor (From CONN et al., 1972)

From the clinical point of view, this group of phenomena may provide a helpful criterion in the diagnosis of juxtaglomerular cell tumors. Failure of PRA to respond to sharp changes in sodium intake (restriction or loading), but yet responding briskly to upright posture, could, when present, become a combination useful in the diagnosis of primary reninism. It is, therefore, of interest to find that, where such data are available, two of three proven cases (Table 1, cases 5, 6, and 8) and one of two suspected cases (9 and 10) of primary reninism have exhibited good PRA responses to upright posture, but failed to change PRA on sodium restriction or sodium loading. One may, anticipate situations in which this phenomenon (failure to respond to sodium restriction or loading) may not be observed even in the presence of a renin-secreting tumor. For example, in cases in which release of renin may not be continuously or sufficiently excessive as to suppress completely the *normal JG apparati*, the response to sodium restriction may continue to be normal. It is possible, that such a situation is represented by case 10, Table 1. This young man has had mild, intermittent, asymptomatic hypertension for 18 months, first discovered at a military induction center on routine physical examination. On two occasions his local physician has observed mild hypokalemia, but most of the serum potassium levels have been normal. The patient was referred to us for study of possible primary aldosteronism. We observed aldosterone excretion values of 40 μg/day after high sodium intake preparation and 50 μg/day after low sodium preparation. However, plasma renin activity measurements were found to be in the high normal range under both circumstances. Careful selective renal arteriography revealed a normal arterial tree bilaterally and no suggestion of a tumor of either kidney. Bilateral adrenal vein catheterization studies gave the values shown in Table 4. It is clear that both for angiotensin I determined directly (no incubation) and for plasma renin activity by immunoassay for angiotension I, the values from the right renal vein are more than three times higher than those from the left renal vein. A second study, done two months after the first one, showed aldosterone excretion to be 15, 17, and 19 μg/day on high salt intake and 32, 63 and 50 μg/day on low salt intake. Plasma renin activity measurements at that time showed a normal increase both to restriction of sodium and to upright posture. It seems likely that this patient's fluctuating hypertension and his shifting levels of aldosterone excretion are related to similar fluctuations in renin secretion. We believe that this patient probably has a juxtaglomerular cell tumor in the right kidney but because, to date, all such tumors have been benign, and because the patient's hypertension is mild and intermittent, we are delaying any surgical maneuver and following the patient frequently for any change in his status. It is probable that, until the tumor secretes sufficient renin continuously to produce sustained hypertension and sustained overproduction of aldosterone, it may not suppress the normal juxtaglomerular units sufficiently that they fail to respond to sodium restriction.

Table 4. Case 10. Bilateral renal vein plasma renin activity (PRA) and angiotensin I (A^I) direct

	PRA (A^I ng/ml/h)	Angiotensin I (μμg/ml)
IVC[a] below renal veins	31.2	367
IVC[a] above renal veins	35.4	408
Right renal vein	81.1	1020
Left renal vein	23.0	330
Ratio right to left	3.6	3.1

[a] IVC = inferior vena cava.

In addition, one can suggest that various drugs could so affect renin secretion that a response to sodium restriction could be obtained even in the presence of a

JG cell tumor. For example, large amounts of sodium diuretic drugs might eventually stimulate the suppressed normal juxtaglomerular units. Other drugs might act *directly* to awaken these units. This may explain the low ratio (1.3) of the bilateral renal vein renins observed by BONNIN et al. [4] (case 4, Table 1). The patient had been receiving guanethidine for seven days at the time of sampling from the renal veins. This explanation may also apply to observed elevation of renin upon sodium restriction in case 8. This patient had received aldactone and clonidine for 10 months prior to the reported studies with a good response of blood pressure (mean 133/92).

The Probability that Small JG Cell Tumors May Not be Radiologically detectable Preoperatively. Judging from our own experience, it seems very likely that JG cell tumors smaller than 1—$^1/_2$ cm in diameter will frequently escape preoperative detection, even when the clinical and biochemical diagnosis seem clear and even when the radiologist has been alerted to be on guard for a renal tumor. In case 5, the tumor was found to be 1—$^1/_2$ cm in diameter (Fig. 4). But, its preoperative visualization

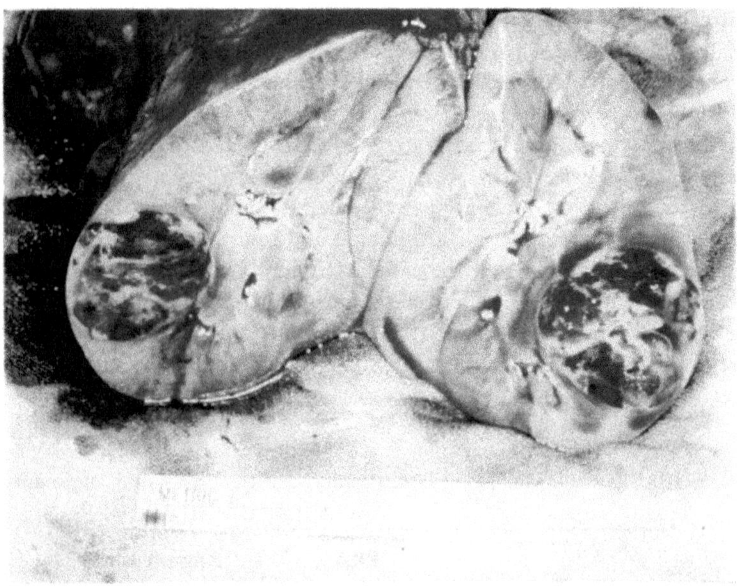

Fig. 4. (Case 5, Table 1) Right kidney bisected horizontally through the lower pole, showing a 1.5 cm vascular tumor. (From CONN et al., 1972)

consisted of a very astute observation by the radiologist, who had been requested to look for a cortical tumor in the course of his angiographic study. He promptly noticed that, at the lower pole of the right kidney medially and close to the peripheral margin of the cortex, there were a few vessels that were larger than normal for their position (so close to the cortex) and that they followed an abnormal course, Fig. 5.

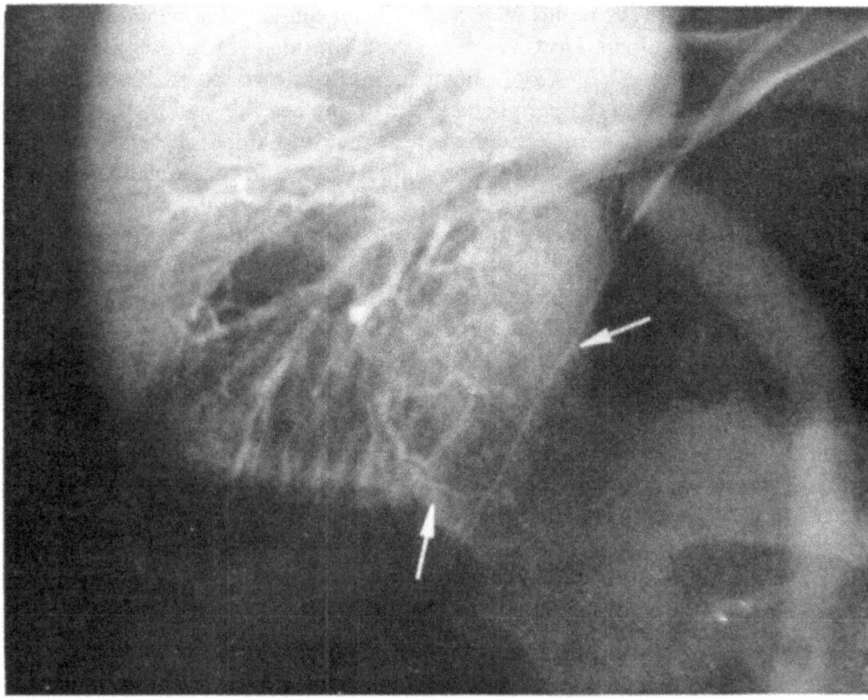

Fig. 5. (Case 5, Table 1) Selective right renal arteriogram. Note (arrow) few vessels with abnormal course and larger-than-normal caliber (for their position) at right lower pole medially close to peripheral margin of cortex. (From CONN et al., 1972)

He stated that the changes were about seven out of ten that this was a vascular tumor and that it measured 1—$^1/_2$ cm in diameter. This was the kidney from which the larger amount of renin activity had been found in the renal venous blood. When the kidney was fully exposed in the operating room, the capsular surface was smooth without any evidence of tumor. However, on the medial surface of the lower pole, a bluish discoloration, 5 mm in diameter, was seen beneath the capsule. Over this spot the exploring surgeon felt that there was increased firmness. Because the bluish discoloration was precisely in the same position as that outlined by the radiologist, it was concluded that this was the site of a tumor and the nephrectomy was carried out. This experience serves to emphasize how easy it would be for either the radiologist or the surgeon, or both, to fail to recognize the lesion. Failure to visualize it should, therefore, not prevent surgical intervention providing that the diagnostic criteria for primary reninism have been satisfied. Given a young person with severe and sustained hypertension, normal renal function, a normal renal arterial pattern, peripheral hyperreninemia, and significantly elevated renin release from one kidney, we believe that unilateral nephrectomy is a justifiable procedure (1). Case 7, Table 2, illustrates this point:

A 10-year old boy with blood pressure of 186/134 exhibited hypokalemia, overproduction of aldosterone and elevated peripheral renin activity. Selective renal arteriography gave normal arterial patterns bilaterally but no evidence of renal tumor. Bilateral renal vein renins gave values from the left side which were equal to those in peripheral blood. However, from the right side, renin activity levels were twice as high as from the left. A right nephrectomy was carried out. Blood pressure quickly became normal, as did peripheral plasma renin activity, and the boy remains normal two years later. Careful sectioning of the removed kidney disclosed a normal arterial supply, but nothing that could be dignified as a tumor. Instead, a small bit of brown tissue within the cortex, the size of a grain of rice, was found. Microscopically it contained clear cells whose granules were positive with the Bowie stain. After considerable consultation the lesion was called "localized JG cell hyperplasia"*.

ROBB-SMITH, who was the first to classify a renal hemangiopericytoma as being made up of juxtaglomerular cells [2] has been puzzled [25] about why such tumors, with their characteristic histology, were not observed before 1967. He realizes that modern methods for measuring renin are of relatively recent origin, but states that, since "untreated cases are likely to succumb —, it is difficult to believe that a morbid anatomist would have overlooked a circumscribed mass 2—3 cm in diameter in the renal substance". With cases 7, 8, and 9 in mind, one might speculate that *large* (2—3 cm) juxtaglomerular cell tumors may, indeea, be rare and may merely represent a glance at the top of the iceberg. It is conceivable that small juxtaglomerular cell tumors similar to the one characterized as "localized juxtaglomerular cell hyperplasia" have, indeed, been overlooked by the prosectors.

Classification of Reninism. We have suggested that the term primary reninism can be applied appropriately to the clinical syndrome (hypertension, hyperreninemia and secondary aldosteronism) produced by renin-secreting tumors and cured by their surgical removal. In order, therefore, to put other hyperreninemic states in the same context, we suggest the classiciation shown in Table 5.

Considerations Regarding Surgical Therapy. Heretofore, the total experience with juxtaglomerular cell tumors has been so small that it was deemed advisable to perform a total nephrectomy when such a tumor had been visualized either preoperatively or at operation because the incidence of malignancy was not known. It was also felt that with these unusual tumors the pathologist would be unable to settle this problem with certainty on the basis of a frozen section of the tumor. Now, however, it would seem that this early phase in the evolution of the surgical approach to this lesion is over. In the eight consecutive cases which have now been treated surgically by total nephrectomy, the lesion has been benign in all. It would seem reasonable, when the lesion is clearly visible at operation, to carry out a partial nephrectomy to remove the tumor, the largest of which has been 4 cm in diameter. It is likely that eventually a malignant juxtaglomerular cell tumor will materialize. The surgeon should certainly carry out a total nephrectomy when the gross appearance of the lesion suggests this possibility.

In cases like case 7 (Table 1), in which the clinical diagnosis of JG cell tumor appears to be clear but in which a tumor cannot be visualized radiologically or by the exploring surgeon, a total nephrectomy is indicated providing that the mani-

* We have been given the opportunity to examine a stained section of this lesion. There is an infiltrating mass of what appears to be juxtaglomerular cells (said to show Bowie positive granules) but the cells appear to be benign. However, within this area are also closely packed glomeruli and some tubular elements. This is interpreted as probably representing a renin-producing hämartoma, a possibility also considered by ARAKAWA et al.

festations of the disease are severe. But, as in case 10, exploration should be delayed when clinical manifestations of the disease are mild.

Obviously, in the case of wilms' tumors, there is no need for this kind of decision. The tumor should be completely removed at once when possible.

Table 5. Classification of reninism

- With hypertension
  - Primary reninism
    - Juxtaglomerular cell tumor (Robertson-Kihara Syndrome)
    - Some wilms' tumors
    - Other neoplasms (? case 7, Table 1)
  - Secondary reninism
    - Accelerated (malignant) hypertension
    - Stenosis of renal artery (or one of its branches)
- Without hypertension
  - Primary reninism (not yet described)
  - Secondary reninism
    - Sodium and water depletion
      - Dietary
      - Sodium-losing nephropathy
      - Chronic diarrheal states
      - Diuretics or laxatives
      - Adrenal cortical insufficiency
    - Hepatic cirrhosis with ascites
    - Nephrosis with edema
    - Congestive cardiac failure
    - BARTTER's syndrome (diffuse juxtaglomerular hyperplasia)
      - Possible sodium-losing renal tubular defect
      - Possible vascular unresponsiveness to pressor agents

The potentiality of Medical Management. It has been reported [26] that, in people with "high-renin hypertension", the administration of propranolol, a beta adrenergic blocking agent, inhibits release of renin, decreases the concentration of renin in the peripheral blood and induces a parallel decrease in blood pressure. While patients with juxtaglomerular cell tumors have not yet been treated in this way, this potentiality should be kept in mind. Inasmuch as JG cell tumors are benign, a period of management with propanolol may well improve the patient's status for the contemplated operative procedure.

With respect to nephroblastoma associated with hypertension and hyperreninemia, a short period of the preoperative use of propranolol could improve the operative status of the patient. It might also be very helpful in those cases in which metastatic lesions are producing excessive amounts of renin.

V. Summary

Primary reninism is defined as a clinical syndrome consisting of hypertension, hyperreninemia and secondary aldosteronism produced by a renin-secreting tumor and curable by surgical removal of the tumor. To date, two types of tumor have been proven capable of inducing this syndrome. The first type is that of a reninproducing juxtaglomerular cell tumor of the kidney. Eight patients have had such tumors removed. All of the tumors habe been benign and their extirpation has resulted in dramatic cure of the entire syndrome within a few days. Two more cases, as yet unexplored surgically, are listed in Table 1 as probable ones.

The second cause of primary reninism is that of a reninsecreting nephroblastoma (wilms' tumor). Three such cases appear to have been proven; two apparently cured by complete removal of the tumor and a third not cured because of the presence of reninproducing pulmonary metastases. wilms' tumors present no diagnostic difficulties and their management consists of surgical removal whether or not hypertension exists. Renin production by some of these tumors is merely of academic interest.

Juxtaglomerular cell tumors, on the other hand, represent a distinct diagnostic challenge to both the internist and the radiologist. The tumors are small (3 mm to 4 cm) and the diagnostic approach involves relatively sophisticated procedures. But, when such tumors are found and removed, cure of the syndrome is dramatic and complete. The details of all thirteen cases have been presented and discussed.

The basic proof for the existence of juxtaglomerular cell tumors has been presented and include (1) electron microscopic confirmation that the tumor cells are morphologically identical to normal juxtaglomerular cells; (2) the demonstration with immunoassays for angiotensin I that there exist high concentrations of renin in the tumor tissue and in the nutrient media of daughter cells grown in tissue culture; and (3) the demonstration of positive intracytoplasmic fluorescence in both tumor and daughter cells by the use of antibodies raised against highly purified human renin. In the case of nephroblastoma, such studies have not yet been carried out except for the demonstration of increased renin activity in extracts of the tumor tissue.

Patients with renin-producing juxtaglomerular cell tumors are usually considered to have primary aldosteronism until the finding of high levels of plasma renin activity quickly precludes this diagnosis. In three cases in which plasma renin activity measurements were either not done or not available preoperatively, adrenal surgery was carried out before the renal tumor was dicovered. Currently available diagnostic criteria are discussed in detail.

Obviously, treatment consists of surgical removal of the renin-producing tumor. It is suggested that beta adrenergic blockade might inhibit the release of renin from such tumors and that this could be useful in preoperative preparation of the patient, as well as in the management of cases of nephroblastoma with renin-secreting metastases.

Acknowledgements. Supported in part by United States Public Health Service Grants No. Am-10257, National Institute of Arthritis and Metabolic Diseases, No. HL-14520, National Heart and Lung Institute, National Institutes of Health; and by a Grant (RR-42) from the General Clinical Research Centers Program of the Division of Research Resources, National Institutes of Health.

References

1. CONN, J. W., COHEN, E. L., LUCAS, C. P., McDONALD, W. J., MAYOR, G. H., BLOUGH, W. M., EVELAND, W. C., BOOKSTEIN, J. J., LAPIDES, J.: Hypertension, hyperreninemia, and

secondary aldosteronism due to renin-producing juxtaglomerular cell tumors. Arch. intern. Med. **130**, 682–696 (1972), (Copyright 1972, American Medical Association).

2. Robertson, P. W., Klidjian, A., Harding, L. K., Walters, G., Lee, M. R., Robb-Smith, A. H. T.: Hypertension due to a renin-secreting renal tumor. Amer. J. Med. **43**, 963–976 (1967).
3. Kihara, I., Kitamura, S., Hoshino, T., Hitoshi, S., Watanabe, T.: A hitherto unreported vascular tumor of the kidney: A proposal of "juxtaglomerula cell tumor". Acta path. jap. **18**, 197–206 (1968).
4. Bonnin, J. M., Hodge, R. L., Lumbers, E. R.: A reninsecreting renal tumor associated with hypertension. Aust. N. Z. J. Med. **2**, 178–181 (1972).
5. Schambelan, M., Howes, E. L., Jr., Stockigt, J. R., Noakes, C. A., Biglieri, E. G.: Role of renin and aldosterone in hypertension due to a renin-secreting tumor. Amer. J. Med. **55**, 86–92 (1973).
6. Conn et al. (unpublished).
7. Hirose, M., Arakawa, K., Kawasaki, K., Omoto, T., Kikuch, M., Kato, H., Nagayama, T.: A case of primary reninism with a strange renal histology (in preparation, Fukuoka, Japan).
8. MacCallum, D. K., Conn, J. W., Baker, B. L.: Ultrastructure of a renin-secreting juxtaglomerular cell tumor of the kidney. J. invest. Urology (in press).
9. Voute, P. A., Jr., van der Meer, J., Staugart-Kloosterziel, W.: Plasma renin activity in wilms' tumor. Acta Endocr. **67**, 197–202 (1971).
10. Mitchell, J. D., Baxter, T. J., Blair-West, J. R., McCredie, D. A.: Renin levels in nephroblastoma (wilms' tumor). Arch. Dis. Child. **45**, 376–384 (1970).
11. Luetscher, J. A., Ganguly, A., Gribble, J. T., Kempson, R. L., Tune, B.: To be published. Personal communication, September 29, 1972.
12. Marosvari, Kontor, I. E., Kallay, K.: Renin-secreting Wilms' tumor. Lancet **1972** I, 1180.
13. Spergel, G., Boris, L., Levy, L. J., Ertel, N. H.: Studies of hypertension and carbohydrate intolerance associated with wilms' tumor. Ann. intern. Med. **70**, 565–569 (1969).
14. Eddy, R. L., Sanchez, S. A.: Renin-secreting renal neoplasm and hypertension with hypokalemia. Ann. intern. Med. **75**, 725–729 (1971).
15. Cohen, E. L., Conn, J. W., Lucas, C. P., McDonald, W. J., Grim, C. E., Mayor, G. H., Saltman, S. E., Caldwell, J. W.: Radioimmunoassay for angiotensin I: Measurement of plasma renin activity, plasma renin concentration, renin substrate concentration, and angiotensin I, in normal and hypertensive people. In: Genest, J., Koiw, E. (Eds.): Hypertension "72", pp. 569–582. Berlin-Heidelberg-New York: Springer 1972.
16. Pincoffs, M. C., Bradley, J. E.: The association of adenosarcoma of the kidney (wilms' tumor) with arterial hypertension. Trans. Ass. Amer. Phys. **52**, 320.
17. Bradley, J. E., Pincoffs, M. C.: The association of adenomyosarcoma of the kidney (Wilms' tumor) with arterial hypertension. Ann. intern. Med. **11**, 1613.
18. Daniel, W. E.: The hypertensive factor in wilms' tumor. S. Afr. med. J. **32**, 1014
19. Bradley, J. E., Drake, M. E.: The effect of preoperative roentgen-ray therapy on arterial hypertension in embryoma (kidney). J. Pediat. **35**, 710.
20. Waldhausl, W. K., Lucas, C. P., Conn, J. W., Lutz, J. H., Cohen, E. L.: Studies on the partial isolation of human renin. Biochim. biophys. Acta (Amst.) **221**, 536–548 (1970).
21. Barajas, L.: The development and ultrastructure of the juxtaglomerular cell granule. J. ultrastruct. Res. **15**, 400–413 (1966).
22. Biava, C. G., West, M.: Fine structure of normal human juxtaglomerular cells: II. Specific and nonspecific cytoplasmic granules. Amer. J. Path. **49**, 955–979 (1966).
23. Blair-West, J. R., Cain, M., Catt, K., Coghlan, J. P., Denton, D. A., Funder, J. W., Scoggins, B. A., Wright, R. D.: Inhibition of renin secretion by systemic and intra-adrenal angiotensin infusion. J. Physiol. (Lond.) **220**, 1309–1315 (1971).
24. Vander, A. J.: Control of renin release. Physiol. Rev. **47**, 359–382 (1967).
25. Robb-Smith, A. H. T.: Renin-secreting kidney tumors. Lancet **1971** II, 493.

26. Buhler, F. R., Baer, L., Vaughan, E. D., Brunner, H. R., Laragh, J. H.: Inhibition of renin secretion by propranolol: A specific treatment for renal hypertension? (abstracted). Amer. Soc. Clin. Invest., p. 17a. 64th Annual Meeting, Atlantic City, N. J., (May 1, 1972).
27. Schaudel, P. J., Beveridge, J., Stokes, G. S.: Increased plasma renin activity, secondary aldosteronism, and hypertension. Amer. J. Dis. Child **119**, 159—163 (1970).
28. Brown, J. J., Fraser, R., Lever, A. F., Morton, J. J., Robertson, J. I. S.: Primary excess and deficiency of renin. In: Eisenbach, G. M. (Ed.): Proceedings of the First Symposium of Nephrology at Hannover 1973. Med. School, Hannover, Germany 1973.

Drug Selection and Dosage in Renal Insufficiency*

JEAN FABRE and IRVING OHR

With 15 Figures

* Policlinique de Médecine, Department of Medicine, University of Geneva, Switzerland.

Patients with renal insufficiency often react abnormally to a number of drugs. Small doses that are perfectly safe under normal conditions may cause severe and even fatal side effects. Too frequently, these untoward reactions are confused with the symptomatology of uremia and their real cause remains unrecognized.

This problem was seriously investigated for the first time by KUNIN and FINLAND in 1959, in a series of studies on the behavior of antibiotics administered to patients with acute renal failure. In a review of this subject published with RICHET in 1966, we noted that precise information was scarce. In the great majority of cases, there were no sound criteria for adjusting the dose of a drug in uremic patients.

Since 1967, numerous investigations have been undertaken to remedy this situation. Better knowledge of pharmacokinetics in renal insufficiency led to precise rules for the adaptation of dosage of many drugs in the presence of a whole range of glomerular disturbances. Pharmacologists explored a new field of their specialty: the toxicology in animals with deficient kidneys. Recently, a monograph by REIDENBERG presented new perspectives concerning the effects of uremia on the metabolism of various compounds. Today, no responsible pharmaceutical firm would consider introducing a new drug without having established the required precautions in cases of renal insufficiency. However, exact information is still lacking on the behavior of many commonly used medications in the presence of kidney disease.

We thought it useful to review the present status of this subject in the light of information supplied by numerous investigators. The first part of this paper deals, from the point of view of the clinician, with basic data on the behavior of drugs in patients with impaired kidneys. More sophisticated pharmacokinetic studies will be found in the works of DETTLI et al., KRÜGER-THIEMER and VAN ROSSUM. The second part of the paper attempts to meet the physician's need for information on the dangers and dosage of individual drugs in the presence of reduced renal function.

I. Basic Data on the Behavior of Drugs in Renal Insufficiency

Epidemiology

The incidence of toxic manifestations caused by medication has been underestimated in uremia because the symptoms lack specificity. The patients have digestive or neuropsychiatric disorders similar to the toxic effects seen in normal subjects exposed to very high doses of the same drug. There is a marked similarity to what is seen in the terminal stage of renal failure. Only the alert physician who is constantly aware of possible side effects will discover the real etiology of these accidents. The disappearance of the symptoms after the withdrawal of therapy is the best proof of their real origin.

SMITH et al. (1966) found that drug reactions in patients with renal insufficiency were two and a half times more frequent than in those without kidney disease. This proportion seems rather low.

The fact that these reactions are numerous was established by two investigations that we reported with RICHET, DE FREUDENREICH, and PODEVIN (1966b). Among 86 neuropsychiatric reactions observed in 49 uremic patients hospitalised in the Nephrology Service at the Hôpital Tenon, Paris (Prof. G. RICHET), 26 were caused by medication; drugs played a role in 8 more cases difficult to classify because of several associated etiologies (Fig. 1). All of the medications involved are in common usage and were administered for the most part in the usually approved doses, but were not adapted to the condition of renal insufficiency: streptomycin, penicillin, isoniazid, para-aminosalicylic acid, haloperidol, atropine, various sedatives, corticosteroids, heparin, insulin, diphenylhydantoin, and a curare-like drug. We considered only major drug accidents, excluding minor side effects which are quite uncomfortable for the patient: cramps, headaches, insomnia and fatigue.

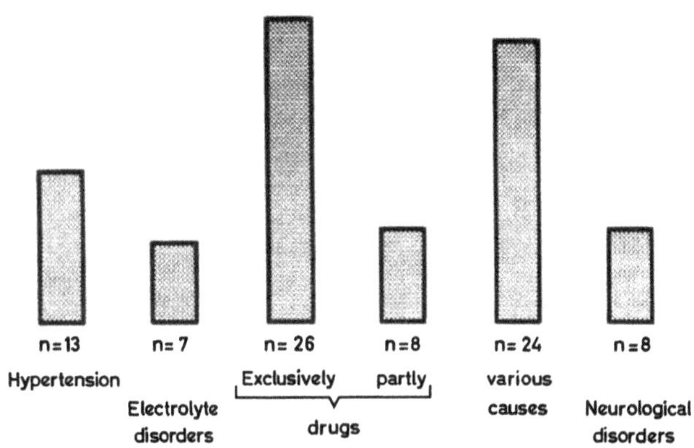

Fig. 1. Causes of 86 neuropsychiatric accidents in 49 uremic patients (according to RICHET et al., 1966b)

In another investigation, we started with a neurotoxic entity, the loss of vestibular function caused by streptomycin, and examined the proportion of patients with uremia. We were impressed by the number of patients with renal insufficiency among those who were particularly vulnerable to the ototoxicity of the antibiotic. This study involved 100 consecutive charts from the Ear, Nose and Throat Service in Geneva, Switzerland (Prof. A. MONTANDON) between 1950 and 1963 in which there was either complete destruction or marked changes in vestibular function after a course of streptomycin. Among 19 patients whose lesions appeared after small quantities of streptomycin (less than 20 g), 12 (63%) suffered from renal insufficiency (blood urea 50 mg/100 ml or more, creatinine clearance below 50 ml/min). In contrast, only 6 patients (7%) had renal insufficiency out of the 81 in whom vestibular destruction appeared after a higher dose of streptomycin (Fig. 2). The dose per injection varied from 1—2 g. One patient in this series had both vestibules destroyed after 10 injections of 1 g of streptomycin. CAWTHORNE and RANGER have reported that complete vestibular destruction can occur after three injections of 1 g of this antibiotic in patients with deficient kidneys.

The toxic effects of a series of drugs were discovered for the first time when they were administered to patients with renal insufficiency. Certain untoward reactions, which are rare under normal circumstances, are common in cases of nephropathy. This is true for the convulsions observed during penicillin therapy (RICHET and VACHON, 1965b; WEINSTEIN et al.), the myalgia caused by clofibrate (BRIDGMAN et al.; DENIZOT et al.; FABRE et al., 1973b), and the extrapyramidal disorders due to metoclopramide (CARAPS et al.).

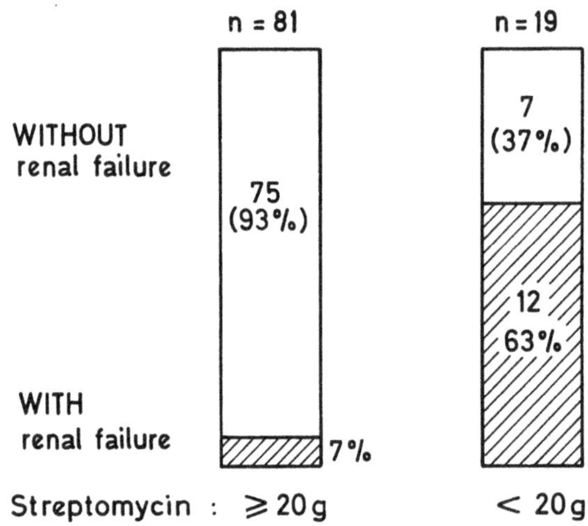

Fig. 2. Prevalence of renal insufficiency among 19 patients with vestibular destruction after small doses of streptomycin, compared with 81 patients whose lesions appeared after higher doses

The nephrologist faces enormous difficulties caused by the change in behavior of drugs in patients suffering from severe renal insufficiency or subjected to chronic hemodialysis. But this problem concerns all physicians, since frequently even a modest reduction of renal function may cause involuntary overdosage in prolonged therapy. This is often observed in older patients who take a hypnotic drug each evening, in the hypertensive treated for years without concern for kidney function, and in the cardiac patients who are permanently digitalized. Thus, among 113 aged patients of our clinic who take digoxin, we counted 5 cases of renal insufficiency (serum creatinine above 1.5 mg/100 ml) in 13 patients with serum digoxin levels of 3 ng/ml or more using the radioimmunoassay method (38%); and of 8 patients with manifestations of digoxin toxicity, 4 had deficient kidney function (Fig. 3). In contrast, the proportion of cases of renal insufficiency was only 10% in 105 patients without toxicity (CHAVAZ et al.).

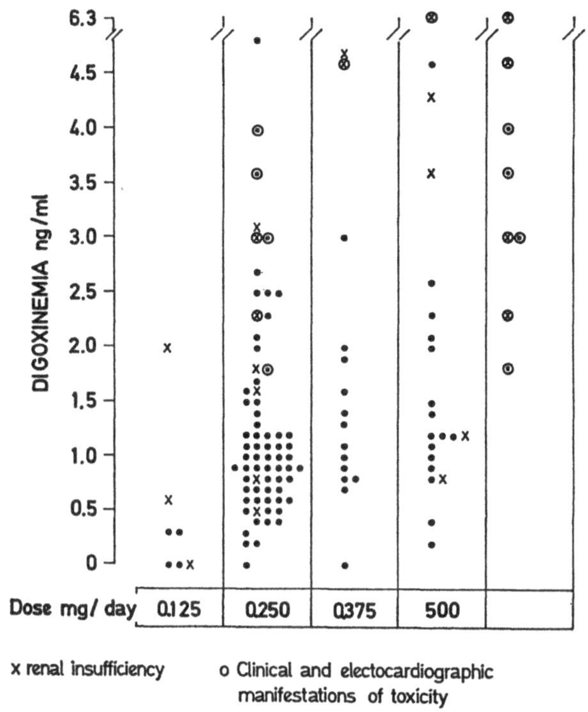

Fig. 3. Serum levels of digoxin in 113 aged patients. Note the large number of patients with renal insufficiency among those having levels higher than 3 ng/ml or manifestations of toxicity

Pharmacopathology

Renal insufficiency may exaggerate the toxicity or modify the action of a drug by different mechanisms:

1. Retention of the drug or its metabolites by decreased renal excretion (examples: streptomycin, tetracycline, digoxin).

2. Other modifications of the pharmacokinetics:

a) Disturbed absorption from the GI tract (antibiotics)

b) Modification of distribution volume in cases of edema or dehydration

c) Increase of the unbound fraction in the plasma caused by hypoproteinemia (clofibrate) or the qualitative modification of the transport proteins (diphenylhydantoin)

d) Alteration of metabolic transformation (sulfonylureas, diphenylhydantoin).

3. Increased sensitivity of the organism, which lowers the threshold of action or toxicity of the drug without modification of its pharmacokinetics:

a) By functional or morphological alteration of the receptors (anaesthetics, sedatives)

b) By addition of undesirable side effects of a drug to the disturbances due to renal insufficiency (decrease of the glomerular filtration by ganglioplegics, elevation of blood urea by cortisone)

c) By increasing nephrotoxicity because of the pre-existing nephropathy (nephrotoxic antibiotics, gold salts, phenylbutazone).

1. Retention of the Drug by Decreased Renal Excretion

The risk of retention concerns only those substances which are mainly excreted by the urinary tract. This was demonstrated for the first time by KUNIN et al. (1959a, d) for streptomycin, kanamycin and tetracycline. Since then, the list of the drugs whose dosage should be reduced in the presence of renal insufficiency has grown considerably (Table 1). However, other medications retain nearly their same behavior no

Table 1

	Half-life (hours) Normal	Anuria	Coefficient of elimination (h^{-1}) Normal (k_n)	Anuria (k_m)
Antibacterial Agents				
Negligible accumulation in renal failure				
Cloxacillin (REIDENBERG)	0.5	1	1.4	0.7
Dicloxacillin (MCCLOSKEY and HAYES)	0.5	1.5	1.4	0.5
Doxycycline (FABRE et al., 1967c, 1969; MANNHART and DETTLI)	18	18–20	0.03	0.03
Erythromycin (KUNIN and FINLAND, 1959a)	1.4	5	0.5	0.14
Methicillin (KUNIN, 1967)	0.5	4	1.4	0.17
Nafcillin (KIND et al.)	0.5	1.5	1.4	0.5
Oxacillin (BULGER et al.; KIND et al.)	0.5	1	1.4	0.7
Penicillin G (KUNIN and FINLAND, 1959a)	0.5	7–10	1.4	0.08
Rifampicin (DETTLI et al., 1971; SPRING)	2.9	1.8–3.1	0.25	0.25
Negligible accumulation, possible toxicity (accumulation of metabolites, etc.)				
Chloramphenicol (KUNIN et al., 1959c)	1.6–3	3– 4	0.3	0.2
Chlortetracycline (KUNIN et al., 1959d)	5.6	7–11	0.12	0.08
Sulfamethoxazole (DETTLI et al.)	10	10	0.07	0.07
Reduced dosage in severe renal failure				
Ampicillin (KUNIN and FINKELBERG; REUBI and VORBURGER)	0.9	10–18	0.8	0.07
Carbenicillin (EASTWOOD and CURTIS, HOFFMAN et al., FABRE, unpublished)	1	16	0.7	0.04
Cephalexin (KUNIN and FINKELBERG; REGAMEY and HUMAIR)	0.9	14–18	0.8	0.04
Cephalothin (KUNIN and ATUK; KABINS and COHEN; PERKINS et al.)	0.8	12	0.9	0.06
Reduced dosage imperative in renal insufficiency				
Cephaloridine (KUNIN and ATUK, PERKINS et al.)	1.5	20–23	0.4	0.03

Table 1 (continued)

	Half-life (hours) Normal	Anuria	Coefficient of elimination (h^{-1}) Normal (k_n)	Anuria (k_m)
Colistin (GOODMAN and FRIEDMAN)	4.5	10–12	0.15	0.06
Gentamicin (CURTIS et al., GINGELL and WATERWORTH)	2.3	35–67	0.3	0.02
Kanamycin (CUTLER and ORME)	3	72–96	0.21	0.01
Lincomycin (KUNIN, 1967; REINARZ and McINTOSH)	4.5	10–13	0.15	0.06
Methacycline (unpublished results)	14	44	0.05	0.02
Oxytetracycline (MERIER et al.)	9.3	47–66	0.08	0.01
Rolitetracycline (REUBI and MUNGER)	8.4	30–54	0.08	0.02
Streptomycin (KUNIN and FINLAND, 1959a)	2.5	52–100	0.28	0.01
Sulfisoxazole (BENNETT et al.)	3	6–12	0.23	0.07
Tetracycline (KUNIN et al., 1959d)	8.5	57–108	0.08	0.008
Thiamphenicol (AZZOLINI et al.)	4.2	30	0.17	0.02
Trimethoprim (RIEDER et al.)	11	30	0.06	0.02
Vancomycin (KUNIN, 1967)	6	200	0.12	0.003
Drugs for Tuberculosis				
Cycloserine (VON KRACKHARDT)	12–20	prolonged	0.04	?
Ethambutol (ANEX et al.)	6	prolonged	0.12	variable
Ethionamide (HAMILTON et al.)	2	2 ?	0.3	0.3 ?
Isoniazid (OGG et al.)	2–6	17	0.3–0.1	0.04
Para-aminosalicylic acid (unpublished results)	1.4	23	0.5	0.03
Rifampicin (DETTLI et al.; SPRING)	2.9	1.8–3.1	0.25	0–25
Streptomycin (KUNIN and FINLAND, 1959a)	2.5	52–100	0.28	0.01
Drugs Utilized in Cardiology				
Acetyldigoxin (BRAAS)	24	66	0.03	0.01
Digitoxin (KRAMER et al.)	170	240	0.004	0.003
Digoxin (DOHERTY et al., JELLIFFE, BLOOM and NELP)	30–40	90	0.017	0.008
Diphenylhydantoin (MELLK, see p. 88)	15	6 (!)	0.05	0.1 (!)
Methyldigoxin (KRAMER et al.)	43	100	0.016	0.007
Peruvosid (KRAMER et al.)	70	70	0.01	0.01

Serum half-life time and coefficient of elimination (k) of various drugs with normal renal function and in anuria. A method for dosage adaptation according to the half-life and the coefficient of elimination is described p. 66.

matter what the glomerular filtration value is, because they are mostly eliminated by the bile, digestive tract, or lungs, as well as by metabolic processes. This is the case for erythromycin (KUNIN and FINLAND, 1959a) and novobiocin (WRIGHT), for which a reduced dosage in uremic patients would entail the risk of ineffective therapy. It is therefore necessary to know the effect of all degrees of altered renal function on the behavior of each medication.

To illustrate the numerous investigations in this field, we shall report briefly the conclusions of a study that we made on the behavior of oxytetracycline in renal insufficiency (MERIER et al.). Normally, 70% of oxytetracycline is eliminated in the urine, with an average clearance of 82% of the creatinine clearance. This proportion corresponds approximately to the unbound part of oxytetracycline in the plasma (73%). One may assume that the renal excretion of this antibiotic is almost entirely by glomerular filtration.

The clearance of oxytetracycline was studied in 36 subjects with creatinine clearances of 133—0 ml/min. It decreased in direct relationship to the creatinine clearance, without regard to the plasma concentrations (Fig. 4). If tubular secretion played a role, a Tm of excretion would have probably involved a lowering of the clearance of the antibiotic for elevated concentrations, which did not occur. This confirms that the excretion is essentially glomerular.

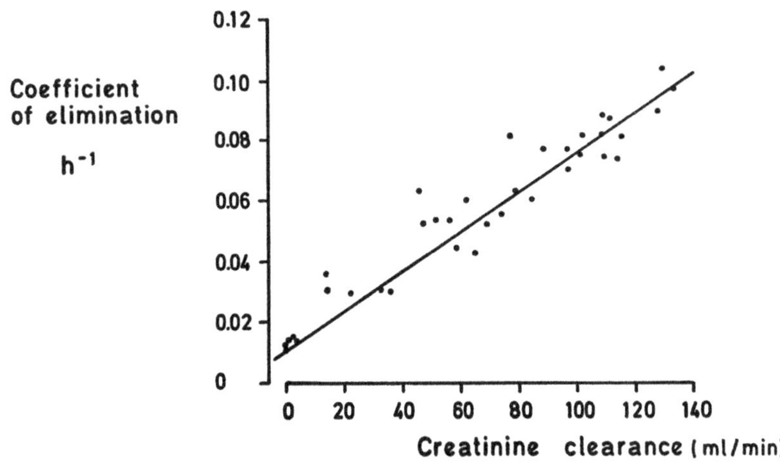

Fig. 4. Correlation between the coefficient of elimination k for oxytetracycline and the creatinine clearance. The points accumulate around the straight line between k_m (0.011 for creatinine clearance = 0) and k_n (0.075 for creatinine clearance = 100 ml/min)

The serum half-life of oxytetracycline is prolonged in inverse exponential function to the creatinine clearance*. This increase remains minor as long as the glomerular filtration rate (GFR) is above 50 ml/min. For this value of filtrate, the half-life is 16—18 h instead of 9.3 under normal conditions. The prolongation increases for lower values, attaining 86 h in patients with anuria.

These facts permit the determination of the serum half-life of oxytetracycline for different values of creatinine clearance and serum creatinine. Since exponential relationships are difficult to utilize, it is more practical to use the coefficient of elimination k (fraction of the amount of drug in the organism eliminated per hour) instead of the half-life $T/2$ (DETTLI et al., 1971):

$$k = \frac{\ln 2}{T/2} \ln 2 = 0.7$$

* For substances exclusively eliminated in the urine by glomerular filtration,

$$\text{the half-life} = \frac{\text{volume of distribution} \cdot \ln 2}{\text{GFR (percent of normal)}}.$$

Figure 4 shows the linear relationship between k and the creatinine clearance. The mathematical computation thus obtained permits the determination of k for all degrees of glomerular insufficiency and serves as a basis for determining the behavior of the drug and adopting a proper dosage (p. 69).

For all levels of renal function

$$k = k_m + k_r ,$$

k_m being the coefficient of extrarenal elimination and k_r the coefficient of renal elimination.

In cases of complete suppression of renal elimination, $k_r = 0$ and $k = k_m$.

For oxytetracycline, the coefficient of elimination with a normal glomerular filtration rate (GFR) of 120 ml/min (k_n) is:

$$k_n = \frac{0.7}{9.3} = 0.075 .$$

In a patient whose glomerular filtration is abolished,

$$k_m = \frac{0.7}{66} = 0.011 .$$

From these data, Fig. 4 permits us to determine the value of k for oxytetracycline in all the degrees of glomerular filtration deficiency. Table 1 gives the values of k_n and k_m for commonly used drugs.

Figure 5 shows the serum concentrations of oxytetracycline if the usual dose of 1000 mg is administered every 8 h to patients with varying degrees of renal insufficiency. The first dose always causes a peak of 4 μg/ml. Under normal conditions (GFR of 120 ml/min), a steady state is established on the 2nd day of treatment. The serum concentrations of the antibiotic vary between a minimum of 4.5 and a maximum of 8.5 μg/ml. For a GFR of 60 ml/min, the steady state is reached on the 4th day, with peaks slightly above 13 μg/ml. In severe uremia, with a GFR of 10 ml/min, extrarenal elimination is not sufficient to prevent an important accumulation. The serum levels will increase daily to reach a plateau after one week, with variations between 26 and 30 μg/ml. In patients with anuria, concentrations may attain 43 μg/ml. Under these circumstances toxic manifestations are inevitable.

Reports have appeared in the literature of dramatic accidents caused by the administration of large amounts of tetracycline to patients with deficient kidney. Young pregnant women suffering from pyelonephritis were given 3—6 g of tetracycline daily. Serum concentrations reached 60 μg/ml, which is 15 times the therapeutic level. A severe toxic syndrome, at times fatal, ensued, characterized by azotemia, jaundice, acidosis, gastro-intestinal hemorrhage and shock. Histological examination of the liver showed centrolobular fatty degeneration (SCHULTZ et al.; WHALLEY et al.). It should be remembered that tetracycline has an anti-anabolic effect which increases the blood urea nitrogen, particularly when there is an important accumulation of the antibiotic (FALOON et al.; GABUZA; RICHET et al., 1966b; SHILS).

Results similar to our observation on oxytetracycline in renal insufficiency have been reported by KUNIN et al. (1958d) for tetracycline, and by REUBI and MÜNGER for pyrrolidino-methyl-tetracycline. Figure 6 shows the different behavior of methacycline with doses of 300 mg every 12 h for 3 days in 6 normal subjects as compared with 7 patients with GFR's averaging 23 ml/min. The serum concentrations of methacycline at the end of treatment were on the average 2.6 times higher in renal patients (5.1 ± 1.3 μg/ml) than in controls (2.0 ± 1.27 μg/ml) and remained higher than 1 μg/ml during more than 60 h.

It must be emphasized that medications of almost identical structure and action may have a totally different behavior in kidney patients. The half-life of tetracycline, normally 8.5 h, increases to 4 or 6 days in anuria. Doxycycline, which differs only by the displacement of a hydroxyl group, retains its plasma half-life and coefficient of elimination practically unchanged without regard to renal function. The findings of our group (GIROMINI et al.), confirmed by those of MANNHART and DETTLI, show that the half-life in 10 patients with severe disturbances of renal function (creatinine clearance 0—2 ml/min) averaged 20.1 ± 6.1 h, which was almost the same as that observed in 15 controls with normal kidneys (20.0 ± 4.1 h). Therefore, in contrast

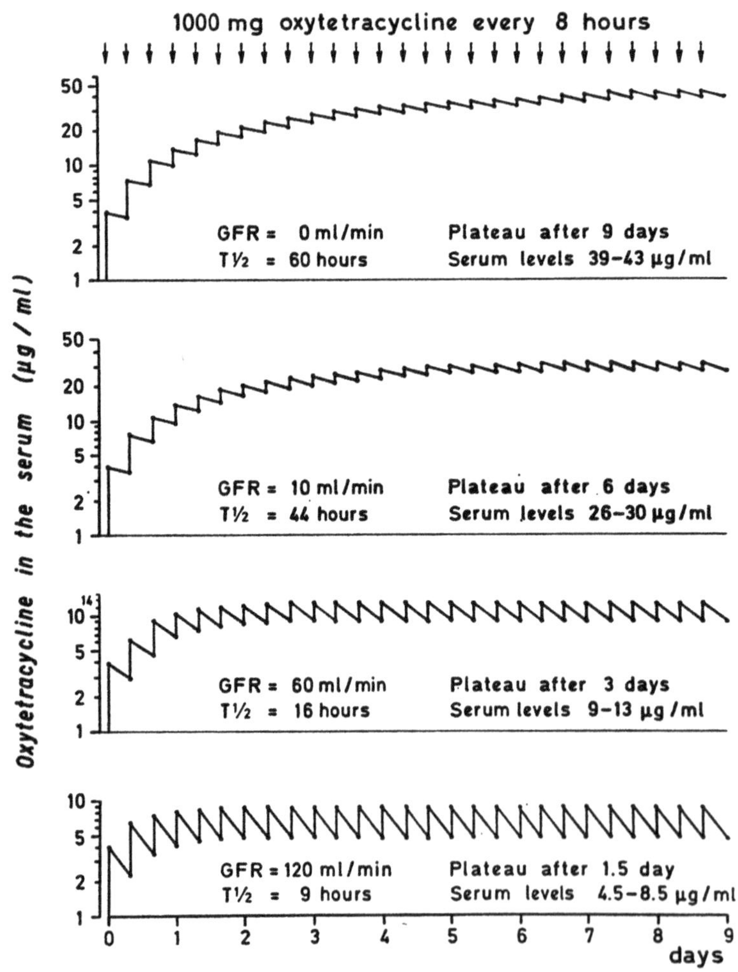

Fig. 5. Serum levels of oxytetracycline (theoretical) if 1000 mg of this antibiotic are administered every 8 hours to patients with various degrees of renal insufficiency

to oxytetracycline or tetracycline, doxycycline may be administered in its usual dose in cases of severe renal insufficiency without fear of abnormally high serum levels.

Furthermore, the behavior of chlortetracycline changes very little in uremic patients, even though it differs from tetracycline only by the addition of a Cl^+. Chlortetracycline is almost totally eliminated by the liver and only 18% appears in the urine. Its serum half-life, which is normally 5.6 h, increases slightly in anuria to 8 and 11 h (KUNIN et al., 1959a).

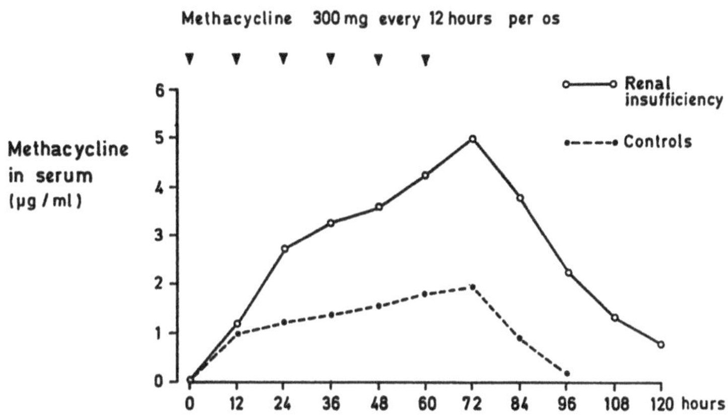

Fig. 6. Methacycline minimum serum levels during a treatment of 300 mg every 12 h for 3 days. Mean of 6 controls with normal kidney function and 7 patients with renal insufficiency (average GFR 23 ml/min)

These findings clearly demonstrate the danger of establishing therapeutic rules for drugs in kidney disease based on the similarity of structure. They also show the decisive influence of extrarenal excretion. In certain cases, extrarenal excretion partly compensates for the retention caused by deficient kidneys. This possibility is almost non-existent for tetracycline, whose half-life increases to more than 100 h in the absence of renal function. It does exist for pyrrolidinomethyl-tetracycline, whose urinary clearance is similar to tetracycline (66% of glomerular filtration instead of 61% for tetracycline), but whose half-life does not exceed 30—40 h in anuria (REUBI and MÜNGER). This extrarenal compensation is even greater for doxycycline.

Increase of Extrarenal Elimination

Under normal conditions, approximately two-thirds of the absorbed doxycycline is eliminated in the stools or inactivated metabolically. Twenty-five to 40% appears in the urine in a biologically active state. However, in anuria, the serum half-life of doxycycline is not prolonged, which implies an increase of extrarenal elimination. If this were not the case, the half-life would attain 30 h instead of 20 h.

Increased extrarenal elimination of doxycycline is not due to augmented fecal excretion in an active form. Observations in three patients with severe renal insufficiency (creatinine clearance between 0 and 21 ml/min) demonstrated that the fecal elimination of doxycycline was in fact slightly less than that of 6 controls with normal kidneys (GIROMINI et al.). It is the greater transformation into inactive derivatives that permits the total elimination to remain unchanged. This transformation increases to 74 and 90% of the dose instead of the average 54% in controls (Fig. 7 and 8).

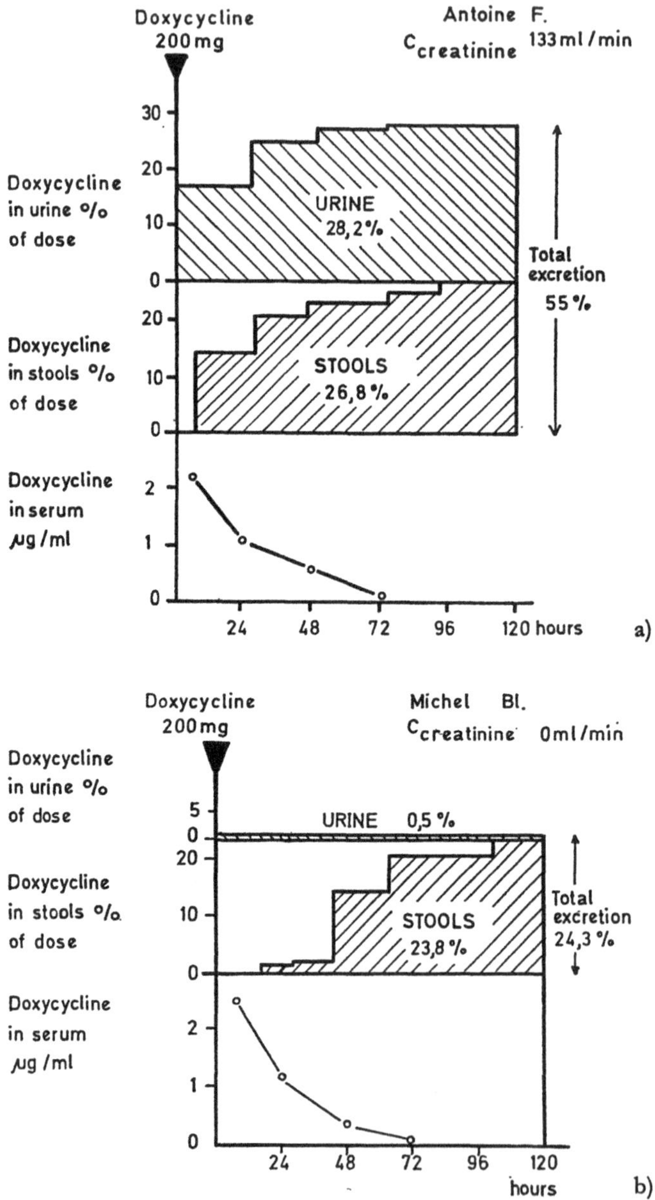

Fig. 7a and b. Excretion in urine and stools of doxycycline and serum levels of this antibiotic after oral administration of 200 mg. a) subject with normal function. b) patient in renal failure

Similar findings were observed for atropine. This alkaloid is partially inactivated by transformation to tropine in the liver, while the remaining active portion is eliminated in the urine. In nephrectomized rats, the transformed portion is much greater than in controls (KALSER et al.).

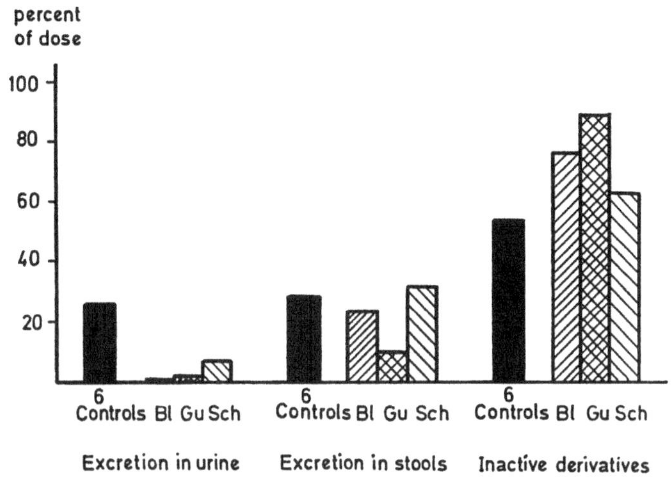

Fig. 8. Doxycycline excretion in the urine and stools as well as transformation into its inactive metabolites after oral administration of 200 mg of this antibiotic in 6 controls with normal renal function and in 3 patients with renal failure

Investigations by BLOOM and NELP demonstrated an important compensatory digestive elimination of digoxin in renal insufficiency. Under normal conditions, 80% of the administered digoxin passes in the urine within 7 days and only 12% in the stools. In renal failure, the portion excreted in the urine falls to 13% (average of 4 patients with creatinine clearances below 8 ml/min); but the fraction found in the stools is greatly increased compared to normal subjects, attaining 69% in one patient. The serum half-life is prolonged, but not to the level anticipated if one considers only the decrease in urinary excretion.

Retention of Metabolites

The effect of renal insufficiency on the behavior of certain drugs may be complicated if there exists a total or partial transformation into metabolites. These substances may accumulate and cause further difficulties. Metabolites ordinarily have toxic, therapeutic and pharmacokinetic properties markedly different than those of the original product and at times totally unknown.

The study of the hypoglycemic sulfonylureas illustrates one aspect of this problem. Elimination of chlorpropamide can be delayed in cases of renal insufficiency. The serum half-life of the drug may reach 100—200 h instead of the 35.6 h in normal subjects. Transformation into metabolites is increased when elimination is prolonged,

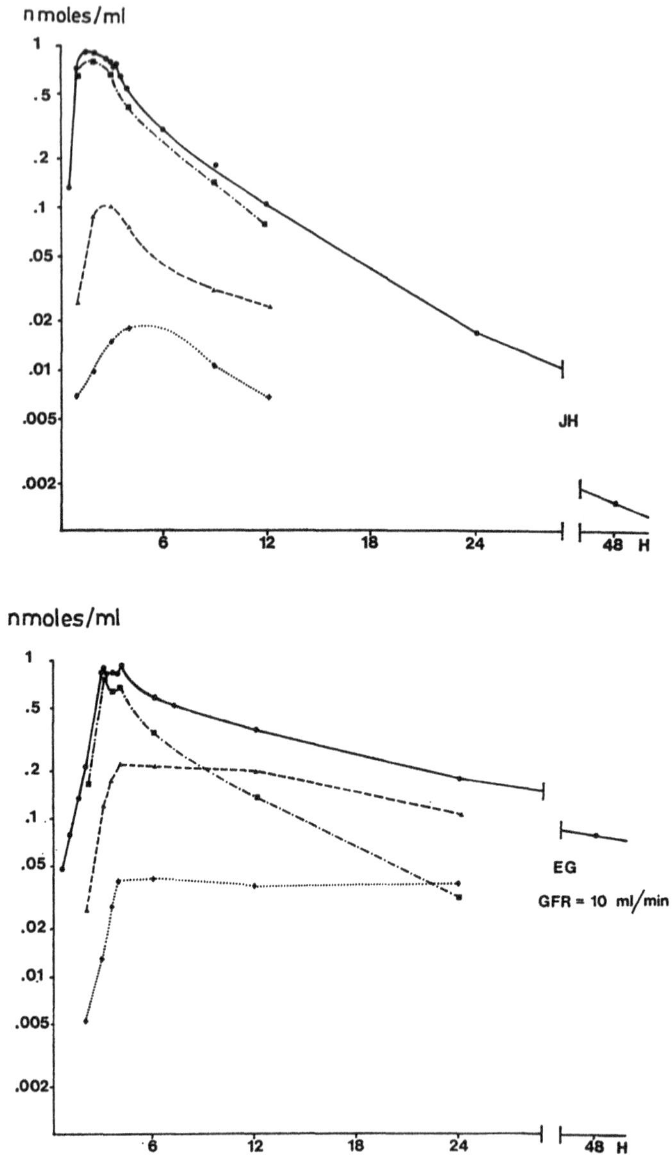

Fig. 9. Plasma concentrations of glipizide and its metabolites (expressed in nmoles per ml) in 1 control subject (J H) and in 1 patient with renal insufficiency (E G, GFR = 10 ml/min) following oral administration of a tablet, containing 5 mg of ^{14}C-glipizide. Total radioactivity (———), extractable glipizide (—·—·—), extractable metabolites (------), non-extractable metabolites (·······)

but the rate is slow. At 72 h, the metabolites (p-chlorobenzenesulfonylurea and p-chlorobenzenesulfonamide) form 0—6% of the total chlorpropamide under normal conditions and 13% for a group of 10 patients with pyelonephritis (average GFR of

37 ml/min). Therefore, this transformation plays only a minor role in the elimination of the drug. The kidney remains the prime excretory route (PETITPIERRE and FABRE).

Glipizide presents an entirely different situation. After the oral administration of 5 mg of glipizide-^{14}C, the radioactive concentration declines following a half-life of 3.5 h in normal subjects, while it attains a half-life of 24 h with a GFR of 10 ml/min. However, because of the rapid transformation into hydroxyl- and glucuro-conjugated derivatives, the half-life of unchanged glipizide remains practically the same in the two conditions. The urinary excretion is essentially in the form of metabolites. Only these have a tendency to accumulate in renal insufficiency (BALANT et al.; FABRE et al., 1973a) (Fig. 9). Their hypoglycemic effect seems to be slight.

Chloramphenicol offers another well studied example of special metabolite behavior. In the normal subject, only 5—15% of the unchanged antibiotic is eliminated in the urine, while the remainder is rapidly transformed into bacteriologically inactive derivatives (glucuronides, aryl- and nitro-derivatives). The serum half-life of unchanged chloramphenicol is 1.6—3.3 h in patients with normal kidneys and increases very little in anuria, to 3.2—4.4 h. In contrast, 80% of the metabolites are eliminated in the urine under normal conditions. Their half-life in the serum does not exceed 4.6 h, but attains 68—154 h in cases of acute renal failure (KUNIN et al., 1959c). An evaluation of these findings can only be made after the exact toxicology of these metabolites is known.

The fate of drugs and metabolites in animals and humans is not always the same. As an example, 80% of the metabolites of chloramphenicol are passed in the urine of humans, while only 25% are eliminated by this route in rats since their liver excretes the major portion of these metabolites (GLAZKO et al.).

From the data presented, it appears that responsible therapy requires a knowledge of active drug and metabolite behavior at various degrees of renal insufficiency, either after a single dose or after prolonged treatment. This knowledge exists for only a limited number of substances.

Role of Renal Tubules and Urinary pH

As a general rule, the renal clearance of drugs parallels the GFR, even when tubular secretion is the main route of excretion, as is the case for penicillin, cephalosporines and their derivatives. HUMAIR and REGAMEY confirmed the strict linear relationship between the reduction in cephalexine clearance and creatinine clearance. The decrease of the renal plasma flow is generally proportional to the reduction of GFR, limiting the possible compensation by tubular secretion of a deficient glomerular excretion.

An important exception exists for drugs with a high degree of binding to plasma proteins, preponderant tubular secretion and a high Tm of excretion. Under these conditions, the elimination of the substance is limited only by its protein binding, and tubular cells retain an important potential reserve for excretion.

As an example, COTTIER and HALDEMANN reported that the plasma concentrations of the long acting sulfonamide Ro 4-4393, administered over a period of 6 weeks, were independent of the GFR. In 9 patients whose GFR was reduced below 30 ml/min, the accumulation of the drug in the plasma was slightly less than in a group with normal renal function. The quantity of sulfonamide excreted by the kidneys in 24 h did not decrease when the GFR was less than 30 ml/min, nor, in one case, with a GFR of 9 ml/min. The same observation was made by WILLIAMS et al. for sulfadimidine.

The decrease in the GFR, therefore, does not always indicate the probable degree of retention for drugs which are predominantly excreted by the tubulus. Chlorpropamide presents a good illustration. In 34 subjects with EDTA ^{51}Cr clearances between 1 and 130 ml/min, who were given 1 g chlorpropamide per os, there was a close correlation between the reduction of the urinary clearance of this drug and the prolongation of the serum half-life. However these two values showed absolutely no relationship to the GFR (Fig. 10). The most pronounced retentions were in cases with chronic pyelonephritis, where the predominant lesions are tubular. In contrast, in a patient suffering from glomerulonephritis with a GFR of 6 ml/min, the half-life of chlorpropamide remained almost normal (PETITPIERRE and FABRE; PETITPIERRE et al.).

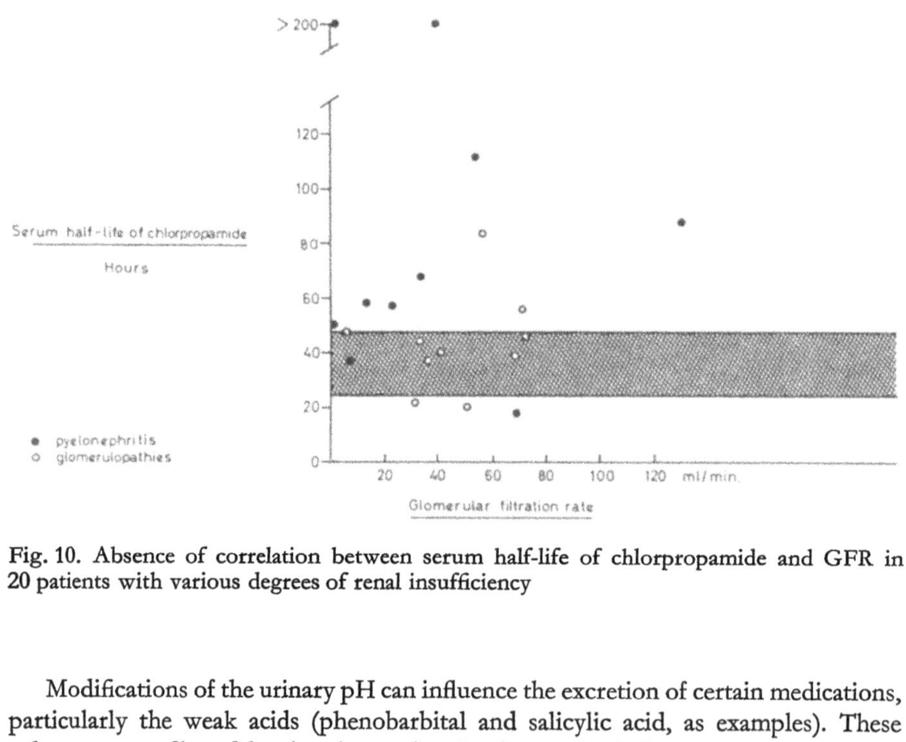

Fig. 10. Absence of correlation between serum half-life of chlorpropamide and GFR in 20 patients with various degrees of renal insufficiency

Modifications of the urinary pH can influence the excretion of certain medications, particularly the weak acids (phenobarbital and salicylic acid, as examples). These substances are filtered by the glomerulus. In the renal tubules, water is reabsorbed, increasing the concentration of the drug in the lumen. The non-ionized part (liposoluble) of the weak acid then diffuses across the wall of the tubule back into the blood by passive diffusion. On the other hand, the ionized part of the compound (water-soluble) is unable to pass through the wall of the renal tubule. Because it decreases the non-ionized part, an alkaline pH reduces the reabsorption and increases the excretion of the drug (WEINER and MUDGE). This disturbs the exact relationship between the GFR and the drug's clearance.

2. Other Modifications of the Pharmacokinetics

Until recently, studies on the behavior of drugs in renal insufficiency mainly emphasized the dangers of accumulation. Recent investigations have shown that renal diseases cause other pharmacokinetic modifications which complicate the situation even further.

a) Disturbed Absorption from the G. I. Tract

Functional and anatomic changes of the digestive tract caused by chronic uremia may affect to some degree the absorption of drugs given per os. Controlled studies based on the single oral administration of a given substance show that serum concentrations are definitely lower in patients with deficient kidneys. After the ingestion of 1 g of chlorpropamide, the serum concentration averaged 78 μg/ml in 14 controls, but only 63 μg/ml in 20 cases of nephropathy (PETITPIERRE and FABRE). We obtained similar data for doxycycline (FABRE et al., 1967c), penicillin V and indanyl carbenicillin (unpublished observations). This phenomenon has not attracted much attention. Further research is required to determine if this is due primarily to a disturbance of absorption in the G.I. tract or to changes in serum proteins or diffusion volume. Whatever its exact cause may be, it further complicates the calculation of proper drug dosage in kidney disease.

b) Modifications of Distribution Volume

Edema considerably disturbs the behavior of medications whose distribution volume approximately equals the extracellular space, such as sulfonamides or thiocyanate. Decreased plasma concentrations for the same dosage can be found in the presence of marked water retention, whether caused by an acute glomerulonephritis, the nephrotic syndrome, or congestive heart failure. However, some drugs bind to plasma proteins, and the disturbance of these proteins in the conditions previously mentioned makes it difficult to predict the changes in plasma concentration.

Dehydration, on the other hand, increases the plasma levels of most drugs.

Modifications of the erythrocytes can disturb the distribution volume. For example, anemia is accompanied by a decreased fixation of gentamicin to the red blood cells. Therefore, the maximum plasma concentration after one injection of a given dose of gentamicin is ordinarily much higher in kidney patients than in normal individuals, which is contrary to what we observed in many other circumstances (RIFF and JACKSON).

c) Alteration of Plasma Proteins

Many drugs circulate in the blood bound to a protein, particularly albumin. In hypoproteinemia, the free part of the medication, which is active and possibly toxic, is greater.

This mechanism is clearly demonstrated in patients with the nephrotic syndrome who are treated with clofibrate. An undesirable side effect of this drug is myalgia associated with increased serum transaminases and creatinine-phosphokinase. These toxic manifestations are exceptional in patients with normal kidneys. But BRIDGMAN et al. observed them in 5 out of 6 cases where clofibrate was prescribed for the hyperlipemia associated with the nephrotic syndrome. Our experience confirms his findings (DENIZOT et al.; FABRE et al., 1973b):

A 30 year-old normotensive man with a severe nephrotic syndrome due to membrano-proliferative glomerulonephritis (proteinuria 18 g/day, serum albumin 1.2—1.9 g/100 ml, cholesterol 660—1120 mg/100 ml, triglycerides 1070—1950 mg/100 ml, GFR 35 ml/min) was treated with clofibrate (1.5 g/day). Seven monthes later, the serum cholesterol and triglycerides were reduced respectively to 250 and 154 mg/100 ml.

After 5 months of treatment the patient suffered from a mild bronchitis and complained of generalized muscle pain and cramps. The transaminase SGO went up to 49 u.i./l and CPK to 1.100 u.i./l. After intravenous administration of albumin and despite the maintenance of clofibrate therapy, the pain subsided and the serum enzymes returned to normal values.

Two months later, in order to improve the effect of clofibrate therapy on blood lipids, the daily dosage of clofibrate was increased to 2.5 g/day. Within 24 hours the patient complained of muscular pain which was unbearable one week later. The transaminase SGO went up to 600 u.i./l, CPK to 1220, LDH to 2850 and aldolase to 23.5. There was no myoglobinuria or hyperpotassemia. The electrocardiogram remained within normal limits. Electromyography of the deltoid and anterior tibial muscles showed disturbed electrical activity with short rapid action potentials. A mus-

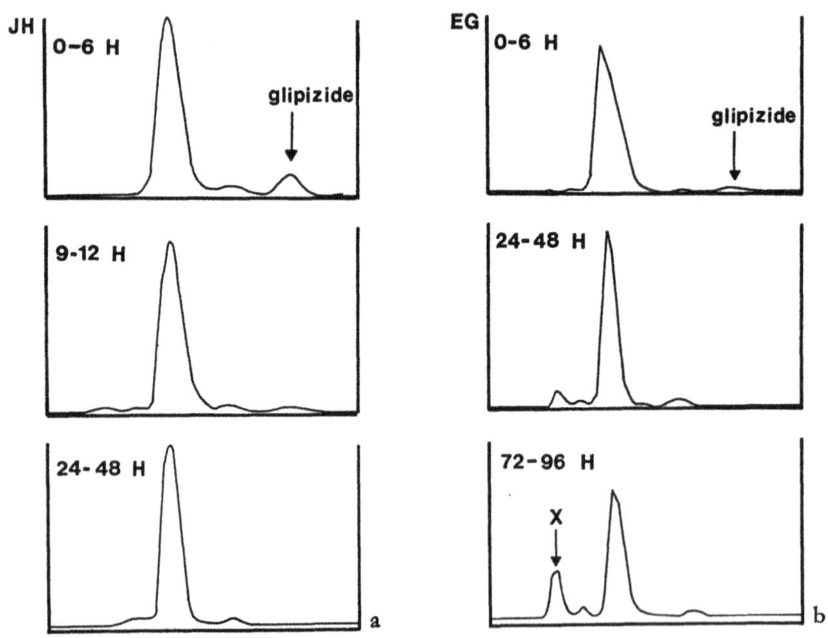

Fig. 11a and b. Paperchromatography of methylene chloride extracts of urines from one control subject (JH a) and one patient with renal insufficiency (EG b) after oral absorption of 5 mg ^{14}C-glipizide. In abscissa, from left to right: migration distance. In ordinate, arbitrarily chosen units

cle biopsy, which was normal one year before, disclosed segmental fragmentation, hyalinization, vacuolization and phagocytosis of the muscle fibers.

Administration of i-v albumin and the reduction of clofibrate to 1 g daily resulted in complete disappearance of pain after two days. The serum enzymes (except LDH) returned to normal values within one week. The LDH was normal after one month.

The rapid improvement in the myalgia after albumin infusion, with the same dose of clofibrate, demonstrates the role of the hypoalbuminemia in the pathogenesis of this symptom. BRIDGMAN et al. suggest that the dose of clofibrate be limited to 500 mg daily for each g of serum albumin per 100 ml.

The very unusual behavior of diphenylhydantoin in case of renal insufficiency is the result of a deficient fixation to the plasma proteins. The unbound portion of this antiepileptic is markedly increased in uremic patients, attaining levels between 8 and 25% instead of the normal 7%. REIDENBERG et al. (1971) demonstrated that this was only partly related to the hypoproteinemia, which was inexistent in most of his patients, and not related at all to electrolyte disturbances or acidosis. The main problem was probably poor fixation of the diphenylhydantoin as a result of a qualitative anomaly in the plasma proteins.

d) Alteration of Metabolic Transformation

In addition to changes in the excretion of drugs and their metabolites, renal insufficiency occasionally causes alterations in the metabolism of these substances. We have seen that delayed urinary excretion of certain drugs can be partially rectified by increased inactivation (doxycycline, atropine, see p. 56 and 57). Diphenylhydantoin is metabolized faster in uremic patients. The plasma concentration of its principal metabolite, 5-parahydroxydiphenylhydantoin, is much higher and, therefore, the overall elimination time is reduced (MELLK). Drug metabolites, unrecognized under normal conditions, may at times be discovered for the first time in kidney patients. This was the case for glipizide in our study with BALANT (Fig. 11) and for acetohexamide in the investigation of COHEN et al. It cannot be stated with certainty whether the appearance of these derivations is caused by unusual biotransformation or by a delay in the elimination of the drug permitting normal metabolites to attain a concentration that would not otherwise be measurable.

In other cases, renal diseases decrease the formation of metabolites. As a consequence of renal tissue destruction, there is a slower transformation of vitamin D into active 25-hydroxycholecalciferol (AVIOLI et al.). Insulin breakdown, which normally takes place by hydrolysis in the kidney, is reduced in cases of renal insufficiency (RABKIN et al.). The plasma half-life of insulin may be very prolonged in uremic patients but returns to normal after renal transplantation (O'BRIEN and SHARP). Uremia decreases the acetylation of sulfisoxazole (REIDENBERG et al., 1969). The same is probably true for para-aminosalicylic acid, whose half-life was indefinitely prolonged in a case of renal failure (OGG et al.), although normally it would have been inactivated by acetylation. Further details on this fascinating problem may be found in a monograph by REIDENBERG.

Besides its practical importance, further investigation of the metabolism of drugs in renal failure will permit a better understanding of the detoxification processes that occur in uremic patients.

3. Increased Sensitivity of the Organism

There is frequently an increased sensitivity to the undesirable side effects of medications in patients with renal insufficiency, causing threshold values to be lowered compared to normal patients. Several examples demonstrate that this phenomenon exists independently of drug retention or of disturbances in their measurable kinetics. It probably involves functional or morphologic modifications of the receptors, or the interaction with substances retained in renal insufficiency. Objective analysis of what actually occurs remains difficult. Furthermore, drugs may accentuate the repercussions of the nephropathy or have increased nephrotoxicity for diseased kidneys.

a) Alterations of Receptors

Anesthesiologists are well aware of the sensitivity that uremic patients have to most narcotics. DUNDEE and RICHARDS reported that the dose of thiopental necessary for inducing sleep in prostatic patients with uremia was 7 mg/kg, while it was 13 mg/kg in those with normal blood urea. Only in a few exceptional cases did hypoproteinemia increase the unbound and active form of this drug. It is evident that defective renal excretion of this barbiturate played no role during the few minutes following the injection in which the drug had its effect.

The same authors investigated the sensitivity of rabbits to thiopental in various situations. If normal animals receive 25 mg/kg of this drug, they sleep for 19 min. In nephrectomized rabbits the effects of the medication is prolonged to 56 min, but only if the bilateral nephrectomy has taken place more than 24 h previously. This demonstrates that a mechanism other than the urinary elimination of the barbiturate is responsible. The results are identical when the animal's two ureters are ligated, which implies that transformation of this barbiturate by the kidney does not play a role in this phenomenon (RICHARDS et al.).

Similar results may occur with other hypnotic drugs. The administration of phenobarbital, promethazine or chlorpromazine has a greater effect in renal patients. Nevertheless, we noted with DE FREUDENREICH (1967b) that for identical doses prescribed during 7—10 days, each drug attained similar plasma concentrations without regard to the GFR.

Renal insufficiency causes an increased sensitivity to the toxic effects of antibiotics, independent of their retention. For example, colistin may cause neuropsychiatric symptoms starting 30—60 min after the first injection, with moderate doses and plasma concentrations in the therapeutic range. The same is true for streptomycin.

The sensitivity of uremic patients to the neurotoxicity of colistin has been confirmed by the investigation of RICHET et al. (1966a). In rats, one injection of 35 mg/kg of colistimethate causes death in 25% of the controls and in 85% of the animals with renal insufficiency (nephronic reduction). Retention of the drug does not play a role, since the intoxication is acute and death follows the injection in a few hours. It is important to note that the animals rendered renally insufficient 13 weeks prior to the experiment were more sensitive than those whose operation preceded the injection of colistin by 4 weeks, even though the nutritional state in both groups was good. Furthermore, the complete suppression of renal excretion just prior to injection does not increase notably the immediate mortality in comparison to the control group. These experiments demonstrate that chronic renal insufficiency can increase the sensitivity of the organism to a toxic drug, without regard to its accumulation caused by defective kidney excretion.

The exact mechanism of this hypersensitivity has not been clearly established. Nitrogen retention seems to play a role, since the injection of 15 or 20 g of urea in man permits a reduction in the dose of thiopental necessary for narcosis (DUNDEE and RICHARDS).

Other humoral disturbances affect sensitivity, notably acidosis. In 1930, TIFFENEAU et al. showed that animals with low blood CO_2 levels are much more susceptible to barbiturates, chloroform and ethyl bromide. The mechanism involved in acidosis is complicated. It increases the tubular reabsorption of barbiturates because a low urinary pH decreases the ionization of this drug and increases its passive tubular reabsorption (see p. 60). In addition, acidosis fosters the penetration of the drug into the cells (MOLLARET et al.). It also prolongs the destruction time for curare-like drugs, which contributes to recurarization accidents.

The increased sensitivity to digitalis caused by the hypercalcemia and hypopotassemia is well known. Toxicity of the polymyxins in renal insufficiency may be accentuated by the retention of sulfates and phosphates (SELYE et al.).

Meningeal permeability is often increased in renal insufficiency (BAUR et al.). This deficiency in the protective barrier of the central nervous system probably contributes to the drug sensitivity seen in uremic patients, who usually have diffuse cerebral lesions (OLSEN). Furthermore, reduced renal function changes the chemical composition of brain tissue, increasing the amount of sodium and decreasing the potassium (TOBIAN and BINION). Oxygen consumption is reduced, even with normal cerebral blood flow and even in the absence of hypertension (HEYMAN et al.). There is also decreased glucose consumption (SCHEINBERG). These changes explain the hypersensitivity of the nervous tissue to drugs in cases of uremia.

Enzymatic disturbances also play a role in increased sensitivity. The polyneuritis caused by nitrofurantoin is due to a defect in the elaboration of acetyl-coenzyme A (PAUL), which is fostered by a decrease in the concentration of this coenzyme observed in experimental renal insufficiency (MASCITELLI-CORIANDOLI). A similar mechanism has been proposed by MUECKTER to explain the toxicity of antibiotics derived from streptomyces in deficient kidney patients, since streptomycin, dihydrostreptomycin and neomycin reduce the concentration of coenzyme A in all the organs studied (MASCITELLI-CORIANDOLI et al.).

b) Addition of Undesirable Side Effects of a Drug to the Disturbances of Renal Insufficiency

Certain drugs have side effects that are without importance under ordinary conditions but may create havoc when added to the repercussions of renal insufficiency. Tetracycline and its derivatives increase blood urea because of their anti-anabolic action, inhibiting the synthesis of proteins (FALOON et al.). The mechanism involved is the same as in their bacteriostatic action. In patients with a GFR of approximately 50 ml/min and a blood urea nitrogen at the upper limit of normal, tetracycline may cause a marked elevation of the urea. This increase is greater when the renal insufficiency causes retention of the antibiotic. The same tendency to increase blood urea is observed with corticosteroids, which also have an anti-anabolic action.

Phenylbutazone and other pyrazolon derivatives cause water and salt retention by increasing tubular resorption of these substances. Ordinarily this accumulation does not exceed 0.5—2 l. However, in patients with a tendency toward edema, particularly in the nephrotic syndrome, the retention may be much more important, reaching 6—10 l. It is not associated with any specific renal lesion, and disappears between the sixth and tenth day even with continued therapy (Dupont et al.; Fabre, 1954). Rarely, however, phenylbutazone may cause a severe nephropathy associated with oliguria and anuria, usually in patients with a pre-existing renal disturbance (Toussaint et al.; Scheitlin and Jeanneret).

The increased nausea often seen in uremic patients when given xanthine derivatives or digitalis, as well as the gastric or intestinal ulcerations caused by potassium tablets (Lawrason et al.; Lindholmer et al.) are frequently associated with a preexisting inflammation of the digestive mucosa due to uremia.

The anti-hypertensive ganglioplegics and guanethidine tend to decrease the GFR and renal plasma flow (Cottier et al.). This is not important when the kidneys are normal, but in renal insufficiency the decreased excretion of urea which results is undesirable.

c) Increased Nephrotoxicity

Kidneys already suffering from a nephropathy have an increased sensitivity to nephrotic drugs (Fabre and Leblanc; Schreiner and Maher). This is particularly striking for phenylbutazone (Toussaint et al., Scheitlin and Jeanneret), gold salts (Forestier; Freyberg), mercurial diuretics (Freeman et al., 1962b) and anesthetics (Gauert). In a series of 88 nephrotoxic reactions due to drugs that we gathered, 37 had preexisting renal disease (Fabre, 1967a).

This higher incidence of drug nephrotoxicity in kidney patients results from an enhanced susceptibility of the pathological renal tissue as well as accumulation of the compound to toxic levels.

Common sense dictates that nephrotoxic drugs should not be used in the presence of renal disease. At times, a microorganism's resistance forces the physician to treat pyelonephritis or other infections associated with renal failure with nephrotoxic antibiotics, such as gentamicin, kanamycin, colistin or cephalosporins. In such cases, meticulous observation is required; the urinary sediment and the serum creatinine levels should be checked every three days.

Dosage Adaptation in Renal Insufficiency

For most drugs, the decrease in their coefficient of elimination parallels that of the GFR, estimated by the creatinine clearance. This allows an adjustment of dosage in cases of renal insufficiency avoiding excessive accumulation to the point of toxicity. It is, however, practically impossible to take into account the many other factors which can affect the pharmacokinetics and are changed by uremia: digestive absorption, volume of distribution, plasma proteins, metabolism and the threshold of toxicity.

A very precise dosage adaptation is not important for the drugs whose side effects are minor or nil, except in extraordinarily high plasma concentrations (penicillin and its derivatives for example). On the other hand, no mathematical formula will prevent serious accidents when the substance is very toxic, especially if the margin between toxic and therapeutic levels is small. In such cases, only repeated measurements of drug plasma concentrations will prevent undesirable surprises. This is examplified by gentamicin and aminoglycoside antibiotics (streptomycin and its relatives).

The aim of a method for dosage adaptation is to obtain effective and non-toxic plasma concentrations. Unfortunately, it quickly becomes clear that to attain such a goal is very difficult. Of course, the therapeutic level of an antibiotic must exceed the minimum inhibitory concentration, but there is little evidence to show how much that concentration must be exceeded, and for how long. The uncertainties are still more disquieting concerning toxicity, especially the relative importance of the height of peaks and the duration of sustained levels. With these doubts in mind, our purpose will be to approximate as closely as possible the serum concentrations obtained by the usual doses in subjects with normal kidneys, concentrations which clinical experience has shown to be reasonably effective and safe.

It is with these important reservations that we present a critical analysis of the proposed methods of adapting drug dosages in renal insufficiency.

For intermittent drug administration, two methods and a series of compromises between them can be used to obtain the desired result: 1. Increase the dosage intervals without changing the dose. 2. Reduce the dose without changing the frequency of administration.

1. Method Based on Dosage Intervals

In the first study on the behavior of tetracycline in acute renal failure, KUNIN et al. (1959d) proposed that the usual dose of 500 mg be administered at intervals corresponding to its serum half-life. The first dose should be doubled to 1000 mg without regard to renal function. Usually the drug is given at 8 h intervals, which corresponds to tetracycline's half-life in normal subjects. In patients with deficient kidneys, the time intervals are increased following the prolonged serum half-life. As an example, a dose is given every 50 h for a GFR of 10 ml/min (Fig. 12b), and every 87 h in cases of anuria.

The half-life time ($T/2$) is deduced from the coefficient of elimination k (fraction of the amount of drug in the organism eliminated per hour):

$$T/2 = \frac{\ln 2}{k} = \frac{0.7}{k}\,.$$

The coefficient of elimination k is a direct function of the GFR estimated by the creatinine clearance. Using Table 1 its value is easily determined for any GFR (Fig. 13).

The necessity for doubling the first dose must be emphasized in cases of renal insufficiency. Otherwise with the same initial dose, i.e. 500 mg, the height of peak plasma concentrations would increase progressively to reach a plateau after nearly 4 half-lives. In subjects with normal kidneys this plateau is reached during the second day of treatment, but not until the eighth day in the patients with a reduction of the GFR to 10 ml/min. The double loading dose allows plasma levels to attain rapidly their maximum effective concentrations.

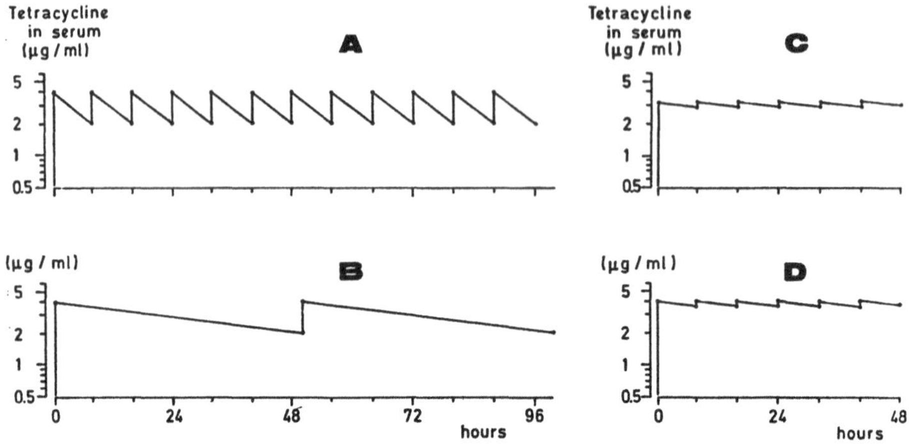

Fig. 12A—D. Various drug regimens for tetracycline (Semi- logarithmic representation). A Normal renal function: GFR 120 ml/min, *T*/2 8 h. Loading dose 1000 mg, maintenance dose 500 mg every 8 h. B Renal insufficiency: GFR 10 ml/min, *T*/2 50 h. Adaptation according Kunin et al.: loading dose 1000 mg, maintenance dose every half-life time (50 h). Same maximum and minimum serum levels as A. C Same patient. Adaptation according Dettli et al.: loading dose 790 mg, maintenance dose 87 mg every 8 h. Same area under the curve as A (if represented by arithmetic scale). D Same patient. Adaptation for maximum efficiency: loading dose 1000 mg, maintenance dose 110 mg every 8 h. Same maximum serum levels as A

This method is particularly useful with those drugs having a relatively long serum half-life, such as the tetracyclines. It permits the maintenance of continuously effective serum concentrations, with minimum levels one half that of the maximum.

However, its utilization becomes more difficult for antibiotics or other drugs with short half-lives, usually administered at intervals greater than their half-life, with a view to obtaining high and short peaks of effective concentrations. For example, penicillin (half-life 30 min with normal kidneys) is given ordinarily every 4—8 h, kanamycin (half-life 2.7 h) or gentamicin (half-life 2.3 h) every 8 h, streptomycin (half-life 2.5 h) every 12 or 24 h. To obtain identical peaks for kanamycin or gentamicin in a patient with failing kidneys, the injections must be spaced at three times the half-life. This method, proposed by Orme and Cutler for kanamycin, has the considerable drawback of greatly prolonging the periods of low, ineffective plasma concentration.

Figures 14a and b present concrete examples of the consequences of adapting the dosage of gentamicin according to such a method in a patient with a GFR of 6 ml/min, hence $k = 0.035$ and $T/2 = 20$ h. A dose of 80 mg of gentamicin would be given every 60 h (3 × 20 h), instead of every 8 h in a subject with normal renal function (GFR = 120 ml/min, $k = 0.3$, $T/2 = 2.3$ h). The area under the single curve with the long half-life is the same as that under the 8 curves with the short half-life. The total exposure to toxic effects is therefore about the same. Assuming that the effective therapeutic plasma concentration is above 5 μg/ml, this is attained for a period of 1.6 h after each injection in a normal subject and for 13 h in patients with deficient kidneys. During the 60 h studied, inadequate plasma concentrations were present for a total of 47 h in both cases. In the normal subject, this consists of 8 brief periods of 6.4 h, while in the kidney patient there is one long period of 47 h in which the microorganisms are free to multiply, making the therapy of the infection far from ideal.

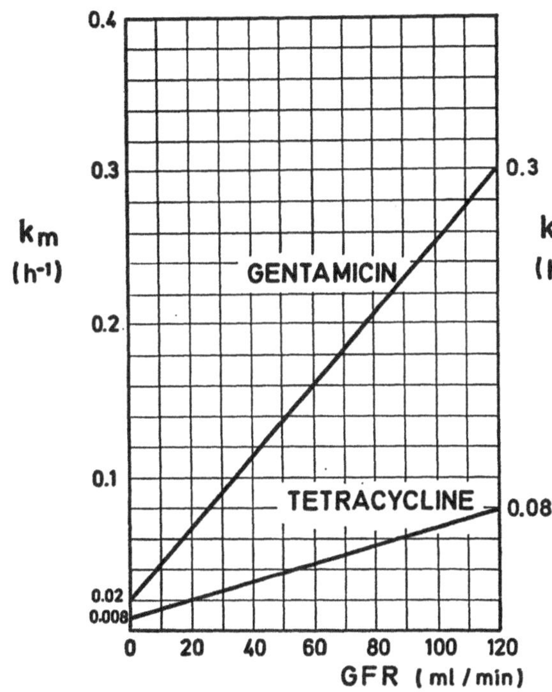

Fig. 13. Graphical determination of the coefficient of elimination k for all the degrees of renal insufficiency according to DETTLI et al. (1971). The examples chosen here for tetracycline and gentamicin correspond to the patients for whom dosage adaptations are discussed in the text. k_m = coefficient of elimination in anuria. k_n = coefficient of elimination in case of normal renal function

2. Method Based on the Reduction of Doses

It is generally preferable to maintain the usual intervals while reducing the quantity of drug administered each time. But the delayed elimination of the drug caused by renal insufficiency does not permit the maintenance of the same maximum and minimum plasma concentrations as with usual dosage in the presence of normal renal function. Because of the slow decrease in plasma concentration, the difference between the peaks and valleys of the curve are greatly reduced. The difficult decision is to determine at which level the concentration curve has to be adjusted.

DETTLI et al. propose to obtain the same area below the curve in the patient with kidney impairment as in a subject with normal renal function. This goal is reached by reducing the loading dose and the maintenace doses in the following manner (Fig. 12c):

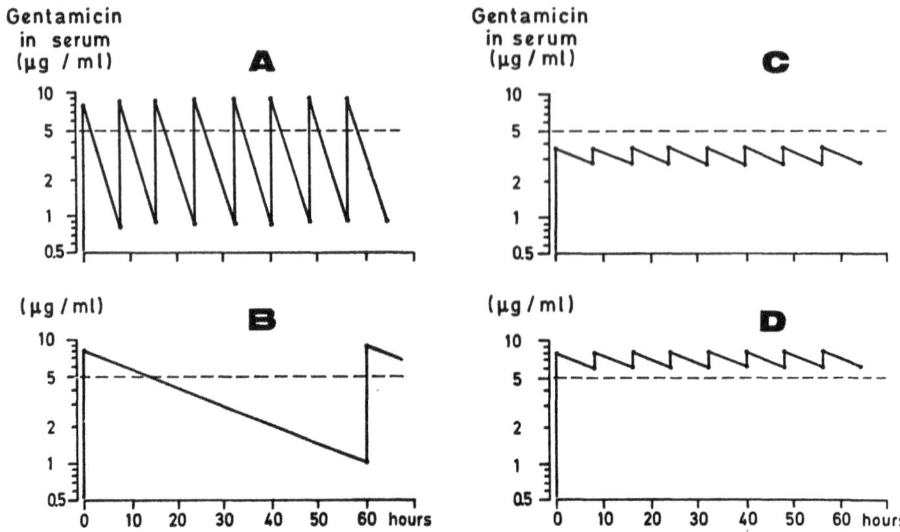

Fig. 14A—D. Various drug regimens for gentamicin (semi-logarithmic representation) A Normal renal function: GFR 120 ml/min. *T*/2 2.3 h. 80 mg of gentamicin is given every 8 h. Assuming that the effective therapeutic level is above 5 µg/ml, this is attained for a period of 1.6 h after each injection. The serum level is under 5 µg/ml during 6.4 h before the next injection. B Renal failure: GFR 6 ml/min. *T*/2 20 h. 80 mg of gentamicin is given every 60 h (every 3rd half-life). The maximum and minimum serum levels are nearly the same as for A, but the periods of ineffective serum levels (under 5 µg/ml) last 47 h until the next injection. C Same patient as in B. Dosage adaptation with the goal of obtaining the same area under the curve as in A (if represented by arithmetic scale). Loading dose: 37 mg. Maintenance dose: 9.3 mg every 8 h. The serum levels remain between 3.7 and 2.8 µg/ml, always under the range of efficiency. D Same patient as in B. Adaptation for maximum efficiency. Loading dose 80 mg. Maintenance dose 20 mg every 8 h). Same maximum serum levels as in A. (8 µg/ml) but higher minimum levels (6 µg/ml). The sustained high serum levels increase the danger of toxicity

$$\text{Maintenance dose} = \text{usual maintenance dose} \cdot \frac{\hat{k}}{k_n}, \text{ where}$$

$\hat{k}$ = coefficient of elimination in the patient

k_n = coefficient of elimination with normal renal function.

$$\text{Loading dose} = \frac{\text{maintenance dose}}{1 - \frac{1}{e^{\hat{k}\tau}}}, \text{ where}$$

τ = dosage interval

e = base of natural logarithms = 2.718

This dosage schedule has the advantage of being safe. But it carries the risk of never attaining effective levels for drugs acting normally by short high peaks, like penicillin or gentamicin (Fig. 14c).

In this case, it is preferable to adjust the concentration curve making it equal to but not higher than the maximum levels obtained in normal conditions by the following schedule:

1. Loading dose as usual
2. Intervals between the doses as usual
3. Maintenance dose = usual loading dose $\cdot \left(1 - \frac{1}{e^{\hat{k}\tau}}\right)$.

An example is given Fig. 14d for gentamicin. If this dosage schedule is more effective, which is necessary in the case of a life-threatening infection, it carries the risk of over-dosage. An overestimation of the GFR could have disastrous consequences, causing plasma concentrations to reach the toxic range. With dangerous drugs such as streptomyces derivatives and gentamicin, it is wise to measure the plasma concentrations after 3 or 4 days of treatment. It is also important to continually follow the creatinine clearance values, which change frequently in patients with renal insufficiency, especially if treated with a nephrotoxic antibiotic.

These difficulties explain why it is preferable, in case of renal insufficiency, to utilize drugs whose behavior is not affected by kidney function. The antibiotics recommended under these circumstances are doxycycline, erythromycin and novobiocin. The slight accumulation noted for penicillin and most of its derivatives has no practical importance as long as the dose does not pass 5 or 10 million units daily (Fig. 15). This also applies to ampicillin, cephalexin and cephalothin as long as the GFR remains above 15 ml/min. However, there are many drugs which must have their dosage modified when the GFR falls below 50% of its normal value.

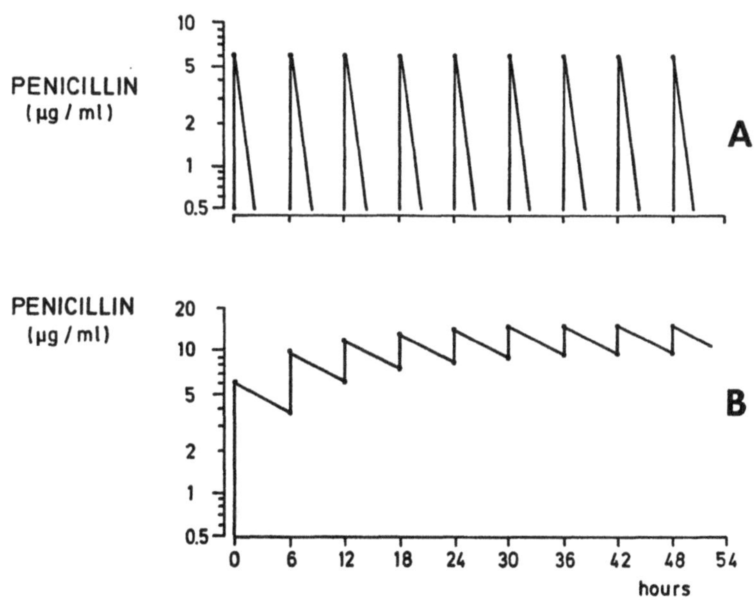

Fig. 15A and B. Serum levels of penicillin during a treatment of 1 Million units every 6 h. A Normal renal function, GFR 120 ml/min, $T/2$ 30 min, penicillin serum levels between 6 and 0 µg/ml. B Anuria, GFR 0 ml/min, $T/2$ 9 h, same dosage of penicillin, serum levels between 9.5 and 15.5 after 36 h. These levels give no risk of toxicity. Penicillin can be given at normal dosage even in case of severe renal insufficiency, provided that the daily dose does not exceed 5—10 Millions units

II. Individual Drug Behavior in Renal Insufficiency

The second part of this paper deals with the study of individual drug behavior in the presence of renal insufficiency. This information did not exist fifteen years ago. Although recent investigations have helped to clarify many problems, much remains to be done. We do not know the influence of a reduced glomerular filtration on many drugs in daily usage; nor do we know the effect of uremia on their metabolism or modified action at the receptor level. The following pages represent our present state of knowledge. Certainly, important progress will be made in the near future.

Antibiotics

Penicillin is excreted mainly (58—85%) by glomerular filtration and tubular secretion. It is also inactivated by the liver. Normally its plasma half-life is 30 min, and 7—10 h in anuria (KUNIN and FINLAND, 1959a; PLAUT et al.). There is only a small tendency to accumulation. Since penicillin has a relatively low toxicity, it may be administered in its usual dosage to uremic patients in doses not exceeding 5—10 million units daily. In severe azotemia, 25 million units or more may provoke myoclonia, convulsions and coma (WEINSTEIN et al.; RICHET and VACHON).

Potassium penicillin G contains 1.5 mEq/l of potassium per million units. It should be replaced in hyperpotassemic patients by sodium penicillin which, in turn, has the disadvantage of fostering metabolic alkalosis by osmotic diuresis when given in large doses (BRUNNER and FRICK).

Semi-synthetic penicillins with a few exceptions have a slightly modified behavior in renal insufficiency. In anuria, the serum half-life is approximately 4 h for *methicillin*, 1.5 h for *dicloxacillin* and *nafcillin*, and 1 h for *cloxacillin* and *oxacillin* instead of 30 min in subjects with normal kidneys (BULGER et al.; KIND et al.; MCCLOSKEY and HAYES). It is recommended that the time interval for administration of these antibiotics should be at least 8 h and that a daily dose of 6 g should not be exceeded.

Ampicillin differs from the other semi-synthetic penicillins by a prolongation of its serum half-life to approximately 10—18 h when renal function is suppressed (KUNIN and FINKELBERG; REUBI and VORBURGER). It is therefore necessary to reduce its dosage following the guidelines in Table 1 so as to have the same maximal levels in renal insufficiency as under normal conditions. In the anuric patient, 250 mg of ampicillin administered every 6 h will provide the same peaks in serum levels and approximately the same antibiotic efficacy as are obtained by giving 500 mg every 6 h to patients with good renal function. Given the low toxicity of ampicillin, these precautions are important only when the GFR is less than 10 ml/min. The same indications are valid for *carbenicillin*, whose half-life is normally 1 h but attains approximately 16 h in anuria (EASTWOOD and CURTIS; HOFFMAN et al.) and for *indanyl carbenicillin* (personal observation). It must be remembered that ampicillin often causes allergic reactions. In a series of 145 patients suffering from kidney disease, 16.5% developed skin eruptions as a side effect of this antibiotic; the proportion was 26.9% in subjects with a serum creatinine above 2 mg per 100 ml (TOURKANTONIS et al.).

Erythromycin's serum half-life increases from 1.5 h in normal subjects to 5 or 6 h in uremic subjects (KUNIN and FINLAND, 1959a). In practice, one maintains the customary dosage without regard to renal function. Concomitant hepatic disease requires a reduction of the dose and even a withdrawal of this antibiotic, since erythromycin may have a toxic effect on the liver.

Novobiocin is eliminated in very small quantities by the urinary tract (KUNIN, 1960; WRIGHT et al.) and it is not necessary to reduce its dosage in severe renal insufficiency. The same is true for *oleandomycin* (BAADJ et al.) and *rifampicin*. The latter keeps its serum half-life unchanged without regard to the GFR (average of 2.9 h in controls and 1.8—3.1 h in anuria), since its main excretory route is through the liver (SPRING) It is not extracted by hemodialysis.

Cephaloridine should not be utilized in cases of nephropathy since it frequently causes a toxic interstitial nephritis (JUNGERS et al.; HINMAN and WOLINSKY). Its half-life is 20 h in anuria instead of 1.5 h normally (KUNIN and ATUK; PERKINS et al.). Rather than try to adapt its dosage, it should be avoided in renal patients. *Cephalothin* is preferable because it is less nephrotoxic. Infrequently it may cause neurologic problems similar to those seen after the use of penicillin in uremics. A dose of 6 g daily should not be exceeded. Table 1 permits the dosage to be adapted when the creatinine clearance is less than 20 ml/min (KABINS and COHEN; KUNIN and ATUK; PERKINS et al.). In cases of anuria, the recommended time interval between injections is 12 h instead of 4—6 h.

Cephalexin is mainly eliminated by the urine (78—100%). Its serum half-life, which is 1 h normally, increases in renal insufficiency to as much as 18 h in anuria (KUNIN and FINKELBERG; LINQUIST et al.; REGAMEY and HUMAIR). The proper dose should be calculated from Table 1. LINQUIST et al. recommend that the customary dose of 500 or 1000 mg be given at intervals of 48—60 h for creatinine clearances of 1—4 ml/min; at intervals of 24 h for clearances of 4—15 ml/min. If the GFR is greater than 30 ml/min, cephalexin can be given at the customary intervals.

Cephalosporin derivatives are bound in very small quantities to the plasma proteins and are extracted by hemodialysis. It is recommended that a complementary dose be administered at the end of each hemodialysis session (LINQUIST et al.; PERKINS et al.).

Tetracycline as well as its derivatives in renal insufficiency were described on p. 51. In practice, *doxycycline* is the only antibiotic in this group whose half-life remains unchanged without regard to the values of the GFR (FABRE et al., 1967c; 1969; GIROMINI et al.; MANNHART and DETTLI). It is therefore not necessary to reduce its dosage in uremia. The excretion of *minocycline* by the kidney amounts to only 12% (BERNARD et al.). It is probable that its behavior would not be noticeably changed in uremics, but to our knowledge this has not been demonstrated.

Table 1 may be used to calculate the dosage of the other tetracyclines. It should be remembered that the tetracyclines have an anti-anabolic effect capable of causing an elevation of blood urea (FALOON et al.; GABUZA-SHILS).

Oxytetracycline is extracted by hemodialysis following a clearance of approximately 60 ml/min (FABRE et al., 1971). In contrast, doxycycline is not dialyzed to any great extent, since a very large portion (80 to 90%) is bound to the plasma proteins (GIROMINI). Tetracycline behaves in an intermediate way, with a clearance of 20 to 30 ml/min in a Kiil hemodialyzer (FABRE et al., 1971).

Chloramphenicol is almost entirely inactivated in the organism by transformation into nitro and aryl derivatives and glucuro-conjugated forms. Its half-life (3—4 h) is not modified in renal failure (KUNIN et al., 1959c; LINDBERG et al.). The usual doses may be prescribed to uremics. It is wise to limit its administration to 10 or 15 days in these patients, since there is an accumulation of chloramphenicol derivatives, whose toxicity has not been studied.

Thiamphenicol has a plasma half-life of 4.2 h, which rises with the reduction of the GFR and can reach 30 h in oliguria and anuria (AZZOLINI et al.). The dosage should be reduced following the indications in Table 1.

Streptomycin is retained in large amounts, when given to patients suffering from renal insufficiency. Its excretion, almost entirely through glomerular filtration, follows a clearance of 30—70 ml/min in subjects with good renal function. Its half-life, which is normally 2.4—2.7 h, attains 50—110 h in anuria (KUNIN and FINLAND, 1959a). We previously mentioned the danger that this antibiotic presents to the internal ear when given in usual doses to the kidney patient (FABRE, 1967a). The total loss of vestibular function, after 3 injections of 1 g of streptomycin, has been reported (CAWTHORNE and RANGER). Five grams of *dihydrostreptomycin* may cause almost total deafness (RICHET et al., 1966b). This antibiotic should be avoided in renal insufficiency. In cases of tuberculosis, rifampicin should be substituted. However, if sensitivity studies absolutely require the use of streptomycin, utilize the dosage recommended in Table 1, following serum concentrations of the antibiotic once a week. The accumulation of streptomycin is effectively treated by hemodialysis (EDWARDS and WHYTE).

Viomycin imitates streptomycin in its pharmacokinetics (WERNER et al.).

Kanamycin has almost the same behavior as streptomycin; 52—90% of the dose is eliminated in the urine by glomerular filtration. It is both ototoxic and nephrotoxic. Its serum half-life, normally 3 h, is prolonged to 4 or 5 days in oligo-anuria (ATUK et al.; BATES et al.; KUNIN and FINLAND, 1959a; ORME and CUTLER). In patients with kidney disease, other antibiotics should be substituted, which are less dangerous and easier to manage. In those exceptional cases where bacteriological resistance leaves no other choice, the dose of kanamycin should be reduced following the advice of ATUK et al.: an initial loading dose of 1 g should be followed by 0.5 g every half-life:

Creatinine clearance (ml/min)	Kanamycin half-life (h)
50	5
30	8
10	18
5	32
0	96

ORME and CUTLER advise 7 mg/kg (500 mg for 70 kg) of kanamycin every third half-life. A more sophisticated method has been established by MAWER and LUCAS according to a normogram which includes serum creatinine, age, sex and body weight. Here again it is necessary to check the serum concentrations by bioassay to avoid accumulation accidents (do not exceed 30 μg/ml levels). Kanamycin is rapidly extracted by hemodialysis or peritoneal dialysis and a new dose must be given at the end of each session (GREENBERG and STANFORD; ORME and CUTLER).

Neomycin, which is highly nephrotoxic, is absolutely contra-indicated in renal insufficiency. Even very small quantities absorbed after oral administration can accumulate in the body and pose a risk of nephrotoxic or ototoxic complications (KUNIN et al., 1960; LAST and SHERLOCK).

Colistin is dangerous when given in its usual dosage to patients with renal insufficiency. Its urinary excretion decreases proportionately to the GFR and the serum half-life may attain 10—12 h in anuria, compared with approximately 4 h in subjects with normal kidneys (McKAY and KAYE). Furthermore, uremic patients have an increased sensitivity to the neurotoxicity of this drug, which can be observed shortly after the first dose, when the blood concentrations of the antibiotic are not particularly high (RICHET et al., 1966a; RICHET et al., 1962). The toxic effects consist of delirium, hallucinations, coma, involuntary muscle contractions and convulsions. At times colistin also causes interstitial and tubular lesions of the kidney (LISSAC et al.; VIC-DUPONT et al.; KOCH-WESER et al.).

It is therefore necessary to adjust the dose to the renal excretion. ATUK et al. make the following suggestion: initial dose of 100—150 mg (nearly 2 millions units), then half this dose every 1 or 2 days if the clearance is above 10 ml/min, and every 2 or 4 days if the clearance is below this value. Table 1 permits more precise calculation. We must emphasize again that only observations of the serum antibiotic concentration will provide absolute security against toxic accidents.

Polymyxin B has the same behavior as colistin and requires the same precautions (BROWNLEE et al.; HOPPER et al.; YOW and MOYER). Hemodialysis causes an insignificant extraction of colistin and polymyxin (CURTIS and EASTWOOD; GOODWIN and FRIEDMAN).

Gentamicin ordinarily has a serum half-life of 2—3 h instead of the 35—67 h in anuria (McHENRY et al.; GINGELL and WATERWORTH). Frequently used in severe infections, this antibiotic presents difficult problems in renal insufficiency, since there is only a very small margin of safety between the therapeutic and toxic plasma concentrations. Toxic manifestations can occur as soon as levels reach 10 μg/ml and in 15—30% of the cases, eradication of the microorganisms requires levels of 8 μg/ml (CHAN et al.). In 77 courses of gentamicin therapy studied by WILFERT et al., 42% were associated with a decline in renal function.

Further problems arise from the fact that plasma levels vary considerably from one individual to another with the same dose of antibiotic, even in normal subjects. For example, the peak levels are between 4.2 and 12.0 μg/ml after a single injection of 80 mg intramuscularly (GINGELL and CHISHOLM). Concentrations are increased in cases of anemia, since gentamicin is bound to the red blood cells. Generally, plasma concentrations of the antibiotic will be 2 μg/ml higher for each 5 points decrease in the hematocrit (RIFF and JACKSON). Further changes in concentration may occur in hypoproteinemia or in changes of body fluids. Since it is impossible to consider all these factors, directives for adapting the dosage to patients are only approximations.

The following recommendations are given as a guide, but only by measuring the serum concentrations of gentamicin can absolute security be obtained. GINGELL and

WATERWORTH recommend a dose of 80 mg (60 mg if body weight is under 60 kg) administered at the following intervals:

Blood urea nitrogen (mg per 100 ml)	Creatinine clearance (ml/min)	Interval (h)
< 18	>70	8
25–50	30–50	12
<200	5–10	48
Intermittent dialysis	< 3	168 and after each dialysis

We will present below the suggestions of CHAN et al. with some reservation because the proposed doses of gentamicin are very high. However, this was based on a series of 17 cases, which did not develop toxic manifestation or serum concentrations above the critical level of 10 μg/ml. The authors propose an injection every 8 h of a dose adapted according the creatinine clearance:

Creatinine clearance ml/min	Gentamicin (mg/kg)
70	1.7
30	0.33
10	0.13

If smaller serum concentrations should appear to be effective, one could reduce the dose by $^1/_4$ (which should give plasma concentrations of 6 μg/ml) and by $^1/_2$ (which should give 4 μg/ml). This problem could be solved only by measuring the minimum inhibitory concentration.

Hemodialysis has a variable effect on the plasma concentrations of gentamicin, depending on the apparatus utilized.

Vancomycin has a normal half-life of 6 h, and in anuria 6 days. In the latter case an interval of 2 weeks between doses is recommended. Practically none of the antibiotic is extracted by hemodialysis (LINDHOLM and MURRAY; KUNIN, 1960 and 1967).

Lincomycin's half-life increases from 4.5 h in normal subjects to 10—13 h in severe renal insufficiency. The dosage may be adapted to the patient from the recommendations in Table 1 (REINARZ and MCINTOSH). *Clindamycin* has a similar behavior (CIMINO and TIERNO).

Other Antibacterial Agents

The sulfonamides of the first generation are rapidly and for the most part (85—95%) excreted in the urine, 90% unchanged for *sulfisomidine*, 50% for *sulfisoxazole* and between these two percentages for the other compounds of this group (see REIDENBERG). Several studies show that their half-life and serum concentration can increase in renal insufficiency (BUTTNER et al.; LIPMANN and MARTI), but this does not always occur. For example, the urinary clearance of *sulfadimidine* was not lower, but slightly higher, in a group of 10 uremic subjects (creatinine clearance 2—30 ml/min, mean sulfadimidine clearance 11.4 ml/min) than in 10 controls (sulfadimidine clearance 6.3 ml/min, WILLIAMS et al.). Renal accidents caused by hypersensitivity or intratubular crystallization as well as poor digestive tolerance makes the use of other sulfonylureas in uremic patients preferable.

Sulfadimethoxine probably does not present the difficulties mentioned in the previous paragraph. Only 40% of sulfadimethoxine is excreted in the urine, almost entirely in its inactive, conjugated form, never exceeding 15% in its free form (LANGECKER and WITZGALL). The behavior of this drug probably changes very little in renal insufficiency and it may be administered in the customary dosage provided that the period of therapy does not exceed 2 weeks (this does not exclude problems from the retention of metabolites).

Sulfamethoxazole administration in kidney patients presents certain special problems (RIEDER et al.). The serum half-life of 9 h and the plasma concentrations of its free form are practically unchanged in renal insufficiency, even when the creatinine clearance is less than 10 ml/min. But the total sulfamethoxazole, composed mainly of inactive, acetyl and conjugated metabolites formed in the liver, accumulates in uremic patients. Their half-life may exceed 150 h instead of the normal 14 h and the plasma concentrations are markedly elevated. According to RIEDER et al., with creatinine clearances above 25 ml/min this does not present a major problem and the usual doses may be given. The intervals between drug administration should be prolonged from the usual 12 h to 24 h when the creatinine clearance is between 25 and 15 ml/min. It is preferable not to use this drug in severe renal insufficiency. One session of hemodialysis lowers the plasma concentrations of sulfamethoxazole by more than 50% (BAETHKE et al.).

Trimethoprim retains its behavior unchanged for all degrees of renal insufficiency. Combinations of this antifolic substance with sulfamethoxazole should be prescribed with the restrictions previously mentioned for the latter drug. KALOWSKI et al. reported 16 cases of nephropathies with deterioration of renal function during therapy with this drug combination.

Nitrofurantoin is rapidly excreted by the kidney under normal conditions. When the GFR is below 50 ml/min the amount found in the urine decreases and the drug accumulates in the body (GOFF et al.; SACHS et al.). This results in a greatly increased risk of polyneuritis (ASATOOR et al.; LHERMITTE et al.; MAST; ROELSEN; WOLINSKI and HINES) as well as decreased therapeutic effectiveness since there is less nitrofurantoin in the urine. This drug should not be used if the creatinine clearance is less than 30 ml/min.

Nalidixic acid is primarily excreted in the urine, 13—30% unchanged and the major part as an inactive 7-hydroxymethyl metabolite (MCCHESNEY et al.). Renal insufficiency causes irregular slowing of this elimination (GOFF et al.). STAMEY et al. did not find important changes of the drug's behavior in patients with deficient kidneys, but RICHET et al. (1966b) reported that 6 h after the ingestion of 1 g of nalidixic acid, the plasma concentrations may still be as high as 200 μg/ml in uremia, whereas no drug at all is found in the plasma of most normal controls. No precise dosage recommendations have been established, but the facts presented above suggest that the dose of 2 g daily should not be exceeded when the creatinine clearance is below 20 ml/min (VERBECKMOES).

Phenazopyridine (pyridium) has a diminished excretion in renal insufficiency and accumulates in the body, causing occasional pigmentation of the skin (ALANO and WEBSTER).

Antiparasitic Drugs

Chloroquine is eliminated very slowly and has a serum half-life of about 2 days. We observed that in cases of renal insufficiency its urinary excretion decreases in direct proportion to the glomerular filtration (FABRE et al., 1967b). When treatment is of short duration, as in the case of malaria, it is possible to maintain the usual doses even with renal insufficiency. But prolonged and prophylactic administration of chloroquine presents a risk of accumulation in uremic patients. Even without systematic research, it seems logical to reduce the dose in milligrams to the value of the GFR (example: 25 mg if the creatinine clearance is 25 ml/min, instead of 100 mg in the presence of normal renal function).

Nitrothiamidazole (Ambilhar) is excreted in very small amounts in the urine (LAMBERT), and its dosage should probably not be changed even in uremia.

Antimony salts' pharmacokinetics has not been studied in renal insufficiency. They are partially eliminated in the urine, chiefly in the form of pentavalent derivatives (OTTO et al.), and may accumulate in kidney disease. Since they are nephrotoxic, their use in cases or uremia is contra-indicated.

We do not have exact information on the behavior of many antiparasitic drugs when administered to renal patients. *Pentamidine* is almost entirely metabolized, therefore its urinary excretion is very low — less than 10% of the dose. It is nephrotoxic (PAYET and SANKALE). Theoretically, pentamidine could be used in uremic patients at normal conservative dosages, provided that the urine and renal function are carefully watched. Even though a large portion of *piperazine* is found in the urine (ROGERS), the drug may be given in normal doses to a kidney patient, since the duration of therapy is usually very short. This also applies to *pyrvinium*, which is administered in a single dose. It is important to note, however, that neuropsychiatric symptoms occured after several tablets of *pyrethrine* were given for the treatment of oxyuriasis to a patient with a urea clearance of 7 ml/min (RICHET et al., 1966b). *Daraprim* is eliminated very slowly, even under normal conditions; 16—32% of a single dose is found in the urine between 1—2 months (SMITH and IHRIG). We do not know the behavior of this drug in renal insufficiency. For this reason, *trimethoprim* is preferred in uremic subjects. Perhaps it is less effective in the treatment of toxoplasmosis, but its behavior is not altered by renal function.

Fungicides

Amphotericin B, which is nephrotoxic, presents major problems in the adjustment of its dosage in renal insufficiency. It is recommended that the customary doses may be used as long as the GFR is not reduced to under 50%. With a more severe reduction of renal function the dosage should be decreased considerably, since the excretion of amphotericin largely depends on the kidneys (Louria), but we do not have precise recommendations (Miller and Bates; Richardson et al.).

5-fluorocytosine presents very few problems in renal failure, since it is almost entirely metabolized by the organism. It has been used in normal doses, without apparent toxicity, for the treatment of generalized Candida infections in uremic patients, most of whom had very reduced renal function (Kleinknecht et al.).

Drugs for Tuberculosis

Rifampicin retains an unchanged serum half-life of about 3 h irrespective of renal function. Therefore even severe uremia does not require a reduction in the dosage (Spring). This is also true for *ethionamide*, which is eliminated unchanged in the bile. Unfortunately this drug occasionally causes digestive symptoms in kidney patients.

The other antituberculous drugs are excreted primarily by the kidneys and the normal dosage in a renal patient carries the risk of dangerous accumulation.

Streptomycin and *viomycin* have been mentioned previously (p. 74). Their risk in uremia is well known.

Isoniazid has a normal urinary elimination of 47—70%. When given at a dose of 3 mg/kg, its plasma concentration varies from 1—3 μg/ml (Brouet et al.; Jeune et al.), increasing rapidly in renal insufficiency to attain toxic levels. In this case its serum half-life may be increased from the normal 2—6 h to 17 h (Ogg). Polyneuritis and at times psychic disturbances may result from this retention (Brouet and Marche; Richet and Vachon). If isoniazid must be administered in the presence of renal insufficiency, the initial daily dose should be reduced to 1 or 2 mg/kg, depending on the degree of kidney damage. Adjustments in its maintenance dosage should be made by following the plasma concentration of the drug, since there is considerable individual variation in the inactivation of isoniazid even with the same degree of renal insufficiency. Simultaneous administration of pyridoxine, 20 mg daily, is recommended. Careful observation for manifestations of polyneuritis is also required because renal insufficiency seems to create a predisposition for this complication that is not only related to the accumulation of the drug.

Para-aminosalicyclic acid (PAS) is almost entirely excreted by the urinary tract, partly in conjugated form, but also 15—29% unchanged. Its half-life, normally 30—60 min, attained 4 h in a patient with a creatinine clearance of 30 ml/min (personal observation). PAS accumulates in renal insufficiency and should not be used in kidney patients.

Ethambutol is mainly excreted in the urine, 50% unchanged and 8—15% as metabolites (Peets et al.; Place and Thomas). Elimination, as expected, is markedly prolonged in renal insufficiency. However, in a meticulous investigation of this problem, Anex et al. reported that there was no correlation between the values of inulin clearance and the excretion coefficient of PAS. This unexpected observation can be explained by accentuated hepatic metabolism (which remains to be demonstrated), or by an increased tubular excretion in case of glomerular deficiency. Nevertheless the elimination of ethambutol is sometimes prolonged in renal failure and in view of its known retinal toxicity, its use in patients with this condition should be avoided. When it is absolutely required, it is best to begin the treatment with half the normal dose, and to adapt the maintenance dosage by monitoring the serum concentration.

Cycloserine has a serum half-life of 12—20 h under normal conditions. Approximately 60% is eliminated in the urine (VON KRACKHARDT). It is therefore probable that it accumulates in renal insufficiency, but there has been no thorough investigation into the dosage adaptation in relation to the severity of kidney disease. This is also true for *pyrazinamide*.

Digitalis and Drugs used in Cardiology

Digoxin, 60—80% of which is normally eliminated in the urine, primarily in its unchanged form, has a serum half-life of 30—40 h in subjects with normal kidneys. In renal insufficiency, the half-life may be greater than 100 h (BLOOM and NELP; DOHERTY et al.; DOHERTY and FLANIGAN; MARCUS et al.). Digestive excretion increases in uremic patients, but individual variations are great and strict rules concerning dosage are difficult to establish.

BLOOM and NELP recommended the following dosage:

Glomerular filtration rate (ml/min)	Fraction of usual dose	
	Loading	Maintenance
30—60	2/3	2/3
5—30	2/3	1/3
< 5	1/3	1/3—1/7

JELLIFFE has recommended the following criteria for estimation of the proper dosage:

Creatinine clearance (ml/min)	Percent of usual dose (%)
75	90
50	75
25	63
0	42

Because of the approximate nature of these recommendations, the clinician must be constantly on the alert for signs of digitalis intoxication. In those cases where prolonged digitalization is required in a patient with renal insufficiency, the safest procedure is to follow the blood concentration of digoxin using a radio-immunoassay (SMITH et al.; GRAHAME-SMITH and EVEREST).

Acetyldigitoxin requires similar precautions, since its serum half-life averages 24 h in normal and 66 h in uremic subjects (BRASS).

Hemodialysis and peritoneal dialysis cause a minimal extraction of digoxin (DOHERTY and FLANIGAN; DOHERTY). Hypopotassemia which at times results from hemodialysis may cause arrhythmias in a digitalized patient.

Digitoxin is mainly excreted in the urine, 60—80% as metabolites and only 6—10% in the unchanged form. Its transformation is not modified in renal insufficiency (DOHERTY; OKITA et al.). The plasma half-life is slightly increased in uremic patients, but to a lesser degree than for digoxin (DOHERTY; SCHELER et al.). JELLIFFE et al. recommend the following dosages: 79% of the usual dose when the GFR is reduced to 50 ml/min, and 63% of the dose when renal function is nil. We still do not know the fate of the metabolites, which probably retain some of their activity.

Ouabain (G-strophanthin) is normally eliminated in the urine (90%), with a clearance rate which represents 77% of that for inulin (BRASS). This excretion rate decreases in direct proportion to the GFR. The serum half-life is prolonged on an average to 67 h in kidney patients, as compared with 18 h in controls (BRASS; LAHRTZ et al.).

Peruvoside retains an unchanged serum half-life of 60—70 h, without being influenced by a reduction in the GFR (KRAMER et al.). This drug would be the cardiotonic of choice in renal insufficiency. Unfortunately, it is poorly tolerated by the digestive tract and its cardiotonic action is weak.

Anti-Arrhythmics

Quinidine is rapidly hydrolyzed in the body, more than 80% being excreted in the urine, 10—50% of which remains in its original form (BRODIE et al., 1951). These values are modified considerably with changes in the urinary pH (GERHARDT et al.). Since there are no studies on the behavior of this drug and its metabolites in renal insufficiency, it is not possible to recommend precise dosage schedules. Empirically, if the GFR is between 50 and 30 ml/min, we reduce the dose by 50%, observing the electrocardiogram for signs of toxic effects, since the margin between the therapeutic and toxic levels is small. When renal function is reduced even further, it is preferable not to use quinidine for more than 2 or 3 days. The same recommendations apply to *procainamide*, 50—60% of which is excreted by the urinary tract in its unchanged form (MARK et al.).

Propranolol and *practolol* are rapidly destroyed in the body (SHAND et al.) and do not present the risk of accumulation in renal insufficiency. Even though we do not have exact information on the fate of these β-blocking agents in uremics, the customary dosage may be used.

Procaine (lindocaine) is rapidly hydrolyzed into para-aminobenzoic acid and diethylaminoethanol (BRODIE et al., 1948). This last substance has a urinary excretion of 30%, and its total elimination shows only a slight reduction in renal insufficiency. Eighty per cent of para-aminobenzoic acid is eliminated by the kidney after transformation into para-aminohippuric acid, which is rapidly excreted by the renal tubules. Only extensive tubular destruction or considerably deficient renal plasma flow could cause an accumulation of para-aminohippuric acid. It seems that procaine may be administered without dosage restriction in severe renal insufficiency complicated by arrhythmias. However, further investigation is indicated to confirm its complete safety in kidney patients.

Anticoagulants

Clinical experience has shown that uremic patients frequently have an increased sensitivity to the action of *coumarins*. But *bishydroxycoumarin* caused exaggerated hypoprothrombinemic reactions in only one of 9 patients with renal insufficiency studied by SACHS and HENDERSON. The prolonged action of the drug is probably caused by a slow degradation rather than defective elimination, since only 1% is excreted by the renal route. If possible, the use of coumarins in cases of renal insufficiency should be avoided. When they are absolutely necessary, conservative dosages and frequent prothrombin determinations are recommended, and it should be remembered that azotemia predisposes to gastrointestinal hemorrhage (POLLAK).

Phenylindanedione may be nephrotoxic (MANIGAND et al.; TRAEGER et al.). It must be avoided, particularly in kidney patients.

Heparin is partially metabolized in the liver, but in very large doses up to 50% may be found in the urine in its unchanged form. Therefore, severe renal insufficiency complicates the dose adjustment of this drug. When its use is required, as in the uremic hemolytic syndrome, the initial dose should be reduced by $^1/_3$, or, in oliguria-anuria, by $^1/_2$, the maintenance dosage being adapted to the blood concentration of heparin.

Diuretics

Chlorothiazide, *bendroflumethiazide* and probably the other diuretics derived from benzothiadiazine are mainly eliminated unchanged by the urine (KESSLER). Their excretion is slowed in renal insufficiency (BRETTELL et al., 1960, 1963). They are ordinarily ineffective if the GFR is less than 20 ml/min (REUBI and COTTIER). However, their use is indicated in less severe cases of renal insufficiency, provided that they produce a good diuresis. It is preferable to separate their administration by 1 or 2 days, so that accumulation may be avoided. True toxic reactions are not frequent. However, at times a reduced GFR, increased blood urea, alkalosis, hypopotassemia, diabetes, uric acid retention and, rarely, a tendency towards hypercalcemia (KOPPEL) are seen.

Clopamid is the only sulfonamide diuretic to our knowledge that has been studied experimentally in the partially nephrectomized rat. The diuretic effect remains, even though less intense, and its toxicity does not seem to be increased (BOISSIER et al.).

Ethacrynic acid and *furosemide* conserve their diuretic power even if the GFR is reduced below 5 ml/min. Uremic patients are especially prone to develop electrolyte disturbances under the effect of these potent diuretics. Large doses of ethacrynic acid may occasionally cause internal ear deafness with lesions of the outer hair cells, which is usually transitory (SCHREINER and BECKER; PILLAY et al.). Decreased hearing has also been observed when small doses are repeated (50 mg daily) in uremia (MATZ). This probably results from an accumulation of the drug, since 29—35% is normally eliminated by the urine (BEYER et al.). COHN et al. demonstrated in the dog that ethacrynic acid administered in high doses causes profound disturbances in the ionic composition of the endolymph: the potassium is decreased on the average from 145 to 21 mEq/l, while the sodium is increased from 5.9 to 146 mEq/l. Even small doses of streptomycin and kanamycin given simultaneously increase this ototoxicity (MATHOG and KLEIN).

The same toxicity for the inner ear has been observed when high doses of *furosemide* were injected into patients with renal insufficiency. The deafness is immediate but transitory (SCHWARTZ et al.). Ethacrynic acid and furosemide are not similar chemically. It is, therefore, probable that their effect on the inner ear is secondary to the electrolyte disturbances that they cause. When the clinical situation dictates the repeated use of these powerful diuretics, it is wise to separate their administration by at least 48 or 72 h.

Acetazolamide, 90% of which is excreted unchanged by the urine, accentuates acidosis (FALBRIARD et al.; MAREN et al.).

Triamteren has a slight renal excretion (LASSEN and NIELSEN) and it probably does not accumulate in uremic patients, but it increases the serum potassium. This tendency toward hyperpotassemia is also seen with *amiloride*, 52% of which is eliminated unchanged by the urine (WEISS et al.). Its behavior in renal insufficiency is unknown.

Spironolactone and other antialdosterones should be used with caution because they induce a potassium retention. Furthermore, they are ineffective in the presence of severe renal deficiency.

Mercurial diuretics, under normal conditions, are mainly excreted by the kidneys. From 95% of the dose ordinarily found in 24 h, the quantity recovered in the urine may be considerably reduced in renal insufficiency, BURCH et al. having reported an elimination of 2.5% in 4 days. It is understandable that signs of mercurial toxicity will occur under these circumstances. Therefore, mercurial diuretics are absolutely contra-indicated in renal diseases.

Mannitol's behavior in uremics has been studied by LAPIDES et al. In these patients, its serum half-life is increased to 16 h or more compared to 4 h in normal subjects. This reduced elimination causes a decrease of the osmotic diuresis induced by this drug.

Antihypertensive Drugs

Hexamethonium, *pentamethonium*, *pempidine* and *mecamylamine* reduce the GFR by 10—25% (YOUNG et al., MILNE et al). Their excretion, essentially by the urinary tract, is probably slowed in the presence of deficient renal function. They are contra-indicated when the GFR is less than 25 ml/min. In those exceptional cases where their use is absolutely necessary, greatly reduced and progressive doses are advised.

Guanethidine is primarily eliminated unchanged in the urine (DOLLERY et al.; RAHN and DAYTON). Although there are no precise data on the accumulation of this drug in renal insufficiency, clinical experience has provided certain information. The patients frequently develop a marked orthostatic hypotension after small doses. Initially, there is also a decreased renal plasma flow and a decreased GFR. But frequently kidney function improves with continued therapy (COTTIER et al.) under the favorable influence of reduced blood pressure on the physiological and anatomic state of the blood vessels. The initial dosage should be reduced in uremia: starting with 5 or 10 mg daily, the dose may be increased by 5 mg a week, serum creatinine and urea nitrogen levels being monitored at the same time.

Clonidine seems to be an antihypertensive drug well tolerated by uremic patients. In trials of short duration, it reduces the GFR and the PAH clearance. After a few months of therapy, renal function generally returns to previous values (REUBI et al.; ONESTI et al.). Information concerning its pharmacokinetics in cases of renal insufficiency would be useful.

Hydralazine is a valuable drug for the treatment of hypertension in patients with impaired renal function. It does not reduce the GFR and very little is excreted in the urine. Normally, 5% is found in the urine unchanged and a similar amount in its conjugated form (GOODMAN and GILMAN). Renal insufficiency probably does not change the behavior of hydralazine. Clinical experience shows that a modification of its usual dosage is not necessary. Unfortunately, this drug occasionally causes headaches and nausea.

Methyldopa is another hypotensive drug that does not reduce the GFR. Since it is mainly excreted in the urine, renal insufficiency causes an accumulation of methyldopa in the body (BUHS et al., DOLLERY). A reduced dosage is therefore necessary: begin with 250 mg daily, increasing to 2 g daily. Patients who do not respond to this dosage will remain refractory to higher quantities (WOODS and BLYTHE).

Rauwolfia and its derivatives, 60% of which are eliminated by the urinary tract (BRODIE and BEAVEN), may accumulate in renal insufficiency. We do not have precise data on the plasma concentrations of these alkaloids in kidney disease. Furthermore, they may cause gastralgia, peptic ulcers and gastrointestinal hemorrhage in uremic patients who have a predisposition to hyperchlorhydria (RICHET et al., 1965). Behavioral disturbances, contractures and pyramidal symptoms have been observed with relatively small doses. Because of this, we do not recommend the use of rauwolfia or its derivatives in renal patients.

Diazoxide is a benzothiadiazine derivative with a powerful hypotensive action. Injected intravenously, it reduces the blood pressure in 2 or 3 min for 3—24 h. For very severe hypertension, it is the emergency treatment of choice. The usual dosage is 300 mg every 12 or 24 h intravenously. Furosemide with doses of 150 mg daily potentiates the effect of diazoxide (POHL and THURSTON). The plasma half-life of diazoxide is considerably increased in renal insufficiency (SELLERS and KOCH-WESER), with a risk of prolonged hypotension. Another side effect observed in uremic patients is hypoglycemia, since the drug increases the secretion of insulin (CHARLES and DANFORTH; UPDIKE and HARRINGTON). Therefore diazoxide should be used for only one to two days when the creatinine clearance is below 30 ml/min, after which oral antihypertensives should be administered. Diazoxide is extracted by hemodialysis, with a clearance of 25—28 ml/min (Trevenol Coil U 145, SELLERS and KOCH-WESER).

General Anesthetics

Inhalation anesthetics do not accumulate in uremic patients since they are primarily eliminated by the lungs. But their effect is often accentuated in cases of renal insufficiency, and at times they may even be nephrotoxic. The subject has been reviewed by DESMONTS et al., DUBOIS-PRIMO et al., KATZ et al., ROLLY and VERSCHRAEGEN, STRUNIN et al., and WYANT. A panel led by LARENG et al. presented valuable information in this difficult field.

Nitrous oxide is inoffensive provided that it does not exceed 50% of the gas mixture. Above this concentration the hypoxia ordinarily present in anemic patients may be accentuated.

Halothane is widely used as an anesthetic in renal failure, especially during renal transplantation. The dose should be reduced in those patients who are particularly sensitive to its hypotensive side effect. (This applies to all gases used for anesthesia). Minor alterations in renal function are seen 24 h after administration of halothane in 20% of cases. They disappear after 48 h (DEUTSCH et al.).

Methoxyflurane has an unusual nephrotoxicity, characterized by polyuria with dehydration and azotemia. These disorders appear in the 24 h which follow anesthesia and may last several weeks, rarely even a few months (CRANDELL et al.; KUZUCU; PEZZI et al.). They appear more frequently in obesity and diabetes, with simultaneous administration of tetracycline (KUZUCU), and especially if there is a preexisting nephropathy (PEZZI et al.; GUAERI et al.). Renal insufficiency is therefore a contraindication to the use of methoxyflurane.

Cyclopropane administration is not recommended in kidney patients. It induces a very intense vasoconstriction and causes decreased glomerular filtration and, relatively frequently, cardiac arrest (BURNETT and BLOOMBERG, LARENG et al.).

Ether causes vasoconstriction with a decrease in the glomerular filtration and the liberation of antidiuretic hormone, which in turn causes oliguria (FRIEDBERG and RÜBENACH; HABIF; PAPPER; BURNETT and BLOOMBERG). It fosters glycolysis which leads to metabolic acidosis (BUNKER et al.). Minor transitory proteinuria and cylindruria can be observed after its use. However, the true nephrotoxicity of ether is still under discussion, since it is difficult to determine if the renal insufficiency occasionally seen after its administration is caused by the ether itself or by the hypotension which it provokes.

Chloroform has a well recognized toxicity for renal tubules, and its use in nephropathies is strictly contra-indicated.

Barbiturates: one-third of *thiopental* (penthiobarbital) is excreted in the urine, and the remainder is metabolized by the liver. In renal insufficiency there is a very little accumulation, since the larger part of the drug is metabolized. However, uremic patients show an exaggerated sensitivity to thiopental, for various reasons: acidosis increases barbiturate penetration into the cells; uremia in itself increases the efficacity of the drug, since even in normal subjects the injection of urea permits a considerable reduction of the dose necessary to induce narcosis (DUNDEE and RICHARDS); and hypoproteinemia increases the free and active fraction of the barbiturate (DESMONTS et al.). Therefore the dosage of thiopental should be markedly decreased in renal insufficiency. An average of only 7 mg/kg of thiopental is required for the induction of sleep in prostatic patients suffering from uremia, while 13 mg/kg is required in controls (DUNDEE and RICHARDS). The same applies to *methoexital,* which is inactivated by the liver, is excreted in very small quantities by the kidneys in its active form, and is not nephrotoxic (LARENG et al.).

Non-barbiturate intravenous anesthetics: Hydroxidione is not nephrotoxic and does not accumulate in its active form in renal insufficiency. *Hemineurine and gamma-OH* are eliminated by the kidney and are therefore not recommended in renal disease. Gamma-OH at times induces convulsions and marked hypertension in uremic patients. *Propanilide* is rapidly hydrolyzed by plasmatic and hepatic enzymes. Its inactive metabolites are eliminated by the kidney. Ordinarily it is well tolerated by patients with severe renal insufficiency, if the anesthesia is of short duration. But it is nephrotoxic in animals at doses 25—50 times greater than those used clinically. It also at times causes hemolysis in the aged and in those who have received multiple transfusions. Therefore it should be used with caution in renal insufficiency (LARENG et al.).

Neuromuscular Blocking Agents

Succinylcholine is the muscle relaxant of choice in case of renal disease because it is rapidly inactivated by hepatic pseudo-cholinesterases (BOVET et al.). Prolonged apnea has been observed when succinylcholine is used in cases of uremia, especially after hemodialysis, since these patients frequently have low concentrations of pseudocholinesterase (SIMON et al.). Succinylcholine increases potassium blood levels (ROTH and WÜTHRICH; POWELL), but no more than 0.52 ± 0.21 mEq/l in 17 cases of nephropathy studied by KOIDE and WAUD. This may cause cardiac arrhythmia if there was a marked hyperpotassemia prior to anesthesia. Succinylcholine does not present a problem if the potassium concentration is less than 5.5 mEq/l. With higher concentrations, hemodialysis is required before all types of anesthesia.

Gallamine is totally excreted by the kidney, without transformation. Even small doses may cause curare-type accidents in renal patients and its use is contra-indicated (DAVIDSON et al.; DESMONTS et al.).

The same statement may be made for *decamethonium*.

D-tubocurarine, 75% of which is normally eliminated by the kidney, has a greater extrarenal excretion in nephrectomized animals; the levels in the bile increase from 15—30% (COHEN et al.). This is not enough to prevent its accumulation, causing a prolonged curare effect or recurarization accidents after the withdrawal of prostigmine (COHEN et al.; TAVERNIER et al.; STRUNIN).

A limited number of general anesthetics may be utilized, when kidney disease is present, in very small quantities. If renal function is greatly disturbed, the following procedure can be recommended (DESMONTS et al.; DAVIDSON et al.; STRUNIN):

Preparation for surgery	hemodialysis,
Premedication	meperidine 50 mg (or diazepam) and scopolamine 0.5 mg,
Induction	thiopental 7 mg/kg or methohexital 80—150 mg,
Intubation	succinylcholine,
Maintenance	halothane 0.25—0.50% in 50% oxygen supplemented with small doses of meperidine or with nitrous oxide-oxygen,
Relaxant	succinylcholine only if greater relaxation is essential.

Analgesics and Sedatives

Morphine is almost entirely (80%) eliminated in the urine, partly in its active form, the remainder conjugated. Great variations in the percentage of the conjugated form explain the important differences in tolerance observed in various subjects (WAY and ADLER). Morphine is well tolerated by certain kidney patients, while others develop disturbing symptoms such as hypotension, oliguria, and mental confusion. It must be avoided in cases of uremia, except in very small doses (e.g.: 0.0025 mg). The same restriction applies to *dextromoramine* (Palfium).

Pethidine (meperidine) has a great advantage over morphine when used in uremics, since it is rapidly inactivated in the liver and only 10% passes in the urine (ASATOOR et al.). Even though there is little risk of accumulation, its depressive cardiovascular action may be increased in azotemia. Therefore only moderate doses should be used under careful observation.

Fentanyl is eliminated normally in the presence of deficient kidneys, since in healthy subjects its urinary excretion does not attain 10%. This is also true for *droperidol*, of the butyrophenone group, which undergoes rapid non enzymatic hydrolysis under normal body temperature and pH (DUBOIS-PRIMO et al.). Renal insufficiency increases the sensitivity to *haloperidol*. RICHET et al. (1966b) reported two cases of extrapyramidal contractures associated with behavioral disturbances occurring after small doses (10 mg for 2 days, and 3 mg for 7 days).

Promethazine and *chlorpromazine*, phenothiazine derivatives, are eliminated in very small quantities as an active drug (HUANG and KURLAND). With DE FREUDENREICH, we demonstrated that they do not accumulate when doses of 50 mg daily are given over a 10-day period to patients with a very low creatinine clearance. Caution should still be used in administering these drugs to uremic patients, since they frequently present exaggerated sensitivity and sometimes respond to moderate doses with confusion, prolonged sleep and involuntary muscular contractions. MURPHY showed that *chlorpromazine* favors the development of cutaneous and conjunctival melanosis in renal insufficiency.

Phenobarbital given at a dose of 3 mg/kg daily for 1 week to 7 uremic subjects produced the same blood levels as in 6 controls (FABRE et al., 1967b). Although not accumulated to any great degree in kidney patients, it may cause unforeseen reactions owing to increased sensitivity. This is probably also true for the other barbiturates, which for the most part are eliminated by metabolic transformation into inactive derivatives. The exception is *barbital;* essentially excreted by the urinary tract, it accumulates in patients with severe renal insufficiency. It might be thought that this is an irrelevant observation, since barbital is no longer employed. However, it exists as an impurity in a number of barbiturate preparations, notably *pentobarbital* (CAMERON et al.). Barbiturates are quickly extracted by hemodialysis (LOCKERT).

Diazepam is well tolerated in the presence of uremia, provided that the dose is not too high. With our lack of knowledge concerning the fate of its metabolites in renal failure, prolonged use of diazepam should be avoid in kidney patients.

Chlordiazepoxide is hydrolyzed into inactive metabolites which are eliminated in the urine (KOECHLIN et al.). Although we do not have precise information on the behavior of this drug when the GFR is reduced, clinical experience suggests that only two-thirds or one half of the dose should be administered (BENNETT).

Glutethimide is rapidly metabolized. A negligible amount (0.02% of the dose) is eliminated in the urine in its active form (BUTIKOFER et al.; KEBERLE et al.). Renal insufficiency would probably not modify to any great degree the action of this drug, which seems to be well tolerated in uremic patients. Hemodialysis extracts glutethimide.

Phenacetin abuse is a cause of chronic interstitial nephritis (SPÜHLER and ZOLLINGER; DUBACH et al.; GSELL et al.). This drug increases the exfoliation of renal tubular cells. Its use in renal patients (PRESCOTT, 1965, 1969) should be avoided. Phenacetin is metabolized into N-acetylparaminophenol *(paracetamol)* which is then excreted in the urine as inactive compounds (PRESCOTT, 1965, 1969). The formation of the more toxic derivative, p-phenatidine, is enhanced with higher doses of phenacetin (RAABLAUF and DUBACH).

Anti-Epileptic Drugs

Diphenylhydantoin (DPH) does not accumulate in nephrectomized animals (SWINYARD et al.). Contrary to what we observed for most medications, the plasma concentrations of DPH are remarkably smaller in uremic than in normal patients. With DESJACQUES and DE WERRA, we studied a subject with a polycystic kidney whose renal function was practically nil. His epilepsy was treated for years with 200 mg DPH daily. The plasma concentrations of DPH attained only 1.6 and 1.7 μg/ml, compared with 5—15 μg/ml in the controls.

In 10 uremic patients treated for 20 days with 300 mg DPH daily, MELLK et al. observed mean plasma concentrations of 4.7 μg/ml, instead of 9.5 in normal subjects. The plasma half-life averaged 7.5 h in cases of renal insufficiency and 15.4 h in controls. This unusual phenomenon results from an increased transformation rate of DPH into its principal metabolites, 5-phenyl-5-parahydroxyphenylhydantoin. Eliminated primarily in the urine, this metabolite attains relatively high plasma concentrations in uremia (MELLK et al.; ODAR-CEDERLÖF et al.).

Despite decreased plasma levels, DPH remains active in this situation even with the administration of the customary doses. REIDENBERG et al. (1971) demonstrated that the fraction of DPH not bound to the plasma proteins is notably increased, attaining 8—25% in kidney patients compared with about 7% in normal subjects. This phenomenon is not explained by occasional hypoalbuminemia. It is also independent of electrolyte disturbances and the degree of acidosis. REIDENBERG et al. (1971) consider that its cause should be sought in the qualitative modifications of the plasma proteins that bind the compound.

In our observation of the polycystic kidney patient mentioned above, we noted that DPH is not extracted significantly during hemodialysis. In uremic patients, whether dialyzed or not, DPH should be given in normal doses and, in view of its unusual behavior, clinical observation should be particularly attentive.

Tridione is occasionally nephrotoxic through an allergic effect. Its use should be avoided in kidney patients since, in addition, it is mainly eliminated in the urine (BUTLER) and accumulation is likely in renal insufficiency.

Phenobarbital may be prescribed in the customary small doses, while the patient is under careful observation (FABRE et al., 1967b).

Immunosuppressive and Cytotoxic Drugs

Azathioprine is frequently used in patients with renal insufficiency, particularly in chronic glomerulonephritis, lupus nephropathy and renal transplantation. Casual observations seem to indicate that the toxicity of this drug for the bone marrow is increased in uremics (CLANE; MICHAEL et al.; STARZL). Therefore certain authors have recommended that the dosage should be decreased in the presence of a markedly reduced glomerular filtration (PLETKA et al.; WOODRUFF et al.). Others have maintained that this is not required (HAMBURGER).

This important problem has been solved by a recent study of BACH and DARDENNE. Normally only 2% of azathioprine is excreted by the urine in its active form. The remainder is transformed by the organism into derivatives without immunosuppressive or cytotoxic properties (thiouric acid, sulfates, ELION). Therefore it is improbable that renal insufficiency increases the toxicity of this drug. It does involve a pronounced delay in the elimination of plasma radioactivity after the administration of azathioprine labeled with ^{35}S, but it is not known whether this latter phenomenon is caused by the active drug or by its inactive derivatives (which is more probable).

Leucopenic reactions in transplanted patients studied before and after the second month of therapy with identical doses of azathioprine were not significantly different in cases with very deficient renal function compared with normal kidney function. The proportion of reactions with white blood counts under 3000 per mm^3 had no relationship to the GFR: 31% for filtrations above 70 ml/min, 48% between 70 and 30 ml/min, and 21% below 30 ml/min. Myelotoxic accidents were not more frequent in the presence of renal insufficiency. The rosette test, which is a measure of immunosuppression, was not different from 16 controls in 15 cases of renal insufficiency. Therefore there is no reason to decrease the dose of azathioprine in renal insufficiency, particularly during the rejection crises of a renal transplant, when such a modification could prove to be harmful (BACH and DARDENNE).

6-mercaptopurine, which is a product of the splitting of azathioprine, behaves similarly in renal insufficiency and probably should be administered at the usual dosage.

Methotrexate is excreted unchanged by glomerular filtration and tubular secretion (HENDERSON et al.). Even without precise studies on this problem, it can be presumed that it probably accumulates in renal insufficiency and should be avoided. The same applies to *guanylhydrasone* (methyl GAG), two-thirds of which is found in the urine (REIDENBERG).

Other drugs of this group have a relatively small urinary excretion in normal subjects: 15—20% for *dichloromethotrexate*, 30% for *triethylenemelamine*, 23% for *5-fluorouracil*, 20% for *idoxuridine* (CLARKSON et al.; REIDENBERG; CALABRESI).

Cyclophosphamide (BOLT et al.), *thiotepa* (MELLETT et al.), *cytosine arabinoside* (PAPAC et al.) and *busulfan* (REIDENBERG) are not excreted in the urine or pass in very small quantities. They probably do not accumulate in uremic patients. But BERENBAUM, without presenting objective evidence, believes that kidney patients have decreased tolerance for these drugs.

Hormones

Cortisone and its derivatives are mainly inactivated in the organism. However, the lowering of prednisone serum levels is delayed in nephrectomized rats (VECSEI and KEMENY). In addition to its anti-anabolic action, cortisone increases the danger of gastrointestinal hemorrhage and perforation in uremic patients already sensitive to these complications.

When there exists an absolute indication for their use, corticosteroids should be administered while carefully observing for neuropsychiatric symptoms, increased blood urea nitrogen, and occult blood in the stools. The same applies to the use of ACTH in the presence of deficient renal function.

Sexual steroids cause water retention, particularly in nephropathy with edema. The *contraceptive combinations of progestin-estrogen* increase the risk of arterial hypertension and thrombo-embolic accidents. They should not be used in cases of renal insufficiency, but if their use is unavoidable careful clinical observation is required.

Thyroid hormones may be administered in their usual dosage without concern for deficient renal function, since they are eliminated essentially through the bile (FLOCK et al.). Extreme care is required when thyroid extracts are given to patients with coronary insufficiency.

The behavior of *synthetic thyroid inhibitors* has never been studied in renal insufficiency. In normal subjects, *methimazole* is mainly eliminated in the urine (ALEXANDER et al.). *Propylthiouracil* is preferred in uremic patients since it is almost completely metabolized by the body.

Oral Hypoglycemic Agents

Renal insufficiency is an important predisposing condition for hypoglycemic accidents caused by sulfonylureas. The major portion of these drugs is eliminated by the urinary tract and customary doses may accumulate in the body when diabetic kidney disease or other nephropathies are present.

Tolbutamide has, in renal insufficiency, an increased serum half-life of 48 h compared with an average of 4.4 h in normal subjects. But the delayed elimination involves essentially a metabolite without hypoglycemic action, carboxybutamide, while the unchanged tolbutamide has a behavior which is only slightly modified (GLOGNER et al.; UEDA et al.).

Acetohexamide has a serum half-life of 31 h in a patient with deficient kidneys, instead of the normal 4.5 h. The retention of its main active metabolite, hydroxyacetohexamide, was compensated for by an increased transformation into inactive derivatives, following a metabolic route of little importance under physiological conditions (COHEN et al.).

With *chlorpropamide* there is frequently a considerable extension of the serum half-life in renal insufficiency, attaining occasionally more than 200 h instead of the normal 36 h. The half-life does not have a direct relationship to the reduction of the GFR, so that no guidelines can be recommended for the calculation of the dose. The delayed excretion is more pronounced in chronic pyelonephritis than in glomerulopathies (PETITPIERRE and FABRE; PETITPIERRE et al.).

Glibornuride (DUBACH et al.), *glibenclamide* (personal observations) and *glipizide* (BALANT et al.; FABRE et al., 1973a) (^{14}C labeled) all show a prolonged radioactive serum half-life in renally deficient patients. In two uremic patients, DUBACH et al. measured a half-life for glibornuride of 29.5 and 30.2 h instead of 8 h. Only for glipizide was there an investigation of the various derivatives by which this sulfonylurea is retained in renal insufficiency (see p. 58 and 62).

The behavior of the unchanged glipizide is not modified because it is rapidly transformed by the liver into metabolites with little activity. The latter are essentially eliminated by the urine, so that their half-life may be considerably lengthened to more than 24 h instead of the normal average of 3 h.

Even for the sulfonylureas which do not accumulate in an active form under the influence of deficient kidneys, hypoglycemic accidents are much more frequent in diabetics with nephropathies than in those with normal renal function (PETITPIERRE and FABRE). These accidents often occur at the very start of therapy, before sufficient time has elapsed for an accumulation of the drug to happen. It is believed that uremics are particularly sensitive to all hypoglycemic stimuli since their compensatory mechanisms are deficient. For this reason it is wise not to use hypoglycemic sulfonylureas in patients with a high blood urea. They may be used when only the creatinine is increased, provided that repeated blood sugar determinations are made to prevent unforeseen accidents.

Biguanides are excreted by the kidney; 50% of the dose of *phenformine* is found unchanged in the urine (BECKMAN). They will accumulate in the organism of uremic patients when the customary dose is given. Furthermore, they provoke a risk of lactic acidosis. For these two reasons, they are contra-indicated in renal insufficiency.

Antirheumatic Drugs

Salicylates, including acetylsalicylic acid, are mainly eliminated by the kidneys, mostly in their active form (ALPEN et al.). Their accumulation in renal insufficiency may be anticipated, but there are no precise studies enabling the dosage to be adapted to renal function. Furthermore, salicylates may cause acidosis and eventually become nephrotoxic (PRESCOTT, 1965, 1969). The excretion of sodium salicylate and acetylsalicyclic acid is increased by alkalinization of the urine (WEINER and MUDGE).

Phenylbutazone probably accumulates in renal insufficiency in its unchanged form and as metabolites [metabolite I, characterized by the formation of a phenol ring, has a therapeutic and toxic action four times that of phenylbutazone (BURNS et al.]. This drug fosters water and salt retention, particularly marked in the nephrotic syndrome (DUPONT et al.; FABRE, 1967a). Because at times it can be nephrotoxic, notably in cases of pre-existing nephropathy (SCHEITLIN and JEANNERET; TOUSSAINT et al.), the use of phenylbutazone is contraindicated in uremic patients.

The excretion of *probenecid*, *sulfinpyrazone*, *benziodarone* and *benzbromarone* is prolonged in renal insufficiency (DAYTON et al., 1963). Their uricosuric effect is harmful to an already damaged kidney.

Allopurinol is the drug of choice for the treatment of hyperuricemia in the subject with deficient kidneys. This inhibitor of xanthinoxidase has a half-life of 2 h. It is rapidly transformed in the organism to oxypurinol, which has a half-life of 18—30 h (ELION et al.) that is only slightly prolonged in severe renal insufficiency. When the creatinine clearance is below 30 ml/min, the dose of allopurinol should be limited to 200 mg daily.

Gold salts are absolutely contra-indicated in cases of nephropathy.

Chloroquine is contra-indicated for prolonged treatment in patients with deficient renal function. In those exceptional cases where its use cannot be avoided, do not exceed a daily dose of 150 mg for a GFR of 30—60 ml/min and 100 mg for values below 30 ml/min (FABRE et al., 1967b).

Various Other Drugs

Prostigmine probably accumulates in renal insufficiency, because this state leads to a decrease in esterase activity. Twenty-one to 67% of the dose that normally passes in the urine is reduced in the presence of decreased renal function (NOWELL et al.).

Mestinon is preferred in renal insufficiency, since normally only 3—14% of the dose is excreted by the urine (NOWELL et al.).

Atropine is partially metabolized in the liver, but 13—50% of a given dose is found unchanged in the urine (TONNESEN). Even though the greater proportion of this alkaloid is inactivated by the liver of nephrectomized rats (KALSER et al.), its dosage should be reduced in renal insufficiency.

Scopolamine is almost totally inactivated by the organism; normally only 10% of its active form is found in the urine. As an antispasmodic drug in uremic patients, it is to be preferred to atropine.

Amphetamine and related compounds (*dextroamphetamine*, *chlorphentermine*, *mephentermine*) are excreted by the urine largely unchanged (DRING et al.; VREE). Their behavior in renal insufficiency is probably modified but has not been investigated. The use of these drugs in uremic patients should be avoided.

Gold, *bismuth*, *arsenic*, and *mercurial compounds* are nephrotoxic. They are absolutely contraindicated in patients with renal disease. The same is true for the chelating agent *versenate*. *Bimercaptol* (BAL) must be used with caution when kidney function is deficient.

The effectiveness of THAM depends on normal tubular function. Poor results are obtained when this drug is used in the treatment of renal acidosis.

Acknowledgements. We are indebted to Mrs. MADELEINE RUDHARDT and to Mrs. ARIANE HERRERA for their technical assistance, to Miss IRÈNE WEBER for her precious cooperation, and to Prof. GUIDO MAJNO, Dr. SAMUEL MOLES, Prof. BERNARD JEANRENAUD for their help in the preparation of the manuscript in English.

References

ALANO, F. A., WEBSTER, G. D.: Acute renal failure and pigmentation due to phenazopyridine (Pyridium). Ann. intern. Med. **72**, 89—91 (1970).

ALEXANDER, W. D., EVANS, V., MACAULAY, A., GALLAGHER, T. F., LONDONS, J.: Metabolism of ^{35}S-labeled antithyroid drugs in man. Brit. med. J. **1969** II, 290—291.

ALPEN, E. L., MANDEL, H. G., RODWELL, V. W., SMITH, P. K.: The metabolism of ^{14}C carboxyl salicylic acid in the dog and in man. J. Pharmacol. exp. Ther. **102**, 150—155 (1951).

ANEX, L., FAVEZ, G., WILLA, C.: Comparaison entre les clearances rénales à l'inuline et au para-amino-hippurate et les concentrations sanguines d'éthambutol. Schweiz. med. Wschr. **102**, 126—128 (1972).

ASATOOR, A. M., LONDON, D. R., MILNE, M. D., SIMENHOFF, M. L.: The excretion of pethidine and its derivatives. Brit. J. Pharmacol. **20**, 285—298 (1963).

ATUK, N. O., MOSCA, A., KUNIN, C.: The use of potentially nephrotoxic antibiotics in the treatment of Gram-negative infections in uremic patients. Ann. intern. Med. **60**, 28—38 (1964).

AVIOLI, L. V., BIRGE, S., LEE, S. W., SLATOPOLSKY, E.: The metabolic fate of vitamin D3-^{3}H in chronic renal failure. J. clin. Invest. **47**, 2239—2252 (1968).

AZZOLINI, F., GAZZANIGA, A., LODOLA, E.: Thiophenicol excretion in subjects with renal insufficiency. Int. J. Pharmacol. ther. Toxicol. **34**, 303—308 (1970).

BAADJ, A., CORBIN, E. E., PRIGOT, A.: Observations on the absorption, diffusion and excretion of oleandomycin in human beings. Antibiot. Ann. 72—74 (1956—1957).

BACH, J. F., DARDENNE, M.: The metabolism of azathioprine in renal failure. Transplantation **12**, 253–259 (1971).

BAETHKE, R., GOLDE, G., GAHL, G.: Sulphamethoxazole/Trimethoprim: Pharmacokinetic studies in patients with chronic renal failure. Europ. J. clin. Pharmacol. **4**, 233–240 (1972)

BALANT, L., ZAHND, G., GORGIA, A., SCHWARZ, R., FABRE, J.: Pharmacokinetics of glipizide in man: influence of renal insufficiency. Diabetologia Suppl. to **9**, 331–338 (1973).

BATES, J. H., SCHULTZ, J. C., ABGRANATHY, R. S.: Kanamycin administration in patients with impaired renal function. Clin. Res. **13**, 77–82 (1965).

BAUR, M.: Zur Pharmakologie des Harnstoffs (Beiträge zum Problem der Urämie). Arch. exp. Path. Pharmakol. **167**, 104–114 (1932).

BECKMANN, R.: The fate of biguanides in man. Ann. N. Y. Acad. Sci. **148**, 820–832 (1968).

BENNETT, W. M., SINGER, I., COGGINS, C. H.: A practical guide to drug usage in adult patients with impaired renal function. J. Amer. med. Ass. **214**, 1468–1475 (1970).

BERENBAUM, M. C.: Immunosuppressive agents and allogenic renal transplantation. J. clin. Path. **20**, 471–498 (1968).

BERGER, W.: Achtundachtzig schwere Hypoglykämiezwischenfälle unter der Behandlung mit Sulfonylharnstoff. Schweiz. med. Wschr. **71**, 1013–1022 (1971).

BERNARD, B., YIN, E. J., SIMON, H. J.: Clinical pharmacologic studies with minocycline. J. clin. Pharmacol. **11**, 332–348 (1971).

BEYER, K. H., BAER, J. E., MICHAELSON, J. K., RUSSO, H. F.: Renotropic caracteristics of ethacrynic acid, a phenoxyacetic saluretic-diuretic agent. J. Pharmacol. exp. Ther. **147**, 1–22 (1965).

BLOOM, P. M., NELP, W. P.: Relationship of the excretion of tritiated digoxin to renal function. Amer. J. med. Sci. **251**, 133–144 (1966).

BOISSIER, J. R., SIMON, P., LWOFF, J. M., BRETEAU, M.: Action d'un sulfamide diurétique (Clopamide) chez le rat en insuffisance rénale chronique expérimentale. Thérapie **20**, 393–399 (1965).

BOLT, W., VON RITZL, F., TOUSSAINT, R., NAHRMANN, H.: Verteilung und Ausscheidung eines cytostatisch Wirkenden mit Tritium markierendem N-Lost-Derivatives beim Krebskranken Menschen. Arzneim.-Forsch. **11**, 170–175 (1961).

BOVET, D., BOVET-NITTI, F., GUARINO, S., LONGO, V. G., FUSCO, R.: Recherches sur les poisons curarisants de synthèse. III. Succinylcholine et dérivés aliphatiques. Arch. int. Pharmacodyn. **88**, 1–50 (1951).

BRASS, H.: Zur Therapie mit Herzglycosiden bei Patienten mit Niereninsuffizienz. Dtsch. med. Wschr. **95**, 754–758 (1970).

BRETTELL, H. R., AIKAWA, J. K., GORDON, G. S.: Studies with chlorothiazide tagged with radioactive carbon (C^{14}) in human beings. Arch. intern. Med. **106**, 57–63 (1960).

— SMITH, J. G., AIKAWA, J. K.: Clinical studies with S^{35} benzydroflumethiazide. Clin. Res. **11**, 238 (abstr.) (1963).

BRIDGMAN, J. F., ROSEN, S. M., THORP, J. M.: Complications during clofibrate treatment of nephrotic syndrome hyperlipoproteinemia. Lancet **1972 II**, 506–509.

BRODIE, B. B., ARONOW, L., AXELROD, J.: The fate of benzazoline (Priscolinal) in dog and man and a method for its estimation in biological material. J. Pharmacol. exp. Ther. **106**, 200–207 (1952).

— BAER, J. E., CRAIG, L. C.: Metabolic products of the cinchona alkaloids in human urine. J. biol. Chem. **188**, 576–580 (1951).

— BAEVEN, M. A.: Neurochemical transducer systems. Med. Exp. (Basle), **8**, 320–351 (1963).

— LIEF, P. A., POET, R.: The fate of procaine in man following its intravenous administration and methods for the estimation of procaine and diethylamino-ethanol. J. Pharmacol. exp. Ther. **94**, 359–366 (1948).

BROUET, G., GODEAU, P., BERGOGNE, E.: Dosage de l'isoniazide libre dans le sérum sanguin dans le traitement de la tuberculose. Intérêt pratique. Thérapie **16**, 393–410 (1961).

— MARCHE, J.: Les complications d'ordre métabolique et endocrinien produites par la chimiothérapie antibacillaire. Rev. Tuberc. (Paris) **28**, 5–76 (1964).

Brownlee, G., Bushby, S. R., Short, E. I.: Chemotherapy and pharmacology of polymyxins. Brit. J. Pharmacol. **7**, 170–188 (1952).

Brunner, F. P., Frick, F. G.: Hypokalemia, metabolic alkalosis, and hypernatremia due to "massive" sodium penicillin therapy. Brit. med. J. **1968 IV**, 550–552.

Buhs, R. P., Beck, J. L., Speth, O. C., Smith, J. L., Trenner, N. R., Cannon, P. J., Laragh, J. H.: The metabolism of methyldopa in hypertensive human subjects. J. Pharmacol. exp. Ther. **143**, 205–214 (1964).

Bulger, R. J., Lindholm, D. D., Murray, J. S., Kirby, W. M. M.: Effect of uremia on methicillin and oxacillin blood levels. J. amer. med. Ass. **187**, 319–322 (1964).

Bunker, J. B., Beecher, H. K., Briggs, B. D., et al.: Metabolic effects of anesthesia. A comparison of acide-base equilibrium in man and in dog during ether and during cyclopropane anesthesis. J. Pharmacol. exp. Therap. **102**, 62–70 (1951).

Burch, O., Ray, T., Threefoot, S., Kelly, E. J., Svedburg, A.: The urinary excretion and biologic decay periods of radiomercury labelling a mercurial diuretic in normal and diseased man. J. clin. Invest. **29**, 1131–1138 (1950).

Burnett, C. H., Bloomberg, E. L.: Comparison of effects of ether and cyclopropane anesthesia on renal function in man. J. Pharmacol. exp. Ther. **96**, 380–387 (1949).

Burns, J. J., Rose, R., Goodwin, S., Reichenthal, J., Horning, E. C., Brodie, B.: The metabolic fate of phenylbutazone in man. J. Pharmacol. exp. Ther. **113**, 481–489 (1955).

Butikofer, E., et al.: Über die Eliminierungsgeschwindigkeit von Glutethimid (Doriden) und die Natur der Ausscheidungsprodukte beim Mensch. Arch. exp. Path. Pharmakol. **244**, 97–102 (1962).

Butler, T. C.: Quantitative studies of the demethylation of trimethadione (Tridione). J. Pharmacol. exp. Ther. **108**, 11–17 (1953).

Buttner, H., Portwick, F., Manzke, R., Staudt, N.: Zur Pharmakokinetik von Sulfonamiden unter pathologischen Bedingungen. Klin. Wschr. **42**, 103–108 (1964).

Calabresi, P.: Current status of clinical investigations with 6-azauridine, 5-iodo-2-deoxyuridine, and related derivatives. Cancer Res. **23**, 1260–1267 (1963).

Cameron, J. S., Toseland, P. A., Read, J. F.: Accumulation of barbitone in patients on regular hemodialysis. Lancet **1970 I**, 912–914.

Caraps, S., Codina, A., Castells, A.: Sindrome extrapiramidal por metoclopramide en enfermos con insuficiency renal avanzada. Rev. clin. esp. **123**, 365–368 (1971).

Castaigne, J.: La perméabilité méningée dans l'urémie nerveuse. C. R. Soc. Biol. **52**, 907–911 (1900).

Cawthorne, T., Ranger, D.: Toxic effect of streptomycin upon balance and hearing. Brit. med. J. **1957 I**, 1444–1446.

Chan, R. A., Benner, E. J., Hoeprich, P. D.: Gentamicin therapy in renal failure: a normogram for dosage. Ann. intern. Med. **78**, 773–778 (1972).

Charles, M. A., Danforth, J. R.: Nonketoacidotic hyperglycemia and coma during intravenous diazoxide therapy in uremia. Diabetes **20**, 501–503 (1971).

Chavaz, A., Balant, L., Fabre, J.: Digoxinémie et digitalisation. Schw. med. Wschr. **104**, 65–74 (1974).

Cimino, J. E., Tierno, P. M., Jr.: Hemodialysis properties of clindamycin (7-chloro-7-deoxylincomycin). Appl. Microbiol. **17**, 446–448 (1969).

Clane, R. Y.: Renal transplantation, p. 145. London: Arnold Publ. 1967.

Clarkson, B., O'Connor, A., Winston, L., Hutchison, D.: The physiologic disposition of 5-fluorouracil and 5-fluoro-2-deoxyuridine in man. Clin. Pharmacol. Ther. **5**, 581–610 (1964).

Cohen, B. D., Galloway, J. A., McMahon, R. E.: Carbohydrate metabolism in uremia: blood glucose response to sulfonylurea. Amer. J. med. Sci. **254**, 608–618 (1967).

Cohen, E. N., Brewer, H. W., Smith, D.: The metabolism and elimination of d-tubocurarine H^3. Anesthesiology **28**, 309–317 (1967).

Cohn, E. S., Gordes, E. H., Brusilow, S. W.: Ethacrynic acid effect on the composition of cochlear fluids. Science **171**, 910–911 (1971).

Cottier, P., Haldemann, G.: De l'emploi d'un sulfamide (Ro 4-4393) à durée d'action prolongée dans le traitement de la pyélonéphrite chronique. J. Urol. Néphrol. **70**, 797–809 (1964).

COTTIER, P., REUBI, F., DUPASQUIER, E.: Die Wirkung von Guanethidin auf den Hochdruck und die Nierenfunktion bei klinischer und ambulanter Behandlung. Dtsch. med. Wschr. **85**, 1263–1271 (1960).

CRANDELL, W. B., PAPPAS, S. G., MACDONALD, A.: Nephrotoxicity associated with methoxyflurane anesthesis. Anesthesiology **27**, 591–607 (1966).

CURTIS, J. R., EASTWOOD, J. B.: Colistin sulfomethate sodium administration in the presence of severe renal failure and during haemodialysis and peritoneal dialysis. Brit. med. J. **1968** I, 484–485.

— MCDONALD, S. J., WESTON, J. H.: Parenteral administration of gentamicin in renal failure: patients undergoing intermittent haemodialysis. Brit. med. J. **1967** II, 537–539.

DAVIDSON, H. C. C., WAY, W. L., DE JONG, R. H.: The muscle relaxants and renal excretion. Anesthesiology **28**, 540–546 (1967).

DAYTON, P. G., SICAM, L. E., LANDRAU, M., BURNS, J. J.: Metabolism of sulfinpyrazone (Anturane) and other thio analogs of phenylbutazone in man. J. Pharmacol. exp. Ther. **132**, 287–290 (1961).

— YU, T. F., CHEN, W., BERGER, L., WEST, L. A., GUTMAN, A. B.: The physiological disposition of probenecid. J. Pharmacol. exp. Ther. **140**, 278–286 (1963).

DENIZOT, M., FABRE, J., POMETTA, D., WILDI, E.: Nephrotic syndrome, clofibrate and muscular pain. Lancet **1973** II, 1326.

DESJACQUES, P.: Etude de la diffusion de la diphénylhydantoïne à travers la membrane de cellophane du rein artificiel chez un malade urémique et épileptique. Praxis **61**, 418–423 (1972).

DESMONTS, J. M., MIGNON, F., HENNETIER, G., DIMARIA, G.: L'anesthésie au cours de l'insuffisance rénale aiguë. Anesth. Analg. Réanim. **25**, 81–92 (1968).

DETTLI, L.: Dosierungstheorie für die repetierte Applikation reversibel wirkender Pharmaka bei Eliminationsinsuffizienz. In: Pharmacological and clinical Significance of Pharmacokinetics, Symposia Medica Hoechst, pp. 31–41. Stuttgart-New York: Schattauer 1970.

— SPRING, P., RYTER, S.: Multiple dose kinetics and drug dosage in patients with kidney disease. In: Proc. Symposium on Biological and Pharmaceutical Aspects of Pharmacokinetics and Therapeutics, pp. 211–224. Copenhagen: Musgaard 1971.

DEUTSCH, S., GOLDBERG, M., STEPHAN, G. W., WO, W. H.: The effect of halothane anesthesia on renal function in normal man. Anesthesiology **27**, 793–804 (1966).

DIMMLING, T., LUTZEYER, W., HÜENER, H.: Resorption und Ausscheidung von Oxytetracyclin in Abhängigkeit von der Nierenfunktion der urologischen Kranken. Arzneim.-Forsch. **7**, 681–684 (1957).

DOHERTY, J. E.: The clinical pharmacology of digitalis glycosides: a review. Amer. J. med. Sci. **255**, 382–414 (1968).

— FLANIGAN, W. J.: Studies with tritiated digoxin in anephric human subjects. Circulation **35**, 298–302 (1967).

— PERKINS, W. H., WILSON, M. C.: Studies with tritiated digoxin in renal failure. Amer. J. Med. **37**, 536–543 (1964).

DOLLERY, C. T.: Methyl-dopa in hypertension. Amer. Heart J. **65**, 139–140 (1963).

— SMITH, D. E., MILNE, M. D.: Clinical and pharmacological studies with guanethidine in the treatment of hypertension. Lancet **1960** II, 381–387.

DOST, F. H.: Grundlagen der Pharmakokinetik. Stuttgart: Thieme 1968.

DRING, J. G., SMITH, R. L., WILLIAMS, R. T.: The metabolic fate of amphetamine in man and other species. Biochem. J. **116**, 425–435 (1970).

DUBACH, U. C., BÜCKERT, A., FORGO, I., RENTSCH, G.: Etude pharmaco-clinique du glibornuride. Symposium international sur les agents hypoglycémiants. Evian 1971.

DUBOIS-PRIMO, J., GEENS-BASTENIER, J., GENICOTT, C.: Anesthésie générale chez l'insuffisant rénal. Anesth. Anal. Réanim. **28**, 343–354 (1969).

DUNDEE, J. W., RICHARDS, R. K.: Effect of azotemia upon the action of intravenous barbiturate anesthesia. Anesthesiology **15**, 333–346 (1954).

DUPONT, P., DUCKERT, A., FABRE, J.: Modifications du métabolisme électrolytique et des fonctions glomérulaires et tubulaires sous l'influence de dérivés pyrazolés. Helv. med. Acta **19**, 528–546 (1952).

Eastwood, J.B., Curtis, J.R.: Carbenicillin administration in patients with severe renal failure. Brit. med. J. 1968I, 486—487 (1968).

Edwards, K.D.G., Whyte, H.M.: Streptomycin poisoning in renal failure. An indication for treatment with an artificial kidney. Brit. med. J. 1959I, 752—754.

Elion, G.B.: Symposium on immunosuppressive drugs. Biochemistry and pharmacology of purine analogues. Fed. Proc. 26, 898—904 (1967).

— Yu, T.F., Gutman, A.B., Hitchings, G.H.: Renal clearance of oxypurinol, the chief metabolite of allopurinol. Amer. J. Med. 45, 69—77 (1968).

Fabre, J.: Les oedèmes pyrazoliques. Sem. Hop. Paris 30, 444—447 (1954).

— Médicaments et fonctions rénales. Helv. med. Acta Suppl. 47, 24—41 (1967a).

— Balant, L., Zahnd, G.: Comportement de la glipizide (sulfonylurée hypoglycémiante) dans l'insuffisance rénale. To be published in Le Diabète (1973a).

— Denizot, M., Wildi, E., Micheli, H.: Pouvoir hypolipémiant et action myotoxique du clofibrate en cas de syndrome néphrotique. Praxis 62, 732—737 (1973b).

— de Freudenreich, J., Duckert, A., Pitton, J.S., Rudhardt, M., Virieux, C.: Influence of renal insufficiency on the excretion of chloroquine, phenobarbital, phenothiazines and methacycline. Helv. med. Acta 33, 307—316 (1967b).

— Leblanc, A.: La néphrotoxicité des médicaments. In: Heusghem, C., Lechat, P.: Effets indésirables des médicaments, p. 490. Paris: Masson 1973.

— Mérier, G., Laurencet, F.L., Rudhardt, M., Chuit, A.: Behaviour of doxycycline in renal insufficiency. Helv. med. Acta 35, 124—134 (1969).

— Milek, E., Kalfopoulos, P., Mérier, G.: La cinétique des tétracyclines chez l'homme. Schweiz. med. Wschr. 101, 593—598 and 625—633 (1971).

— Pitton, J.S., Virieux, C., Laurencet, F.L., Bernhardt, J.P., Godel, J.C.: Absorption, distribution et excrétion de la doxycycline chez l'homme. Schweiz. med. Wschr. 97, 915—924 (1967c).

Falbriard, A., Fabre, J., Engel, E., Duckert-Maulbetsch, A.: Les sulfamides inhibiteurs de la carboanhydrase et leur action rénale. Médecine dans le Monde 31, E7—E21 (1957).

Faloon, W.W., Downs, J.J., Duggan, K., Prior, J.T.: Nitrogen and electrolyte metabolism and hepatic function and histology in patients receiving tetracycline. Amer. J. med. Sci. 233, 563—572 (1957).

Flock, E.V., Bollman, J.L., Grindley, J.H., Ovis, A.L.: Metabolism of L-thyroxine and L-triiodothyrosine in the absence of liver. Amer. J. Physiol. 187, 407—414 (1956).

Forestier, J.: La chrysothérapie des polyarthrites. Rhumatologie 1, 66—89 (1949).

Freeman, R.B., Maher, J.F., Schreiner, G.E., Mostofi, F.K.: Renal tubular necrosis due to nephrotoxicity of organic mercurial diuretics. Ann. intern. Med. 57, 34—43 (1962b).

— Sheff, M.F., Maher, J.F., Schreiner, G.E.: The blood cerebrospinal fluid barrier in uremia. Ann. intern. Med. 58, 233—240 (1962a).

Friedberg, V., Rübenach, I.: Untersuchungen über die Nierenfunktion während der Narkose und Operation. Klin. Wschr. 35, 974—980 (1957).

Gabuza, G.J., Gocke, T.M., Jackson, G.G., Grigsby, M.E., del Love, B., Jr., Finland, M.: Some effects of antibiotics on nutrition in man. Arch. intern. Med. 101, 476—513 (1958).

Gauert, W.B., Buschman, D., Parmley, R.T.: Renal function associated with methoxyflurane anesthesia. S. Afr. med. J. 62, 1587—1490 (1969).

Gerhardt, R.E., Knauss, R.F., Thyram, P.T., Luchi, R.J., Morris, J.J.: Quinidine excretion in aciduria and alkaluria. Ann. intern. Med. 71, 927—933 (1969).

Gingell, J.C., Chisholm, G.D.: Renal tissue levels of gentamicin and a dose schedule in renal impairment. Ther. Umsch. suppl. 1, 38—42 (1969).

— Waterworth, P.M.: Dose of gentamicin in patients with normal renal function and renal impairment. Brit. med. J. 1968II, 19—22.

Giromini, M., Wasem, R., Mérier, G., Fabre, J.: Influence de l'anurie et des hémodialyses sur le comportement des antibiotiques. Praxis 58, 1181—1187 (1969).

Glazko, A.J., Dill, W.A., Wolff, L.M.: Observations on the metabolic disposition of chloramphenicol in the rat. J. Pharmacol. exp. Ther. 104, 452—455 (1952).

Glogner, P., Lange, H., Pfab, R.: Tolbutamidstoffwechsel bei Niereninsuffizienz. Med. Welt 52, 2876—2878 (1968).

GOFF, J.B., SCHLEGEL, J.U., O'DELL, R.M.: Urinary excretion of nalidixic acid, sulfamethizole, and nitrofurantoin in patients with reduced renal function. J. Urol. **99**, 371–375 (1968).

GOODMAN, L.S., GILMAN, A.: The pharmacological basis of therapeutics. 4th edition. New York: McMillan 1970.

GOODWIN, N.J., FRIEDMAN, E.A.: The effects of renal impairment, peritoneal dialysis, and hemodialysis on serum colistimethate levels. Ann. intern. Med. **66**, 984–994 (1968).

GRAHAME-SMITH, D.G., EVEREST, M.S.: Measurement of digoxin in plasma and its use in diagnosis of digoxin intoxication. Brit. med. J. **1969 I**, 286–289.

GREENBERG, P.A., SANFORD, J.P.: Removal and absorption of antibiotics in patients with renal failure undergoing peritoneal dialysis. Ann. intern. Med. **68**, 465–479 (1967).

GSELL, O., DUBACH, U.C., RAILLARD-PEUCKER, U.: Phenacetine Abusus und Nierenleiden. Dtsch. med. Wschr. **93**, 101–108 (1968).

HABIF, D.V., PAPPER, E.M., FITZPATRICK, H.F., LOWRANCE, P., SMYTHE, C., BRADLEY, S.E.: The renal and hepatic blood flow, glomerular filtration rate and urinary output of electrolytes during cyclopropane, ether and thiopental anesthesia, operation and the immediate post-operative period. Surgery **30**, 241–255 (1951).

HAMBURGER, J.: Résultats de 45 homotransplantations rénales humaines. In: Actualités néphrologiques de l'Hôpital Necker, p. 83. Paris: Flammarion 1965.

HENDERSON, E.S., ADAMSON, R.H., OLIVERIO, V.T.: The metabolic fate of tritiated methotrexate. II. Absorption and excretion in man. Cancer Res. **25**, 1018–1024 (1965).

HEYMAN, A., PATTERSON, J.L., JONES, R.W.: Cerebral circulation and metabolism in uremia. Circulation **1**, 558–563 (1951).

HINMAN, A.R., WOLINSKY, E.: Nephrotoxicity associated with the use of cephaloridin. J. Amer. med. Ass. **200**, 724–726 (1967).

HOFFMAN, T.A., CESTERO, R., BULLOCK, W.E.: Pharmacodynamics of carbenicillin in hepatic and renal failure. Ann. intern. Med. **73**, 173–178 (1970).

HOPPER, J., Jr., JAWETZ, E., HINMAN, F., Jr.: Polymyxin B in chronic pyelonephritis: observations on the safety of the drug and on its influence on the renal infection. Amer. J. med. Sci. **225**, 402–409 (1953).

HUANG, C.L., KURLAND, A.A.: A quantitative study of chlorpromazine and its sulfoxides in the urine of psychotic patients. Amer. J. Psychiat. **118**, 428–437 (1961).

JELLIFFE, R.W.: An improved method of digoxin therapy. Ann. intern. Med. **69**, 703–717 (1968).

— BUELL, J., KALABA, R., SRIDHAR, R., ROCKWELL, R., WAGNER, J.G.: An improved method of digitoxin therapy. Ann. intern. Med. **72**, 453–464 (1970).

JENNE, J.W., MACDONALD, F.M., MENDOZA, E.: A study of the renal clearances, metabolic inactivation rates, and serum fall-off interaction of isoniazid and para-aminosalicylic acid in man. Amer. Rev. resp. Dis. **84**, 371–378 (1961).

JUNGERS, P., KLEINKNECHT, D., LOIRAT, P.: Les accidents rénaux de la céphaloridine. Presse méd. **70**, 1515–1518 (1969).

KABINS, S.A., COHEN, S.: Cephalothin serum levels in azotemic patient. Antimicrob. Agents Chemother. **4**, 207–214 (1964).

KALOWSKI, S., MATHEW, T.H., SINGH NAURA, R., KINCAID-SMITH, P.: Deterioration in renal function in association with co-trimoxazole therapy. Lancet **1973 I**, 394–397.

KALSER, S.C., KELVINGTON, E.J., RANDOLPH, M.M., SANTOMENNA, D.M.: Drug metabolism in hypothermia. I. Biliary excretion of C^{14} atropine metabolites in the intact and nephrectomized rat. J. Pharmacol. exp. Ther. **147**, 252–259 (1965).

KATZ, J., SARMUB, L., KOREUTZ, COHN, R.: Anesthesic considerations for renal transplant. Anesthesia and Analgesia. Curr. Res. **48**, 609–613 (1967).

KEBERLE, H., HOFFMANN, K., BERNHARD, K.: The metabolism of glutethimide (Doriden). Experientia (Basel) **18**, 105–111 (1962).

KESSLER, R.H.: Clinical pharmacology of chlorothiazide compounds. Clin. Pharmacol. Ther. **3**, 109–118 (1962).

KIND, A.C., TUPAS, T.E., STANDIFORD, H.C., KIRB, W.M.M.: Mechanisms responsible for plasma levels of nafcillin lower than those of oxacillin. Arch. intern. Med. **125**, 685–690 (1970).

KLEINKNECHT, D., BABINET, P., GANEVAL, D. et al.: La 5-fluorocytosine dans le traitement des candidoses avec insuffisance rénale aiguë. J. Urol. Néphrol. 79, 753—755 (1973).

KOCH-WESER, J., SIDEL, V. W., FEDERMAN, E. B., KANAREK, P., FINER, D. C., EATON, A. E.: Adverse effects of sodium colistimethate. Ann. intern. Med. 72, 857—868 (1970).

KOECHLIN, B. A., SCHWARTZ, M. A., KROL, G., OBERHANSLI, W.: The metabolic fate of C^{14}-labelled chlordiazepoxide in man, in the dog, and in the rat. J. Pharmacol. exp. Ther. 145, 399—411 (1965).

KOIDE, M., WAUD, B. E.: Serum potassium concentration after succinylcholine in patients with renal failure. Anesthesiology 36, 142—145 (1972).

KOPPEL, M. H., SHINABERGER, J. H., MASSRY, S. G., POPOVTZER, M. M., COBURN, J. W.: Hypercalcemic response to hydrochlorothiazide in uremia. Clin. Res. 17, 435 (1969).

KRACKHARDT, H., VON: Blutspiegel und Ausscheidung des Cycloserins bei länger dauernder Medikation. Schweiz. Z. Tuberk. 17, 403—416 (1960).

KRAMER, P., WILLMS, B., HORENKAMP, J., SCHELER, F.: Blutspiegelkinetik und renal clearance von H^3-Peruvosid. Klin. Wschr. 47, 1157—1166 (1969).

KRÜGER-THIEMER, E.: Dosage schedule and pharmacokinetics in chemotherapy. J. Amer. pharm. Ass. (Sc. ed.) 49, 311—313 (1960).

— Pharmacokinetics and dose concentration relationships. Proc. 3rd Intern. Pharmacological Meeting. Vol. 7. Physico-chemical aspects of drug action, pp. 63—113. New York: Pergamon Press 1968.

KUNIN, C. M.: Analysis of the restrictions imposed by renal failure on antibiotic therapy of pyelonephritis. In: Biology of pyelonephritis, p. 623. London: Churchill, 1960.

— A guide to the use of antibiotics in patients with renal disease. Ann. intern. Med. 67, 151—158 (1967).

— ATUK, N.: Excretion of cephaloridine and cephalothin in patients with renal impairment. New Engl. J. Med. 274, 654—656 (1966).

— CHALMERS, T. C., LEEVY, C. M., SEBASTYEN, S. C., LIEBER, C. S., FINLAND, M.: Absorption of orally administered neomycin and kanamycin. New Engl. J. Med. 262, 380—385 (1960).

— FINKELBERG, Z.: Oral cephalexin and ampicillin: Antimicrobial activity, recovery in urine and persistence in blood of uremic patients. Ann. intern. Med. 72, 349—356 (1970).

— FINLAND, M.: Persistence of antibiotics in blood of patients with acute renal failure. — III. Penicillin, streptomycin, erythromycin, and kanamycin. J. clin. Invest. 38, 1509—1519 (1959a).

— — Restrictions imposed on antibiotic therapy by renal failure. Arch. intern. Med. 104, 1030—1050 (1959b).

— GLAZKO, A. J., FINLAND, M.: Persistence of antibiotics in blood of patients with acute renal failure. — II. Chloramphenicol and its metabolites in the blood of patients with severe renal disease or hepatic cirrhosis. J. clin. Invest. 38, 1498—1508 (1959c).

— REES, S. B., MERRILL, J. P., FINLAND, M.: Persistence of antibiotics in blood of patients with acute renal failure. — I. Tetracycline and chlortetracycline. J. clin. Invest. 38, 1487—1497 (1959d).

KUZUCU, E. Y.: Methoxyflurane, tetracycline, and renal failure. J. Amer. med. Ass. 211, 1162—1164 (1970).

LAHRTZ, H., REINOLD, N. M., VAN ZWIETEN, P. A.: Serum concentration and urinary excretion of ^3H ouabain in patients suffering from liver or kidney diseases. Pharmacol. Clin. 1, 114—118 (1969).

LAMBERT, C. R.: Nouveau traitement des schistosomiases et de l'amibiase, le Ciba 32.644-Ba (Ambilhar.). Acta trop. 23, 1—80 (1966).

LANGECKER, H., WITZGALL, H.: Beziehung zwischen Stoffwechselvorgängen und renalen Ausscheidungsmodus bei Sulfonamide. Klin. Wschr. 40, 32—34 (1962).

LAPIDES, J., ALKEMA, H. D., MCDONALD, L. P., SLOAN, J. B., ZIERDT, D., HERWIG, K., PETRONE, A. F.: Correlation of urinary output with serum and spinal fluid mannitol levels in normal and azotemic patients. J. Urol. 99, 662—669 (1968).

LARENG, BAUSILLON, CAILLARD: Insuffisance rénale et anesthésie. Anesth. Analg. 27, 37—80 (1970).

LASSEN, J.B., NIELSEN, D.E.: Investigations into the diuretic effect and elimination of triamterene. Acta Pharmacol. Toxicol. **20**, 309—316 (1963).

LAST, P.M., SHERLOCK, S.: Systemic absorption or orally administered neomycin in liver disease. New Engl. J. Med. **262**, 385—389 (1960).

LAWRASON, F.D., ALPERT, E., MOHR, F.L., MCMAHON, F.G.: Ulcerative obstructive lesions of the small intestine. J. Amer. med. Ass. **191**, 641—644 (1965).

LHERMITTE, F., FRITEL, D., CAMBIER, J., MARTEAU, R., GAUTIER, J.C., NOCTON, F.: Polynévrite au cours de traitements par la nitrofurantoïne. Presse méd. **71**, 767—770 (1963).

LINDBERG, A.A., NILSSON, L.H., BUCHT, H., KALLINGS, L.O.: Concentration of chloramphenicol in the urine and blood in relation to renal function. Brit. med. J. **1966** II, 724—728 (1966).

LINDHOLM, D.D., MURRAY, J.S.: Persistence of vancomycin in the blood during renal failure and its treatment by hemodialysis. New Engl. J. Med. **274**, 1047—1051 (1966).

LINDHOLMER, B., NAYM, E., RAF, L.: Nonspecific stenosing ulceration of small bowel. Acta chir. scand. **128**, 310—311 (1964).

LINE, D.H., POOLE, G..W, WATERWORTH, P.M.: Serum streptomycin levels and dizziness. Tubercle (Lond.) **51**, 76—81 (1970).

LINQUIST, J.A., SIDDIQUI, J.Y., SMITH, I.M.: Cephalexin in patients with renal disease. New Engl. J. Med. **283**, 720—723 (1970).

LIPMANN, R.W., MARTI, H.U.: Effect of renal function on excretion of sulfadimetine given in small doses for urinary infection. J. Urol. **70**, 548—551 (1953).

LISSAC, J., AMIEL, C., MOREL-MAROGER, L., MIGNON, F.: Néphrite interstitielle aiguë due à une intoxication massive et prolongée par le méthane sulfonate de colistine. J. Urol. Néphrol. **70**, 789—797 (1964).

LOCKERT, S.: Haemodialysis in the treatment of acute poisoning. Proc. roy. Soc. Med. **63**, 427—430 (1970).

LOURIA, D.B.: Some aspect of the absorption, distribution and excretion of amphotericin B in man. Antibiot. Med. Clin. Ther. **5**, 295—301 (1958).

MANIGAND, G., AUZEPY, P., LARDY, C.: Un cas d'intolérance grave au cours d'un traitement par la phénindione: mesures préventives à prendre. Sem. Hôp. Paris **44**, 3217—3222 (1968).

MANNHART, M., DETTLI, L., SPRING, P.: Die Elimination des Doxyzyklins und ihre Beeinflussung durch die Hämodialyse bei anurischen Patienten. Schweiz. med. Wschr. **101**, 123—127 (1971).

MARCUS, F.I., PETERSON, A., SALEI, A.: The metabolism of tritiated digoxin in renal insufficiency in dogs and man. J. Pharmacol. exp. Ther. **152**, 372—382 (1966).

MAREN, T.H., MAYER, E., WADSWORTH, B.C.: Carbonic anhydrase inhibition. I. The pharmacology of Diamox. Bull. Hopkins Hosp. **95**, 199—243 (1954).

MARK, L.C., KAYDEN, H.J., STEEL, J.M., COOPER, J.R., BERLIN, I., ROVENSTEIN, E.A., BRODIE, B.B.: The physiologic disposition and cardiac effects of procaine amide. J. Pharmacol. exp. Ther. **102**, 5—15 (1951).

MASCITELLI-CORIANDOLI, E.: In: MUECKTER, H.: Zur Pharmakologie der basischen Streptomyces-Antibiotika. Antibiot. Chemother. **9**, 83—114 (1961).

— BOLDRINI, R., CITTERIO, C.: Abnahme des Gehaltes von Coenzym A in Leber und Nieren bei experimenteller Nephrose. Naturwissenschaften **45**, 442—456 (1958).

MAST, W.H.: Neuropathy due to furaltaden. New Engl. J. Med. **263**, 963 (1960).

MATHOG, R.H., KLEIN, W.J.: Ototoxicity of ethacrynic acid and aminoglycoside antibiotics in uremia. New Engl. J. Med. **280**, 1223—1224 (1969).

MATZ, G.J., NANTON, R.F.: Ototoxic drugs and poor renal function. J. Amer. med. Ass. **208**, 2119 (1968).

MAWER, G.E., KNOWLES, B.R., LUCAS, S.B., STIRLAND, R.M.: Computer-assisted precribing of kanamycin for patients with renal insufficiency. Lancet **1972** I, 12—15 (1972a).

MAWER, G.E., LUCAS, S.B.: Normogram for kanamycin dosage. Lancet **1972** II, 45 (1972b).

MCCHESNEY, E.W., FROELICH, E.J., LESHER, G.Y.: Nalidixic acid. Absorption, excretion and metabolism. Toxic. appl. Pharmacol. **6**, 292—309 (1964).

MCCLOSKEY, R.V., HAYES, C.P.: Plasma levels of dicloxacillin in oliguric patients and the effect of hemodialysis. Antimicrob. Agents Chemother. **7**, 770—772 (1967).

McHENRY, M. C., GAVAN, T. L., GIFFORD, R. W.: Gentamicin dosages for renal insufficiency: adjustments based on endogenous creatinine clearance and serum creatinine clearance and serum creatinine concentration. Ann. intern. Med. **74**, 192—197 (1971).

McKAY, D. N., KAYE, D.: Serum concentrations of colistin in patients with normal and impaired renal function. New Engl. J. Med. **270**, 394—397 (1964).

MELLETT, L. B., HODGSON, P. E., WOODS, L. A.: Absorption and fate of C^{14}-labeled thio-TEPA in humans and dogs. J. Lab. clin. Med. **60**, 818—825 (1962).

MELLK, H. M., LETTERI, J. M., DURANTE, P.: Diphenylhydantoin metabolism in chronic uremia. Ann. intern. Med. **72**, 801 (1970).

MÉRIER, G., RUDHARDT, M., HERRERA, A., WASEM, R., FABRE, J.: Le comportement de l'oxytétracycline en cas d'insuffisance rénale. Schweiz. med. Wschr. **100**, 1442—1446 (1970).

MICHAEL, A. F., VERNIER, R. L., DRUMMOND, K. N.: Immunosuppressive therapy of chronic renal disease. New Engl. J. Med. **276**, 817—828 (1967).

MILES, B. E., DE WARDENER, H. E., CHURCHILL-DAVIDSON, H. C., WYLIE, W. D.: Effect on renal circulation of pentamethonium bromid anesthesia. Clin. Sci. **11**, 73—79 (1952).

MILLER, R. D., BATES, J. H.: Amphotericin B toxicity. Ann. intern. Med. **71**, 1089—1095 (1969).

MILLER, R. D., WAY, W. L., HAMILTON, W. H., LAZZER, R. B.: Succinylcholine-induced hyperkaliemia in patients with renal failure. Anesthesiology **36**, 138—141 (1972).

MILNE, M. D., ROWE, G. G., SOMERS, K., MUEHRCKE, R. C., CRAWFORD, M. A.: Observations on the pharmacology of mecamylamine. Clin. Sci. **18**, 599—614 (1957).

MOLLARET, P., MONSALLIER, J. F., POCIDALO, J. J., RAPIN, M.: Etudes sur l'intoxication barbiturique aiguë. — I. Les effets des variations de l'équilibre acide-basique sur la répartition du phénobarbital dans l'organisme du chien néphrectomisé. Rev. franç. Etudes clin. Biol. **4**, 575—581 (1959).

MORGENSTERN, L., FREILICH, M., PANISH, J. F.: The circumferantial smallbowel ulcer. J. Amer. med. Ass. **191**, 637—640 (1965).

MUECKTER, H.: Zur Pharmakologie des basischen Streptomyces-Antibiotika. Antib. Chemother. **9**, 83—114 (1961).

MURPHY, K. J.: Uraemic accentuation of chlorpromazine pigmentation. Med. J. Austr. **2**, 1228—1229 (1966).

NOWELL, P. T., SCOTT, C. A., WILSON, A.: Hydrolisis of neostigmine by plasmacholinesterase. Brit. J. Pharmacol. **18**, 498—502 (1962).

O'BRIEN, J. P., SHARP, A. R., Jr.: The influence of renal disease on the insulin (I^{131}) disappearance curve in man. Metabolism **16**, 76—83 (1967).

ODAR-CEDERLÖF, I., LUNDE, P., SJÖQVIST, F.: Abnormal pharmacokinetics of phenytoin in a patient with uremia. Lancet **1970** II, 831—832.

OGG, C. S., TOSELAND, P. A., CAMERON, J. S.: Pulmonary tuberculosis. in patient on hemodialysis. Brit. med. J. **1968** II, 283—284.

O'GRADY, F.: Antibiotics in renal failure. Brit. med. Bull. **27**, 142—147 (1971).

OKITA, G. T., TALSO, P. J., CURRY, J. H., SMITH, F. D., GELLING, E. M. K.: Metabolic fate of radioactive digitoxin in human subjects. J. Pharmacol. exp. Ther. **115**, 371—379 (1955).

OLSEN, S.: The brain in uremia. Acta psychiat. scand. **36**, Suppl. 156, 1—128 (1961).

ONESTI, G., BOCK, K. D., HEIMSOTH, V.: Clonidine: a new antihypertensive agent. Amer. J. Cardiol. **28**, 74—83 (1971).

ORME, B. M., CUTLER, R. E.: The relationship between kanamycin pharmacokinetics, distribution and renal function. Clin. Pharmacol. Ther. **10**, 543—550 (1969).

OTTO, G. F., MAREN, T. H., BROWN, H. W.: Blood levels and excretion rates of antimony in persons receiving trivalent antimonials. Amer. J. Hyg. **45**, 193—211 (1947).

PAPAC, R., CREASY, W. A., CALABRESI, P., WELCH, A. D.: Clinical and pharmacological studies with I-B-arabinofuranosylcytosine (cytosine arabinoside). Proc. Amer. Ass. Cancer Res. **6**, 50 (1965).

PAPPER, E. M.: Renal function during general anesthesis and operation. J. Amer. med. Ass. **152**, 1686—1689 (1953).

PAUL, M. F., PAUL, H. E., KOPKO, F., BRYSON, M. J., HARRINGTON, C.: Inhibition by furacin of citrate formation in testis preparation. J. biol. Chem. **208**, 491—497 (1954).

PAYET, M., SANKALE, M.: Hyperazotémies transitoires consécutives au traitement de la trypanosomiase humaine africaine avec des diamidines. Bull. Soc. path. Exot. **53**, 690–696 (1960).

PEETS, E. A., SWEENEY, W. M., PLACE, V. A., BUYSKE, D. A.: The absorption, excretion, and metabolic fate of ethambutol in man. Amer. Rev. Resp. Dis. **91**, 51–58 (1965).

PERKINS, P. L., SMITH, E. J., SASLAW, S.: Cephalothin and cephaloridine: comparative pharmacodynamics in chronic uremia. Amer. J. Med. Sci. **257**, 116–124 (1969).

PETITPIERRE, B., FABRE, J.: Effet de l'insuffisance rénale sur l'action hypoglycémiante des sulfonylurées. Cinétique de la chlorpropamide en cas de néphropathie. Schweiz. med. Wschr. **102**, 570–578 (1972).

— PERRIN, L., RUDHARDT, M., HERRERA, A., FABRE, J.: Behavior of chlorpropamide in renal insufficiency and under the effect of associated drug therapy. Int. J. Pharmacol. **6**, 120–124 (1972).

PEZZI, P. I., FROBESE, A. S., GREENBERG, S. R.: Methoxyflurane and renal toxicity. Lancet **1966** I, 823.

PILLAY, V. K. G., SCHWARTZ, F. D., AIMI, K.: Transient and permanent deafness following treatment with ethacrynic acid in renal failure. Lancet **1969** I, 77–79.

PLACE, V. A., THOMAS, J. P.: Clinical pharmacology of ethambutol. Amer. Rev. resp. Dis. **87**, 901–904 (1963).

PLAUT, M. E., O'CONNELL, C. J., PABICO, R. C., DAVIDSON, D.: Penicillin handling in normal and azotemic patients. J. Lab. clin. Med. **74**, 12–18 (1969).

PLETKA, P., COHEN, S. L., KENYON, J. R., SNELL, M.: Cadaveric renal transplantation. An analysis of 65 cases. Lancet **1969** I, 1–6 (1969).

POHL, J. E., THURSTON, H.: Use of diazoxide in hypertension with renal failure. Brit. med. J. **1971** IV, 142–145 (1972).

POLLAK, V. E.: Anticoagulants in the treatment of renal disease. Ann. intern. Med. **73**, 334–335 (1970).

POWELL, J. N.: Suxamethonium-induced hyperkaliemia in a uraemic patient. Brit. J. Anesth. **42**, 806–807 (1970).

PRESCOTT, L. F.: Effects of acetylsalicyclic acid, phenacetin, paracetamol and caffeine on renal tubular epithelium. Lancet **1965** II, 91–96.

— The metabolism of phenacetin in patients with renal diseases. Clin. Pharmacol. Ther. **10**, 383–394 (1969).

RAABLAUF, J., DUBACH, U. C.: Dose-dependant change in the pattern of phenacetin metabolism in man and its possible significance in analgesic nephropathy. Klin. Wschr. **47**, 1286–1287 (1969).

RABINOWITZ, P., FRIEDMAN, I. S.: Drug-induced lactation in uremia. J. clin. Endocr. **21**, 1489–1493 (1961).

RABKIN, R., SIMON, N. M., STEINER, S., COLWELL, J. A.: Effect of renal disease on renal uptake and excretion of insulin in man. New Engl. J. Med. **282**, 182–187 (1970).

RAHN, K. H., DAYTON, P. G.: Studies on the metabolism of guanethidine in hypertensive patients. Biochem. Pharmacol. **18**, 1809–1916 (1969).

REGAMEY, C., HUMAIR, L.: Pharmacokinetics of cephalexin in renal insufficiency. Postgrad. med. J. **47**, suppl., 69–78 (1971).

REIDENBERG, M. M.: Renal function and drug action. Philadelphia-London-Toronto: W. B. Saunders Comp. 1971.

— KOSTENBAUDER, H., ADAMS, W.: Rate of drug metabolism in obese volunteers before and during starvation and in azotemic patients. Metabolism **18**, 209–123 (1969).

— ODAR-CEDERLÖF, I., VON BAHR, C., BORGA, O., SJÖQVIT, F.: Protein binding of diphenylhydantoin and desmethylimipramine in plasma from patients with poor renal function. New Engl. J. Med. **285**, 265–267 (1971).

REINARZ, J. A., MCINTOSH, D. A.: Lincomycin excretion in patients with normal renal function, severe azotemia, and with hemodialysis and peritoneal dialysis. Antimicrob. Agents Chemother. **5**, 232–238 (1965).

REUBI, F.: Blutspiegel, Ausscheidung und Dosierung von N-pyrrolidino-methyltetracyclin (PMT, Reverin) bei Nierenkranken. Klin. Wschr. **45**, 133–137 (1967).

REUBI, F., COTTIER, P. T.: Effects of reduced glomerular filtration rate on responsiveness to chlorothiazide and mercurial diuretic. Circulation 23, 200—210 (1961).

— MÜNGER, C.: Renale and extrarenale Ausscheidung von N-pyrrolidino-methyltetracyclin (Reverin) bei Patienten mit normaler und eingeschränkter Nierenfunktion. Pharmacol. Clin. 1, 8—18 (1968).

— VORBURGER, C.: Renale und extrarenale Ausscheidung von Ampicillin bei Patienten mit normaler und eingeschränkter Nierenfunktion. Pharmacol. Clin. 1, 192—202 (1969).

— — BÜTIKOFER, E.: A comparison of the short-term and long-term haemodynamic effects of antihypertensive therapy. In Catapress in Hypertension, pp. 113—136. London: Conolly and Butterworths 1970.

RICHARDS, R. K., TAYLOR, J. D., KUETER, K. E.: Effect of nephrectomy on the duration of sleep following administration of thiopental and hexobarbital. J. Pharmacol. exp. Ther. **108**, 461—473 (1953).

RICHARDSON, J. A., DERROW, A. M., BORCHARDT, K. A.: Therapy with amphotericin B of Candida septicemia in the presence of acute renal failure. Invest. Urol. **8**, 247—250 (1968).

RICHET, G., ARDAILLOU, R., FILLASTRE, J. P., BLAISE, P.: Sécrétion gastrique de l'urémique. Rev. franç. Etude clin. Biol. **10**, 180—190 (1965).

— — SULTAN, Y.: Accidents neuro-psychiques chez des urémiques chroniques traités par le méthane-sulfonate de colistine. Bull. Mém. Soc. méd. Hôp. Paris **113**, 1199—1205 (1962).

— AUROUSSEAU, M., EMMERICH: Toxicité du méthane sulfonate de colistine chez le rat en réduction néphronique. In: RICHET, G., FABRE, J., DE FREUDENREICH, J., PODEVIN, R.: La tolérance médicamenteuse au cours de l'insuffisance rénale, pp. 12—17. Paris: Masson 1966a.

— FABRE, J., DE FREUDENREICH, J., PODEVIN, R.: La tolérance médicamenteuse au cours de l'insuffisance rénale. Paris: Masson 1966b; and J. Urol. Néphrol. **72**, 257—302 (1966b).

— VACHON, F.: Les troubles neuro-psychiques de l'urémie chronique. Bull. Mém. Soc. méd. Hôp. Paris **116**, 1253—1272 (1965).

RIEDER, J., FERNEX, M., SCHWARTZ, D. E.: Pharmacokinetic data on the combination sulfamethoxasole plus trimethoprim in patients with renal impairment. Int. Congr. Chemother. **7**, A-1/29 (1971).

RIFF, L. J., JACKSON, G. G.: Pharmacology of gentamicin in man. J. infect. Dis. **124** (suppl.), 98—105 (1971).

ROELSEN, E.: Polyneuritis after nitrofurantoin therapy. Acta med. scand. **175**, 145—154 (1964).

ROGERS, E. W.: Excretion of piperazine salts in urine. Brit. med. J. **1958 I**, 136—137.

ROLLY, G., VERSCHRAEGEN, R.: L'anesthésie pour la transplantation rénale. Expérience de 29 cas de transplantation avec des reins de cadavre. Anesth. Analg. Réan. **28**, 355—361 (1969).

ROSSUM, J. M. VAN: Pharmacokinetics of accumulation. J. pharm. Sci. **57**, 2162—2165 (1968).

ROTH, F., WÜTHRICH, H.: The clinical importance of hyperkaliema following suxamethonium administration. Brit. J. Anesth. **41**, 311—316 (1969).

SACHS, J., GEER, T., NOELL, P., KUNIN, C. M.: Effect of renal function on urinary recovery of orally administered nitrofurantoin. New Engl. J. Med. **278**, 1032—1035 (1968).

— HENDERSON, R. R.: Use of bishydroxycoumarin (Dicumarol) in the presence of impaired renal function. J. Amer. med. Ass. **148**, 839—841 (1952).

SCHEINBERG, G.: Effects of uremia on cerebral blood flow and metabolism. Neurology **4**, 101—105 (1954).

SCHEITLIN, W., JEANNERET, P.: Über akute Nierenschädigungen unter Phenylbutazontherapie. Schweiz. med. Wschr. **87**, 881—885 (1957).

SCHELER, F. VON, WIGGER, W., HOFFLER, D., QUELLHORST, E.: Steigerung der Digitalistoxizität bei eingeschränkter Nierenfunktion. Dtsch. med. Wschr. **90**, 1614—1620 (1965).

SCHREINER, G. E., MAHER, J. F.: Toxic nephropathy. Amer. J. Med. **38**, 409—449 (1965).

SCHREINER, W. J., BECKER, E. L.: Acute transient hearing loss after ethacrynic acid therapy. Arch. intern. Med. **117**, 715—717 (1966).

SCHULTZ, J. C., ADAMSON, J. S., WORKMAN, W. W., NORMAN, T. D.: Fatal liver disease after intravenous administration of tetracycline in high dosage. New Engl. J. Med. **269**, 999–1004 (1963).

SCHWARTZ, G. H., DAVID, D. S., RIGGIO, R. R., STENGEL, K. H., RUBIN, A. L.: Ototoxicity induced by Furosemid. New Engl. J. Med. **282**, 1413–1414 (1970).

SELLERS, E. M., KOCH-WESER, J.: Protein binding and vascular activity of diazoxide. New Engl. J. Med. **281**, 1141–1145 (1969).

SELYE, H., PRIORESCHI, P., CANTIN, M.: Factors that determine the production of cardiovascular and renal lesions by polymyxin. Antibiot. Chemother. **11**, 12–25 (1961).

SHAND, D. S., NUCKOLS, E. M., DATES, J. A.: Plasma propranolol levels in adults. With observations in four children. Clin. Pharmacol. Ther. **11**, 112–120 (1970).

SHILS, M. E.: Renal disease and the metabolic effects of tetracycline. Ann. intern. Med. **58**, 389–408 (1963).

SIMON, N. M., DEL GRECO, F., DIETZ, A. A., RUBINSTEIN, H. M.: Serum cholinesterase deficiency in renal failure. Trans. Amer. Soc. artif. intern. Organs **15**, 328–331 (1969).

SMITH, C. C., IHRIG, J.: Persistent excretion of pyrimethamine following oral administration. Amer. J. trop. Med. **8**, 60–62 (1959).

SMITH, J. W., SEIDL, L. G., CLUFF, L. E.: Studies on the epidemiology of adverse drug reactions. V. Clinical factors influencing susceptibility. Ann. intern. Med. **65**, 629–640 (1966).

SMITH, T. W., BUTLER, V. P., HABER, P.: Determination of therapeutic and toxic serum digoxin concentrations by radioimmunoassay. New Engl. J. Med. **281**, 1212–1216 (1969).

SPRING, P.: The pharmacokinetics of Rimactane in patients with impaired liver and kidney function. Symposium on Rimactane, pp. 32–34. Bâle: Ciba 1968.

SPÜHLER, P., ZOLLINGER, H. U.: Die chronische interstitielle Nephritis. Z. klin. Med. **151**, 1–50 (1963).

STAMEY, T. A., NEMOY, N. J., HIGGINS, M.: The clinical use of nalidixic acid. Invest. Urol. **6**, 582–592 (1969).

STARZL, T. E.: Experience in renal transplantation, p. 180 and 360. Philadelphia-London-Toronto: Saunders 1964.

STRUNIN, L.: Some aspects of anesthesia for renal homotransplantation. Brit. J. Anaesth. **38**, 812–822 (1966).

SWINYARD, W. A., WEAVER, L. C., GOODMAN, L. S.: Effect of liver injury and nephrectomy on the anticonvulsivant activity of clinically useful hydantoins. J. Pharmacol. exp. Ther. **104**, 309–316 (1952).

TAVERNIER, M., DU BOUCHET, N., VAYSSE, M. I.: Problèmes d'anesthésie et de réanimation peropératoire posés par la transplantation rénale chez l'homme. Anesth. Analg. Réan. **22**, 129–137 (1965).

TIFFENEAU, M., LEVY, J., BROUN, D.: Influence des variations de la réserve alcaline et du pH sur quelques actions pharmacodynamiques centrales ou périphériques. Arch. int. Pharmacodyn. **38**, 463–467 (1930).

TOBIAN, L., BINION, J.: Effect of deficiency of renal tissue with or without resulting hypertension on the electrolyte composition of brain and skeletal muscle. Amer. J. Physiol. **178**, 233–236 (1954).

TONNESEN, M.: The excretion of atropine and allied alkaloids in urine. Acta pharmacol. toxicol. **6**, 147–164 (1950).

TOURKANTONIS, A., FRIEDRICH, H., HEINZE, V.: Ampicillin-Nebenwirkung bei Patienten mit Niereninsuffizienz. Med. Klin. **66**, 1154–1161 (1971).

TOUSSAINT, C., BRAUMAN, J., SMULDERS, J., LAMBERT, P. P.: Anurie mortelle par phénylbutazone. Livre jubilaire du Pr P. Govaerts, p. 86. Bruxelles: Imprimerie médicale et scientifique 1955.

TRAEGER, J., ZECH, P., TOUBOUL, P.: Les complications rénales toxi-allergiques des traitements anticoagulants par la phenyl-indane-dione. Thérapie **23**, 511 (1968).

UEDA, H., SAKURAI, T., OTA, M., NAKAJIMA, A., KAMII, K., MAEZAWA, H.: Disappearance rate of tolbutamide in normal subjects and in diabetes mellitus, liver cirrhosis and renal disease. Diabetes **12**, 414–419 (1963).

Updike, S. J., Harrington, A. R.: Acute diabetic keto-acidosis — a complication of intravenous diazoxide treatment for refractory hypertension. New Engl. J. Med. **280**, 768 (1969).
Vecsei, P., Kemeny, V.: The effect of experimental uremia on the disappearance of prednisolone in white rats. Med. exper. **8**, 35—38 (1963).
Verbeckmoes, R.: Etude de la tolérance de l'acide nalidixique chez les insuffisants rénaux. J. Urol. Néphrol. **72**, 303—305 (1966).
Vic-Dupont, Monsallier, J. F., Vachon, F., Rochant, H.: Incidences rénales des traitements par le méthane-sulfonate de colistine. Bull. Mém. Soc. méd. Hôp. Paris **116**, 25—37 (1965).
Vree, T. B.: Kinetics of distribution and metabolism of amphetamines and phentermines in man and animals. Intern. Congress Pharmacol. **4**, 453 (1969).
Way, E. L., Adler, T. K.: The pharmacologic implications of the fate of morphine and its surrogates. Pharm. Rev. **12**, 383—446 (1960).
Weiner, I. M., Mudge, G. H.: Renal tubular mechanisms for excretion of organic acids and bases. Amer. J. Med. **36**, 743—762 (1964).
Weinstein, L., Lerner, P. I., Chew, W. H.: Clinical and bacteriologic studies of the effect of "massive" doses of penicillin G on infections caused by gramnegative bacilli. New Engl. J. Med. **271**, 525—533 (1964).
Weiss, P., Hersey, R. M., Dujorne, C. A., Bianchine, J. R.: The metabolism of amiloridine hydrochloride in man. Clin. Pharmacol. Ther. **10**, 401—406 (1969).
Werner, C. A., Adams, C., du Bois, R.: Absorption and excretion of viomycin in humans. Proc. Soc. exp. Biol. (N. Y.) **76**, 292—295 (1951).
Whalley, P. J., Adams, R. H., Combes, B.: Tetracyclin toxicity in pregnancy. Liver and pancreatic dysfunction. J. Amer. med. Ass. **189**, 357—362 (1964).
Wilfert, J. N., Burke, J. P., Bloomer, H. A., Smith, C. B.: Renal insufficiency associated with gentamicin therapy. J. infect. Dis. **124**, suppl. S 148—S 153 (1971).
Williams, O. M., Wimpenny, J., Asscher, A. W.: Renal clearance of sodium sulphadimidine in normal and uraemic subjects. Lancet **1968** II, 1058—1060.
Wolinski, E., Hines, J. D.: Neurotoxic and nephrotoxic effects of colistin in patients with renal disease. New Engl. J. Med. **268**, 759—762 (1962).
Woodruff, M. F. A., Nolan, B., Robson, J. S., McDonald, M. K.: Renal transplantation in man. Experience in 35 cases. Lancet **1969** I, 6—12.
Woods, J. W., Blythe, W. B.: Management of malignant hypertension complicated by renal insufficiency. New Engl. J. Med. **277**, 57—61 (1967).
Wright, W. W., Putnam, L. E., Welch, H.: Novobiocin: serum concentrations and urinary excretion following oral administration in man. Antibiot. Med. **2**, 311—316 (1956).
Wyant, S. M.: The anesthesist looks at tissue transplantation: three years' experience with kidney transplant. Canad. Anaesth. Soc. J. **14**, 255—275 (1967).
Young, I. M., de Wardener, H. E., Miles, B. E.: Mechanism of the renal excretion of methonium compounds. Brit. med. J. **1951** II, 1500—1501.
Yow, E. M., Moyer, J. H.: Toxicity of polymyxin B. Arch. intern. **92**, 248—257 (1953).

Calcium Metabolism and Kidney Disease*

Ulrich Binswanger

With 18 Figures

* Supported by the Swiss National Foundation, grant no. 3.351.70.

I. Introduction

The term "metabolism" stands for the sum of processes by which a particular substance is handled in the living body. These processes are essential for life, growth, maturation, and reproduction. "All the vital mechanisms, varied as they are, have only one object: that of preserving constant the condition of life in the *milieu intérieur*" (CLAUDE BERNARD). The properties of the internal environment are not fixed and immutable, however, but rather cyclic and adaptive. Homeostasis is maintained by the regulation of uptake, distribution and excretion of substances. A change in one of these processes normally affects the two others. Mediators of this adaptive behavior are: the milieu intérieur *per se* at the different organ sites, the endocrine system and the nervous system. Calcium is one of the most precisely regulated constituents of the blood. It is of crucial importance to many vital processes such as muscle contraction, neural excitability and membrane permeability. Remodelling of the skeleton and calcium excretion by the kidney are the two major mechanisms maintaining the blood calcium at a normal level.

The kidney, because ot its function in vitamin-D metabolism as well as in parathyroid hormone catabolism, is involved as an effector *and* as a regulator. The main control function, however, is performed by the parathyroid glands. Their importance is much better defined than the importance of the C cells of the thyroid, which produce calcitonin.

The object of this paper is to describe the consequences of renal functional impairment on the calcium metabolism and to characterize disorders of calcium transport at different organ sites in azotemia. The introductory review of calcium physiology is intended to serve as a background rather for the description of pathologic changes than to be a complete coverage of the whole field. The data on calcium absorption, bone histology, immunoreactive parathyroid hormone and ionized calcium are discussed in the second part on calcium pathophysiology in renal failure. Details of the methods and results are described in the form of appendices in order to add to a coherent discussion of the calcium metabolism in renal disease.

II. Calcium Physiology

1. Distribution and State of Calcium in the Body

a) Bone

The calcium content of the adult human body is 1000—1200 g [151, 74], 99% of which is located in bone. It consists of amorphous calcium which is first deposited [57] and then transformed into crystalline mineral. The bulk of this mineral seems to be hydroxyapatite with the formula $Ca_{10-x} H_{2x} (PO_4)_6 (OH)_2$ [172], the other form of crystalline calcium consists of octocalcium phosphate and has the formula $(Ca)_4 (H) (PO_4)_3$ [132]. The molecular heterogeneity of the bone tissue might be due to the intracrystalline mixtures of hydroxyapatite and octocalcium phosphate [33]. At specific sites of the matrix collagen fibers the mineral crystallises [85]. Between these fibers is the matrix ground substance consisting of protein polysaccharides, which are able to bind calcium and may be involved in the process of calcification [199]. Lipids may have a similar function [105].

From the experiments of NEUMAN and NEUMAN [157] we know that the blood is supersaturated with bone mineral. However, the concentrations necessary for a spontaneous precipitation, might not be attained. Collagen is a catalyst inducing calcification. The dissolution seems to depend on local variations of ions such as citrate, magnesium and bicarbonate. Because bone powder can maintain the calcium and phosphorus content, it was concluded that the mineral release is mediated by a pH gradient which is built up by cellular action [132]. Octocalcium phosphate proved to be more soluble than hydroxyapatite [132]; this could explain data reflecting more soluble bone mineral in children than in adults, suggesting that the higher content of octocalcium in young bone is responsible for the exchange and that it is probably hydrolyzed into hydroxyapatite later. The fact that extracellular fluid is supersaturated with calcium and phosphate caused FLEISCH and NEUMAN [72] to propose that as a potential catalyst, the extraosseous collagen must be protected from calcification. They found the inhibitor was pyrophosphate ($P_2O^4_7$). Pyrophosphate can replace or displace orthophosphate in the crystal surface. "Coated" crystals induce no further precipitation in supersaturated solutions and dissolution is also retarded [73].

Because of its buffering quality, bone bicarbonate should be emphasized. Partial substitution of OH groups [232] or HPO_4 units [175, 158] by HCO_3 indicates that bicarbonate is part of the crystal lattice. Apart from the apatite crystal, a rapidly exchangeable fraction of bicarbonate acts as a major buffer [168].

The data available on state and solubility of bone calcium relate merely to equilibrium processes between the mineral bone phase and the extracellular fluid in bone, which shows its own specific composition [158]. It is exchanged with the blood across a continuous cell membrane [158] consisting of osteoblasts, osteocytes and osteoclasts; thus it is cell-mediated.

b) Intracellular Calcium

The intracellular calcium accounts for about 10 g or 1% of the total body calcium. The intracellular distribution varies according to the transport capacity of the plasma membrane, the mitochondriae and the microsomes [17]. The transport efficiency at these sites is different in various cells. Content and distribution of the intracellular calcium are also influenced by phosphate, hormones and cyclic AMP [180]. Calcium can be ionized, bound or complexed in each of the cellular compartments.

c) Serum Calcium

About 1 g of calcium or 0,1% of the total body calcium is found in the blood and in the extracellular fluid. The calcium concentration in the serum is maintained at

10 mg/100 ml. Serum calcium can be divided into protein-bound, ionized, and complexed calcium, amounting to 40%, 47% and 13% of the total calcium, respectively [152]. To a similar degree protein binding and complex formation are pH-dependent [20]. Protein binding occurs mainly to albumin, complex formation with phosphate, sulfates and organic acids such as citrate and others. Calcium phosphate complex formation is observed with marked increase of either of the two ions; a removal from the circulation by the reticuloendothelial system has been described in the animal [83] as well as in man [20].

2. Calcium Turnover (Fig. 1)

Of a daily intake of 1 g of calcium, 700 mg is absorbed by the intestine and 600 mg is secreted into the gut, i. e. the net absorption amounts to 100 mg. Another 100 mg is excreted by the urine, made up from filtration of some 10 g into the primary urine and tubular reabsorption of 9.9 g calcium [162, 140]. The scheme does not include the loss of calcium by the skin. The relatively small extracellular pool is turned over many times per day by the exchange with bone calcium. Radioisotope studies indicate that bone calcium might be divided into readily available and stable calcium [187]. Little quantitative information exists on the exchange of intracellular calcium.

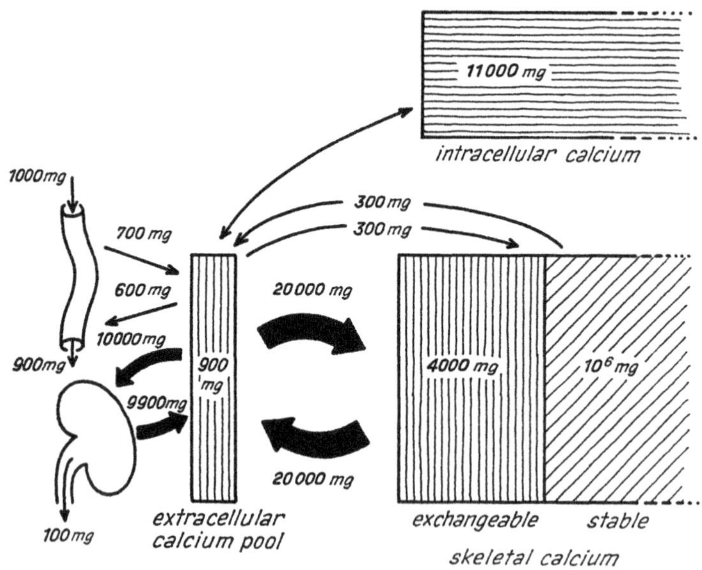

Fig. 1. Distribution and daily turnover of calcium in man

a) Calcium Absorption

The transfer of an electrolyte such as calcium across a natural membrane depends upon concentration differences, electropotential differences and the presence of ion-pump mechanisms. The effect of concentration and electropotential differences can be defined in mathematical terms [193]. A deviation of the absorption rates from theoretical values indicated the existence of an active pump mechanism in all segments of the small intestine [41]. The efficiency of the pump mechanism is most prominent in the duodenum. Calcium is actively absorbed up to an intraluminal calcium concentration between 2—5 mM; above these levels passive transport occurs [190]. The intraluminal total calcium concentrations in a dog on a 1% calcium diet were 2.4, 2.0 and 8.1 mM in the duodenum, jejunum and ileum respectively [27]. This indicates active absorption to be more important in the proximal, and less important in the distal small intestine, where passive transport and/or facilitated diffusion are prominent. After regular food intake, both mechanisms are involved in the process of absorption. In addition to the local absorption efficiency, the contact time between food and intestinal wall has to be considered: it is longer in the distal small intestine than in the proximal portion. The bulk of calcium is therefore absorbed in the ileum [76].

The absorption is influenced by several factors to be discussed below.

b) Vitamin D

Vitamin D is absorbed by the jejunum. Its uptake into the mucosal cell is the limiting step [193]. Bile salts are necessary. 85% of labeled vitamin are found in the chylomicron fraction of the lymph. In the blood, the vitamin is bound to alpha-II globulin [41]; binding to lipoproteins only occurs at high serum concentrations. The main storage site of vitamin D is the adipose tissue, with 50% consisting of unaltered vitamin D_2 and the rest of metabolites [190]. In the liver, vitamin D_2 is converted into 25-hydroxycholecalciferol [27], which is the major metabolite found in plasma, bone and kidney. More polar metabolites are formed in the kidney [76]. This conversion is calcium dependent [28] and is influenced by PTH [81] and phosphate [53]. Parathyroid hormone stimulates the activity of 1-hydroxylase in the kidney, thereby promoting the production of 1,25-dihydroxycholecalciferol [77]. This seems to stimulate its own metabolism [78]. There are significant amounts of 1,25-dihydroxycholecalciferol in bone and kidney, whereas the plasma contains 25, 26-dihydroxycholecalciferol [98]. 1,25-dihydroxycholecalciferol has been found in the nuclear fraction of intestinal mucosa, in the kidney and in the bone [228].

Vitamin D is directly involved in intestinal calcium transport [192], increasing lumen to plasma flux as well as plasma to lumen flux *in vivo* [224]. This is explained as a consequence of the vitamin D facilitating the diffusional permeability for calcium. At the cellular level, vitamin D increases the uptake of calcium into the mucosal cell; the calcium release from the cells is enhanced; these effects are energy-dependent [195]. The inhibition of the vitamin-D effect on the gut by actinomycin D and puromycin [194] suggests that protein synthesis is involved in the absorption process. The discovery of the calcium-binding protein by TAYLOR and WASSERMAN [210] is important in this respect. The molecular weight of this protein is 25,000—28,000, the binding capacity for calcium is 1 M per M protein [226]. There is a gross correlation between calcium absorption and gut content of calcium binding protein [225]. The highest concentration of calcium-binding protein is in the duodenum; it is lower in the jejunum and even lower in the ileum [211]. The calcium-binding protein has been found in the kidney, but not in liver, muscle or serum. The adaptation of the calcium absorption to a low intake is due to an increase in the calcium-binding protein [153]. There are species differences in the calcium-binding protein [212].

The protein is found at the surface of the intestinal mucosa cell (brush border or surface coat) [213]. It is tempting to speculate that calcium is bound at the surface and that afterwards it is released from the membrane region and diffuses either towards the blood or towards the gut lumen.

Furthermore, vitamin D regulates the synthesis of a specific calcium-dependent ATPase in the brush border [97].

Other factors influencing calcium absorption:
Contrary to the transport of sugars, aminoacids, phosphates and other substances, the calcium transport system can operate without exogenous sodium. At high concentrations (over 36 mM), sodium inhibits calcium transport [96]. The two ions may compete for a common carrier. The same applies to potassium. Magnesium can either inhibit or accelerate calcium absorption depending upon the experimental conditions [58]. Lactose, the disaccharide of milk origin, enhances calcium absorption [56]. The mechanism is not fully understood. An increase of absorption does not increase the effect of vitamin D [125]. Several amino acids increase the calcium absorption [222]. Bile is required for vitamin-D absorption [193], as well as for calcium translocation [124]. Antibiotics such as penicillin, chloramphenicol, and neomycin increase calcium absorption [223].

The mechanisms by which animals and humans adapt calcium absorption during low intake are not fully understood. Vitamin D seems to be necessary [91] but not the parathyroid glands [89]. The endogenous factor proposed by NICOLAYSON [161], relating calcium absorption to the needs of the skeleton, has not been identified. An increase in the intestinal calcium-binding protein under such conditions has been observed.

c) Renal Calcium Excretion

The daily calcium excreted in urine ranges from 60—240 mg [114, 103, 62, 227, 163]. On a low-calcium diet, the urinary excretion drops to 40—160 mg per 24 h [103, 131]. The quantity of calcium filtered at the glomerulus is the product of the glomerular filtration rate, 120 ml/min, and the ultrafiltrable calcium concentration, 6.4 mg/100 ml, i. e. about 8 mg/min or 10 g/day. The fraction of filtered calcium excreted is therefore 0.5—2% and the plasma clearance about 1 ml/min.

Many authors find a peak of calcium excretion before noon [35, 39, 133, 230]. This midday peak is absent during fasting, it is dependent on food intake [60, 99]. Prolonged fasting increases the calcium excretion due to the concomitant acidosis [183]. A carbohydrate meal augments the calcium and the sodium excretion with no measurable change of the concentration in the plasma ultrafiltrate [104]. Bed rest is known to induce hypercalciuria [50] as well as hypercalcaemia, which may result in renal damage [92]. Low intake of calcium does not prevent it [120]. Weight-bearing and muscle exercise both seem necessary for the prevention of hypercalciuria [92]. Passive tilting alone reduces sodium and calcium excretion [120]. Therapeutically oral phosphate supplements prevent the hypercalciuria of immobilization [86].

Calcium and sodium clearances are closely related [113]; parallel changes are observed. When an increment in dietary calcium is given 2—7% appear in the urine [163]. Metabolic acidosis increases the urinary calcium excretion, in contrast to respiratory acidosis [64]. This effect is independent of the parathyroid glands [183].

WALSER suggested that acidosis might primarily change the sodium clearance [221]. The effect of alkali ingestion is not as well defined and is probably caused by extrarenal changes in calcium metabolism. High phosphate intake decreases calcium excretion [198].

d) Renal Tubular Transport of Calcium

The tubular calcium reabsorption is closely related to sodium reabsorption [221]. The bulk of calcium is reabsorbed in the proximal tubule [54, 119]. Under normal conditions calcium is reabsorbed with water, the calcium concentration in the tubule remaining the same as the concentration of ultrafiltrable calcium in the blood. There is, however, an active transport mechanism in the proximal as well as in the distal tubule. The calcium concentration in the renal tissue increases along a gradient from cortex to medulla [215]. This is probably the result of active calcium transport by the ascending loop of HENLE. As already mentioned, the calcium excretion is markedly influenced by the sodium excretion [113]. The similar handling of the two ions suggests common transport mechanisms. Synergistic reabsorption is most prominent in the proximal tubule; it is influenced by the extracellular volume [126]. A decrease in urinary calcium excretion is observed following the reduction of the extracellular volume. Proximal tubular reabsorption of calcium and sodium is enhanced [155]. A sustained calciuric effect of furosemide and ethacrinic acid in association with a reduced free water clearance suggests that the calcium reabsorption is blocked in the ascending loop of HENLE and that this site normally transports considerable amounts of calcium in man [55].

Parathyroid hormone increases tubular calcium reabsorption and decreases phosphate reabsorption. The effect on calcium reabsorption is illustrated by a fall in calcium clearance after removal of a parathyroid adenoma [36], by high calcium clearance in parathyroid insufficiency [112], by low calcium clearance relative to hypercalcemia in hyperparathyroidism [112] and by diminished calcium clearance following administration of parathyroid hormone. As suggested by stop-flow experiments, parathyroid hormone acts at distal tubular sites [231].

Vitamin D increases the calcium reabsorption as well as sodium and phosphate reabsorption in the proximal tubule [176]. Calcitonin increases transiently phosphorus excretion and decreases urinary calcium [179].

e) Bone Remodelling

During life, bone is constantly formed and resorbed. This remodelling serves the double purpose of providing mechanical support according to stress and of contributing to calcium homeostasis.

Bone is formed by osteoblasts, which are recruited, like the osteoclasts, from mesenchymal cells [166]. Osteoblasts normally cover bone surfaces as a single layer of cells on sites where new bone matrix is produced [236]. Osteoblasts synthesize protocollagen peptides containing large amounts of hydroxylated prolin. The matrix collagen is secreted in soluble form and is extracellularly transferred into insoluble collagen fibrils [174]. Fibrils are aggregated to fibers which are primarily irregularly oriented at sites of enchondral bone formation (fibrous or woven osteoid). Mineralization begins at places where osteoblastic extensions and extrusions are located [12].

Hydroxyapatite grows radially from these initial loci where it is then transformed into bone nodules which coalesce. Well-oriented bone fibres (lamellar osteoid) are deposited adjacent to calcified regions. Fibrous and lamellar osteoid are different: the former contains larger amounts of mucopolysaccharides than the latter [48]. A favourable effect of vitamin D treatment promoting the formation of lamellar instead of fibrous bone, has been observed under pathologic conditions [8].

Under normal conditions lamellar osteoid is deposited at a rate of 1 μm per day. There are 10 days of maturation [107], before deposition of the mineral starts. Histologically, a non-calcified seam of matrix (osteoid) 10 μm thick is observed. The initiation and the subsequent mineralization up to about 70% of the final total mineral content, which occurs within 4 days [2], seems to depend on osteoblastic activity. The interface between osteoid and mineralized bone is called the calcification front. Some osteoid seams persist due to a stop of mineralization and matrix production [79]. At the sites of bone formation, some osteoblasts are enclosed by osteoid and later by mineralised bone, developing into osteocytes; osteocytes can form [10] and resorb [11] the surrounding bone. They are interconnected by cannaliculi. The osteoblasts of the bone surface form the barrier separating the blood from the interstitial fluid of bone [37]. In addition to osteoblasts and osteocytes a third type of cell removes bone, the osteoclast. Mineral and matrix are resorbed simultaneously. The removal of mineral without matrix (halisteresis) has not been proved to occur *in vivo*. The osteoclasts cause a low pH and high concentrations of citrate and lactate; they secrete enzymes [138, 159]. Within a few days, an osteoclast resorbs 6—8 times the amount of bone an osteoblast has produced over several weeks [107]. All bone cells are variants of the same stem cell. Their recruitment for a special function reflects one regulatory mechanism of bone metabolism.

f) Methods of Evaluating Bone Remodelling

One method often used to evaluate bone metabolism is morphometric examination of histologic bone sections. Bone volume and bone surfaces are measured [147] and distinguished as forming, resorbing, or resting; the extent of the osteoblastic and osteoclastic cell layers is determined [148]. The osteocytic lacunar size is measured [150]. The microradiographic technique is especially suitable to study mineralization defects [109]. These data may serve as indicators of the bone cell activity, but they do not provide quantitative information on bone accretion and resorption rates. Furthermore, this type of study concentrates mainly on cancellous bone of the iliac crest, which contributes 50% of the body calcium turnover but represents only 15% of the body bone mass [106]. In addition, there are geometric problems in the evaluation of oblique surfaces of the cancellous bone in histologic sections. Quantitative information on osteoblast function can only be obtained with the aid of bone-time markers such as tetracycline [149]. Measurements can be difficult in cases of osteomalacia due to diffusion. Furthermore, bone formation varies at different sites. Our knowledge about the sampling error of cancellous bone is limited.

Blood or whole body tracer studies offer the advantage that they allow observation of calcium accretion and resorption of the whole skeleton [100]. It is not possible, however, to distinguish primary mineralization of osteoid, secondary mineralization, exchange with old bone and extraosseous calcium. Interpretation is especially difficult in states of abnormal bone composition (fibrous bone) and impared mineralization (osteomalacia).

The measurement of the total body calcium by means of whole-body neutron activation [156] might prove to be a valuable tool in clinical studies; but it cannot give information on bone metabolism. Local changes in skeletal calcium content are very accurately determined by the photon-absorption technique developed by CAMERON [22]; but the calcium content can only be judged at a particular bone site.

On the other hand, there have been attempts to study the turnover of bone collagen by measuring the excretion of hydroxyproline in the urine [174]. As explained before, the urinary hydroxyproline stems from bone formation as well as from resorption; the sum of the two processes is estimated. Useful information can be attained by measuring different fractions of hydroxyproline in urine [116] related either to bone formation or resorption. Methods of hydroxyproline measurement in serum are also available [51].

NICHOLS devised the most elegant methods for the study of biological activities of bone *in vitro* [70]. Such short term observations seem to offer some insight into abnormalities of bone metabolism under pathologic conditions.

3. Calcium Homeostasis (Fig. 2)

Parathyroid Hormone and Calcitonin

Since the work of McLEAN and HASTINGS was published [135] the calcium concentration in body fluids has been considered one of the critical physiologic constants. The classical experiments of COPP [45] showed that normal calcium levels are rapidly restored after induced hypocalcemia or hypercalcemia. The parathyroid glands are involved in the correction of hypocalcemia [137], and the C cells of the thyroid are responsible for restoration of normal values after hypercalcemia [46]. Without these glands the calcium level is only partially and slowly restored. Bone and kidney, the two main regulators of calcium in the fasting state, contribute to calcium homeostasis independently of the parathyroid glands and the C cells.

The decrease in the serum calcium concentration is followed by an increased incorporation of labeled amino acids into parathyroid hormone (PTH) [94] and by activation of an enzymatic activity in the parathyroid gland which catalyzes the conversion of high-molecular-weight glandular parathyroid hormone to a biologically active form of the hormone with a lower molecular weight [66]. The immunoreactive PTH in the serum [3] rises as ionized calcium decreases as observed after intravenous [69] or peroral phosphate administration [186]. Epinephrine-mediated PTH secretion might also be of physiological importance [67]. PTH induces bone resorption, as mentioned earlier; it increases the tubular reabsorption of calcium and the intestinal calcium absorption. Studies of bone formation *in vitro* reveal decreased proline utilization during intermittend PTH exposure, but increased proline uptake, when PTH is administered chronically [71]. The intestinal calcium absorption may be partially modified by a direct effect of the hormone; in part it may be augmented as a result of an increased rate of conversion of 25-hydroxycholecalciferol into 1,25-dihydroxycholecalciferol, the biologically most active metabolite of vitamin D [81]. Calcitonin inhibits this conversion [181]. The microsomal fraction of kidney homogenates inactivates PTH [217], suggesting a possible role of the kidney in PTH catabolism. Furthermore, PTH-like material has been found in the urine [16]. The extracellular calcium concentration *per se* influences cell activities: an increase in calcium results in low phosphorus reabsorption by the renal tubules [61], the pyruvate kinase is inhibited in vitamin D-deficient rats observed after injection of PTH [154]. In addition the extracellular calcium concentration may have a direct effect on bone resorption [177]. Other ions such as magnesium [144], sodium [221] and phosphate [19] are closely linked with the influx of calcium into the extracellular pool.

The composition of the *milieu intérieur* at target sites of parathyroid hormone action also modifies the effectiveness of the hormone. This is demonstrated by the parathyroid hormone-phosphate interaction at bone resorbing sites [10].

Hypercalcemia causes the release of calcitonin (CT), which is stored in the form of granules [65]. Glucagon [38] also induces CT release. Pentagastrin is linked to CT secretion [44]; this suggests that CT prevents postprandial hypercalcemia. CT inhibits bone resorption [65] and decreases tubular reabsorption of calcium [38].

Bone is the most important calcium reservoir for the maintenance of calcium homeostasis in the fasting state. According to the findings of NEUMAN's group [37], calcium has to pass a cell barrier between bone and interstitial fluid. The local environment and/or humoral regulation of these barrier cells contributes to the homeostasis of calcium. In this context the model of NICHOLS [160] must be mentioned: the osteocyte is thought to be of prime importance for the accumulation of calcium in granular form by means of an active pump mechanism. The granules are either deposited at the calcification front, or the majority of them are redissolved in the zone of osteoblasts where calcium is released in the extracellular fluid. The osteocyte pump is parathyroid hormone-dependent, the formation of granules is vitamin D-mediated, and granule stability as well as survival time are increased by phosphate. Acidosis seems to modify the influx of calcium into the lacunar space.

The significance of the kidney in the maintenance of a normal calcium concentration in the serum was stressed by NORDIN [42]. Minor changes of the tubular reabsorption of calcium can already induce major changes of influx into the extracellular calcium pool, since nearly 10 g of calcium is reabsorbed daily by the normal kidney tubules.

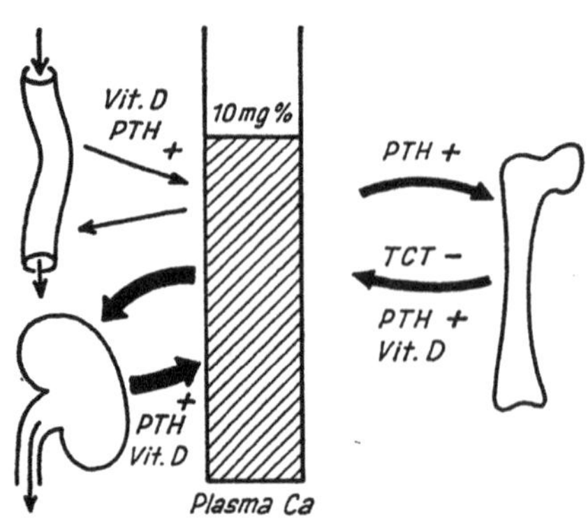

Fig. 2. Calcium homeostasis

III. Calcium Pathophysiology in Renal Disease

1. Renal Failure

Renal disease has two distinct consequences:

I. The destruction of renal tissue can have various effects on calcium metabolism, such as:

impaired calcium handling by the diseased organ,

changed rate of vitamin-D conversion, and

disorders of catabolism and/or excretion of parathyroid hormone.

II. Impairment of the kidney *function* results in azotemia, acidosis, hyperphosphatemia and hypocalcemia. Whether they occur alone or in combination, these changes can affect the sites of calcium turnover, i. e. the gut, the bone, and the kidney. Furthermore, they influence calcium homeostatic mechanisms either directly or indirectly by changing the serum calcium concentration. These aspects of renal insufficiency are related to a functional impairment of more than 60%, i. e. to the state when retention of urine-borne substances can be observed. In advanced renal failure it is hard to distinguish between primary abnormalities in calcium metabolism and secondary adaptation, because adaptive changes of gut, bone and the remaining kidney function become effective to maintain the *milieu intérieur* as close to normal as possible. On the other hand, when renal function is only slightly impaired, the organ damage itself might lead to disorders of calcium metabolism. To distinguish between calcium disturbances mainly influenced by adaptation to azotemia, and others due to a local renal damage, findings in early and in advanced renal disease are discussed separately.

2. Early Renal Insufficiency

a) Calcium Excretion

Urinary calcium excretion is decreased from the start of renal insufficiency [127]. In contrast to the fractional excretion of filtered sodium, magnesium and phosphorus, which is higher than normal, the fractional excretion of calcium is lower in mild renal insufficiency [171]. Low calcium and high phosphorus excretion indicates an elevated concentration of circulating parathyroid hormone (PTH). An increase in immunoreactive PTH (iPTH) has been reported in mild renal failure [185]. The occurence of biologically inactive fragments of iPTH in the circulation [37a] have made it necessary to correlate iPTH with hormone-linked biological parameters such as the serum calcium concentration and the tubular reabsorption of phosphorus. This point is particularly important in renal insufficiency, where the half life of iPTH can be prolonged due to a reduced catabolism of PTH by the kidney [15, 87].

We studied a group of patients (Appendix 3) to investigate hyperparathyroidism in mild azotemia. iPTH [3] was in the normal range. This finding contradicts the data of other authors [185] and seems to be due to the selection of patients in whom serum creatinine values were between 1.3—2.0 mg/100 ml; only one patient had a level of 3.7 mg/100 ml (and had the highest iPTH concentration). Furthermore, different antisera used in the measurement of iPTH might explain some discrepancies [87]. In our study, iPTH levels were negatively correlated with the serum calcium concentration. This finding suggests an adequate regulation of the parathyroid glands by calcium and reflects a biological activity of the immunochemically measured hormone. The tubular reabsorption of phosphorus expressed as the index of phosphorus excretion (NORDIN), was high in half the patients; it is not related to iPTH values. Other phosphaturic factors seem to be involved [171]. The excretion of calcium per 100 ml glomerulum filtrate always remained in the normal range; urinary calcium excretion was low. This study was based on a small number of patients with stable kidney function; we conclude from it that in the very early stages of renal disease, hyperparathyroidism is not a prominent factor in the deranged calcium metabolism. The uniformly observed low urinary calcium excretion remains unexplained [127] and it is not related to the decreased tubular phosphate reabsorption, which is observed less regularly. The question of what causes the hypocalciuria of early renal insufficiency also arises. As mentioned earlier, calcium and sodium clearances are closely related under normal conditions [170]; in contrast, they are dissociated in mild renal failure [171]. A specific regulation of the calcium excretion seems to occur, triggered by the disturbed intestinal calcium uptake.

b) Calcium Absorption

The calcium absorption is diminished in renal failure [22, 164]. In particular, we have demonstrated that early fractional absorption of calcium is reduced, i. e. the absorption in the duodenum is diminished. This defect occurs in early renal insufficiency and it is independent of the degree of azotemia (Appendix 1). Low enteral calcium absorption is associated with low renal calcium excretion. The whole body balance is close to equilibrium [202]. Because vitamin D mainly influences calcium absorption in the proximal small intestine [59], and because impaired vitamin-D metabolism is known to be caused by renal failure [145], it is reasonable to explain calcium malabsorption as due to the impaired action of vitamin D or its metabolite in the upper small intestine. Our data on intestinal calcium absorption (Appendix 1) demonstrate, that with the start of the retention of creatinine in the serum, the calcium absorption defect in the duodenum develops rather suddenly and remains similar in advanced renal failure. As far as a deficit of 1,25-dihydroxycholecalciferol is concerned, several explanations of the absorption data are possible: when the serum creatinine concentration rises about one third of the original nephrons remain intact [29]. At this stage the rate of hydroxylation of 25-hydroxycholecalciferol into 1,25-dihydroxycholecalciferol may fall below a critical level, thereby inducing the absorption defect. It appears, however, that an underlying pathogenetic mechanism of this kind would necessarily be accompanied by a gradual impairment of duodenal calcium uptake related to the impairment of kidney function. In the future, if a deficiency of 1,25-dihydroxycholecalciferol in early renal failure is confirmed, one will have to consider the instantaneous block of the enzymatic conversion system when creatinine retention in the blood begins. We know that the serum calcium and phosphorus concentrations influence the conversion rate of 25-hydroxycholecalciferol to the 1,25 D-metabolite [28, 53]. In early renal disease, serum calcium and phosphorus concentrations are often normal or low, which facilitate the conversion step. If the production of biologically active vitamin D metabolites is impaired by metabolic abnormalities related to the loss of kidney function, the responsible factor or factors are not known at the present time. At low concentrations, they probably exert a similar effect as has been noted in advanced renal disease.

The fact that calcium transport is impaired at the gut level, but increased in the renal tubule has to be discussed in connection with a possible defect of the vitamin D metabolism. The vitamin D-induced calcium absorption in the duodenum is associated with an increase of the calcium-binding protein in the mucosa [225]. Calcium-binding protein is also found in the kidney, where it persists for longer periods of time than in the intestinal mucosa [214]. This is thought to be due to the higher turnover rate of intestinal mucosal cells in comparison to renal tubular cells. One is tempted to conclude that the early impairment of duodenal calcium absorption reflects the beginning of the disturbance in vitamin D metabolism before it is evident at the level of the renal tubules.

A radically different explanation of the enteral absorption defect might be proposed by the assumption of a resistance of the intestine to the vitamin D metabolites. Some evidence of such a derangement was brought forward by animal experiments [7], whose results are not necessarily applicable to human disease however [23]. Again the responsible agent for gut impairment is not known; it does not seem to be linked to the retention of substances related to progressing renal disease.

c) Bone Histology

A third site of calcium turnover is the bone. Renal bone disease is characterized by osteomalacia, fibroosteoclasia and eventually, osteosclerosis. Osteomalacia which is characterized by increased amounts of uncalcified bone (= osteoid) may be the result of a lowered mineralization rate, an elevated bone matrix formation rate or of a combination of these two abnormalities.

Fibroosteoclasia is classically considered the consequence of an increased parathyroid hormone secretion.

Quantitative bone histology of the iliac crest revealed osteomalacia already at very early stages of renal functional impairment ([21], Appendix 2). It was not possible to decide whether decreased mineralization or increased matrix formation was responsible for its development. The bone formation rate is known to decrease in renal failure [102]. Bone-resorbing surfaces are most difficult to evaluate and therefore the interpretation of these data is less reliable. Nevertheless, the occurence of fibrous osteoid and fibrous bone is conspicuous by a lesion similar to the one observed in hyperparathyroidism.

The histologic bone picture during azotemia is very closely related to the one observed in intestinal malabsorption syndromes caused by vitamin D deficiency. The analogy of pathogenetic mechanisms therefore includes lack of biologically active metabolites or end organ resistance due to renal damage and vitamin D deficiency due to malabsorption respectively. In renal disesase disturbed calcium absorption and osteomalacia seem to be linked to a derangement of the vitamin D metabolism. In growing rats, however, it has been shown [209] that calcium deficiency *per se* causes an increase of osteoid mass and of bone resorbing surfaces. Therefore one might argue, that impaired intestinal calcium absorption alone is responsible for the osteomalacia and fibroosteoclasia of renal bone disease.

d) Conclusions

We are tempted to assume, that in early renal failure a yet unknown factor is produced in the damaged renal tissue. This hypothesis is supported by data indicating that a 5/6 nephrectomy in the rat does not induce bone disease [18] but infarction of the kidney [191] or a 5/6 nephrectomy followed by X-ray treatment [47] is accompanied by bone disease. This factor might interfere with the production of active vitamin D metabolites, which has not been proved, or it might affect organ and cell sites sensitive to vitamin D.

In summary, decreased duodenal calcium absorption and osteomalacia may well be due to a disorder of vitamin D metabolism, which still is to be confirmed. In early renal failure, the development of such a disturbance suggests impairment of the enzyme system(s) responsible for the conversion of vitamin D metabolites. PTH is known to be capable of influencing the conversion [77], but does not seem to be responsible. An unknown factor, produced in the diseased kidney, might act upon the enzyme system or might affect target sites of vitamin D. PTH does not seem to be related to the hypocalciuria of early renal failure. Further work is necessary to solve the question of the initial events of the development of calcium disturbances in renal insufficiency.

3. Advanced Renal Disease

a) Milieu Intérieur

Changes in concentrations of some serum constituents are typical for the *functional* impairment of advanced renal disease. Impaired excretion leads to high BUN and creatinine levels. Both substances are not toxic *per se*, but they seem to be sensitive indicators for other uremic toxins. These conclusions result for instance from the beneficial effect on erythrocyte formation and half life in the circulation when BUN is lowered [66]. The question is, whether the toxin is the cause or merely the result of a more fundamental disturbance. A low pH might change the intracellular enzyme activities; metabolic changes of this kind might result from the accumulation of some intermediate. Acidosis is known to induce insulin antagonism [220]. The glycolytic activity of leukocytes is decreased at a low pH [93]. Furthermore, uremic serum seems to contain a humoral factor which impairs the membrane transport of sodium [229]. When injected into animals, methylguanidine imitates many effects of uremia, such as anemia, anorexia, vomiting, and bleeding from the gastrointestinal tract [84]. Guanidinosuccinic acid has similar effects; it exists in high concentrations in uremic serum, probably originating from a block in the urea cycle due to high urea in the serum [43].

Anorganic phosphate and calcium metabolisms are closely related. The serum levels are dependent on intestinal absorption, bone resorption, tissue catabolism and excretion. Normal serum values can be maintained by lowering the tubular reabsorption of phosphate down to a creatinine clearance of about 25 ml per minute [196]. Parathyroid hormone [197] and additional factors [170] are involved in this regulation. Parathyroid hormone also increases bone resorption; therefore, the maintenance of a normal serum phosphorus concentration was described by a trade-off hypothesis [31]; normal serum phosphorus is maintained by means of mechanisms inducing bone disease. This applies to states of moderate renal insufficiency, where the phosphorus concentration can be kept normal. Once phosphate is increased in the serum, it has to be lowered by diet, by the administration of phosphate-binding agents such as aluminium hydroxide [128] or by decreasing the bone resorption, e. g. by subtotal parathyroidectomy [201]. The level of the phosphate concentration in the serum is important in many respects: it was noted, that high phosphate levels are accompanied by low serum calcium concentrations. When the calcium × phosphate product exceeds 70, complex formation [136] and uptake of the complexes by the reticuloendothelial system occur [20]. Ionized serum calcium is lowered because calcium phosphate complexes bind to protein [69]. The high phosphorus concentrations in blood are associated with itching and with high calcium content of the skin in uremia [142]. The bone resorption induced by parathyroid hormone is impaired by high phosphorus levels in the serum [177]. Bone formation is increased with high phosphate [177]. All these factors lowering the serum calcium concentration contribute to the development of secondary hyperparathyroidism. Furthermore, high phosphate impairs the conversion of 25-hydroxycholecalciferol to 1,25-dihydroxycholecalciferol [53]. As already mentioned, the lack of the 1,25-metabolite does not seem to be the only factor responsible for low intestinal calcium absorption, but it may facilitate the parathyroid hormone action on bone [234, 178]. A lack of 1,25-dihydroxycholecalciferol might therefore contribute to the resistance of bone to the parathyroid hormone.

Another serum constituent elevated in renal insufficiency is magnesium. Its influence on parathyroid hormone secretion is established [143, 144]; in azotemia it seems to diminish the immunoreactive hormone concentration without correcting it totally [169].

b) Calcium Excretion

Similar to early renal failure, the urinary calcium excretion is low in advanced renal failure [127]. Furthermore, the calcium handling by the kidney is abnormal: the fractional reabsorption of calcium by the tubules is reduced [171]. In severe renal failure the fractional excretion of calcium, magnesium and sodium are closely correlated, indicating a common single mechanism underlying the functional abnormality. Such a mechanism might overshadow the regulatory system affecting specific ions, which are effective under normal circumstances, as well as in mild renal disease. It was proposed [42], that the impaired tubular reabsorption of calcium contributes to the hypocalcemia of chronic renal insufficiency and thus induces and maintains hyperparathyroidism. The pathogenesis of the renal defect of calcium handling might include a high flow rate in the remaining tubules [182] and metabolic acidosis [123]. The loss of functioning kidney tissue finally is associated with impaired conversion of 25-hydroxycholecalciferol to the 1,25 form of vitamin D [235, 145]. High PTH-like activity has been reported in the urine of uremic subjects [16] probably reflecting high circulating PTH in the blood.

c) Calcium Absorption

In advanced renal disease the intestinal calcium absorption decreases. Originally, this information was based on balance studies [129, 110, 202] which showed the net absorption was adapted to low urinary calcium excretion. In considering whether intestinal absorption or intestinal excretion of calcium is abnormal more authors have decided that absorption is decreased [111, 165, 82] than that intestinal secretion is increased [88, 184]. We have shown that intestinal transport of calcium is impaired in the proximal small intestine; the impairment is independent of the degree of azotemia [22]. Resistance to vitamin D treatment has been noted for many years [205]. In addition to a defect in the vitamin D metabolism [101], humoral factors [165] of uremia might counteract the effect of the vitamin at the end organ: the enteral calcium absorption normalizes only with very high levels of biological vitamin D activity in the serum [205]. In contrast to the impairment of the active calcium absorption in the proximal small intestine, we found the lower gut segments to absorb normally ([22], Appendix 1): passive transport and/or facilitated diffusion or both seem to be different at various gut sites during azotemia. The disturbed proximal absorption, in addition to the abnormal vitamin D metabolism, is probably due to the deranged mitochondrial function, which might be fundamental for cellular calcium transport [63]. It is known that the mitochondrial calcium accumulation is influenced by inorganic phosphate, magnesium and the ATP content of the incubation medium [121]. Disturbed metabolism in liver mitochondria has been documented in uremia [80], which might well be applicable to the intestine. Cellular changes of this kind would then be responsible for the vitamin D resistance. The decomposition of urea by the gastrointestinal flora resulting in a high ammonia content in the lumen with irritation of the mucosa is considered to be the cause of an anatomical gut lesion. This is supported by the improvement of gastrointestinal symptoms after a lowering of the serum urea by a low protein diet [146]. Furthermore, uremia inhibits cell division of the gastrointestinal epithelium [130]. Large doses of vitamin D, on the other hand, reportedly stimulate mucosal growth [216], providing new intact absorbing units at a high turnover rate.

d) Osteodystrophy

The bone findings are not different from those observed in mild renal failure [21, 189]; they include osteomalacia, fibrous osteoid, fibroosteoclasia and sometimes hyperostosis. We conclude, that the retention of serum constituents typical for azotemia does not further modify the renal osteodystrophy of mild renal failure. This statement is valid for the static description of bone changes; the matrix formation rate, however, and the mineralization rate might differ. Because of its importance in calcium homeostasis, the bone status has to be related to the abnormal functions of kidney and gut as mentioned before: the body balance for calcium is at an equilibrium or slightly negative [202, 129]. A mineral-deficient skeleton occuring together with metastatic calcification indicates that the internal distribution of calcium in the body is abnormal. Studies correlating calcium, phosphate and bicarbonate concentration with histologic parameters are not conclusive in individual cases [21, 204], but it has been shown that cases with mainly osteomalacic changes exhibit a lower Ca × P product than those with mainly osteoclastic signs [204]. Healing of osteomalacia has been reported as renal disease progresses and with an increase of the Ca × P product [200]. Additional physico-chemical factor(s) partially responsible for osteomalacia, and other agents appear to influence bone mineralization directly. STANBURY notes that azotemic osteomalacia during vitamin D treatment at high doses sometimes healed with no change in the serum Ca $\times$ P product [206]. This implies a direct action of vitamin D on bone mineralization [208]. The interpretation is in keeping with our morphometric measurements in iliac crest biopsies before and after treatment with small amounts of vitamin D (Appendix 2): in all three cases a decreased osteoid volume with no altered serum calcium and phosphate is in keeping with the findings mentioned above. Furthermore, the effectiveness of small amounts of vitamin D (4000 IU per day p.o.) indicates that the so-called resistance to vitamin D which exists in the gut might be hypothetical at the bone level.

The combination of hypocalcemia and osteomalacia is thought to be the result of an impaired effect of parathyroid hormone at the bone surfaces covered with osteoid [1]. PTH action on bone is also impaired by a probable lack of a biologically active vitamin D metabolite [32] required at this site [178], and by an increase in serum phosphate [177]. Increased concentrations of immunoreactive parathyroid hormone in the blood [186] induce bone changes such as fibroosteoclasia with osteomalacia which are indistinguishable from those seen in malabsorption osteomalacia [21]. The serum chemistry, however, is different in the two diseases. In malabsorption syndromes, hyperparathyroidism is followed by phosphaturia and hypophosphataemia, whereas the diseased kidney is unable to excrete phosphate sufficiently under the influence of parathyroid hormone. Evidently the serum concentration of phosphate can not influence the bone picture.

Hyperparathyroidism causes the formation of fibrous osteoid, which mineralizes in conditions in which lamellar osteoid does not [9]: the resorption of lamellar bone provides mineral which is used for mineralization of woven bone [207]. This might be the cause of histologically documented hyperostosis.

Biochemical investigations might explain the nature of the defect responsible for the resistance of bone to parathyroid hormone: *in vitro* it has been shown that bone biopsy samples from uremic patients cannot be distinguished from those samples taken from patients with uncomplicated primary hyperparathyroidism [160]: energy and acid production are increased as well as synthesis and resorption of bone matrix collagen. Acidosis increases the release of calcium from bone [160]. Phosphate alone and in a very high concentration reduced the acid production of the bone cells and abolished increased lactate formation which followed the treatment with parathyroid hormone *in vivo*. Bone resorption was decreased. The lack of vitamin D was found to decrease bone cell calcium dramatically. The calcium, stored in the form of granules, is diminished by high phosphate; this contributes to hypocalcemia and secondary hyperparathyroidism. Hyperparathyroidism increases the serum calcium concentration and restores the calcium content of the cellular granules. On the other hand, vitamin D deficiency, or a shortage of biologically active metabolites causes a reduction of the number of granules. Under such circumstances, hypocalcemia continues and the secondary hyperparathyroidism is not able to restore a normal situation in the bone cells.

e) Calcium Homeostasis

In advanced renal disease calcium homeostatic regulation is abnormal. High levels of immunoreactive parathyroid hormone have been measured in the circulating blood [14, 186, 173]. One of the reasons for this is immunological heterogeneity and the presence of immunoreactive PTH fragments in peripheral serum, which have a long half-life in renal insufficiency [15]. However, parathyroid gland histology [40] and bone findings of fibroosteoclasia [21, 118] suggest biological activity of the immunoreactive hormone measured in the boold. Recent results of GOLDSMITH and ARNAUD et al. [87], using two antibodies, one (CH 14 M) primarily directed towards the 9500 molecular weight PTH, presumed to be the extracted intact hormone PTH- (1-84) and another antibody (GP 1 M) directed principally towards the 7000 molecular weight PTH fragment, demonstrated that the 7000 molecular weight fraction occuring in peripheral serum is often elevated and only occasionally decreased by calcium infusions. Whereas the 9500 molecular weight fraction is often normal under basal conditions, it regularly decreases after calcium infusions. In contrast to the short-term suppression test with calcium infusions, dialysis against high calcium concentrations in the dialyzate resulted in a reduction of the 7000 and of the 9500 molecular weight species. The authors conclude that the iPTH-7000 reflects the chronic secretory status; it correlates best with clinical findings. Its persistence after acute calcium infusion suggests a long half-life of PTH fragments caused by a reduced metabolism in the kidney. The 9500 molecular weight hormone fraction seems to reflect acute changes of parathyroid hormone secretion better. Although these data were obtained in patients on maintenance hemodialysis, they might be representative for the chronic uremic state.

GOLDSMITH and ARNAUD [87] offered an attractive interpretation of their data. The secretion rate of parathyroid hormone appears to be normal or increased, as shown by a normal or increased concentration of the 9500 molecular weight fraction of PTH. Assuming a normal conversion rate to the 7000 molecular weight form, its slow removal from the circulation would cause the very high concentrations in the blood, measured with antibodies directed towards the 7000 molecular weight fragments.

The regulation of parathyroid hormone secretion by calcium is maintained in spite of increased serum iPTH concentrations (depending on the antibodies used) in the presence of normocalcemia in advanced renal failure [202].

Little information is available on the concentration of calcitonin in renal disease; under these conditions hypocalcemia is more frequent than hypercalcemia; calcium-independent stimuli, if any, must be involved in increased hormone levels.

f) Conclusions

The main pathogenetic factors involved in the abnormal calcium metabolism of advanced renal failure have been found to include a lack of biologically active vitamin D metabolites, azotemic impairment of the target organs of the vitamin and hyperparathyroidism. They result in intestinal malabsorption and azotemic osteodystrophy. Some insight into the relative importance of the pathogenetic mechanisms is obtained from therapeutical measures as discussed below.

4. Maintenance Hemodialysis

The abnormal calcium metabolism persists during chronic hemodialysis treatment, with all the abnormalities described for intestinal absorption of calcium ([22],

Appendix 1) and bone disease ([26, 52, 188], Appendix 2). We have shown that a decreased initial absorption of calcium from the gut persists during hemodialysis treatment. The bone histology cannot be distinguished from the bone histology observed in untreated azotemia. This is not surprising since the patients remain in a status of moderate to severe azotemia. A loss of bone mineral [49, 4] might indicate either that the azotemic osteodystrophy is aggravated or that new factors are introduced by the dialysis treatment, such as an inappropriate dialyzate calcium concentration [24, 218] and/or heparin therapy [115] during dialysis treatment. Personal studies indicate (Appendix 4) that an increase of the biologically active fraction of the serum calcium, the ionized calcium, can be observed at a dialyzate calcium of 8 mg/100 ml except in cases where hypercalcemia exists. However, the high calcium concentration in the dialyzate is accompanied by a substantial increase of the total calcium concentration which has to be considered when metastatic calcification occurs. It has been recognized that a high dialyzate calcium concentration [75] or magnesium concentration [169] is able to reduce high levels of immunoreactive parathyroid hormone in the blood and that high dialyzate calcium can reverse hyperparathyroid bone disease [219]. No metastatic calcification occurs if the serum phosphorus concentration is lowered appropriately by oral aluminium hydroxide [75]. The inappropriate vitamin D metabolism, however, might not be corrected [5]. Prolongation of life by the dialysis treatment can reveal clinically silent bone disease, which accounts for one of the major problems in this patient group.

5. Renal Transplantation

Renal transplantation seems to be the most logical means of correcting abnormal calcium metabolism: with a successful transplantation the body regains enough functional renal tissue to be able to fullfil metabolic and excretory needs. But at the time of transplantation, the patients exhibit all the abnormalities of calcium metabolism described above. The question is whether the correction of these defects occurs during the immunosuppressive therapy (including prednisone) administered on a long-term schedule.

Immediately after transplantation hypercalcemia and hypophosphatemia are common ([30, 95, 134], Appendix 5). These findings have been attributed to the persisting hyperparathyroidism due to the slow involution of the glands after transplantation [30, 95]. Oral phosphate supplements have proved valuable [108]. Our own data indicate that in some patients examined up to 7 years after transplantation, hypercalcemia, especially an increase of the ionized fraction, occurs (Appendix 5). This is related partly to the persisting hyperparathyroidism and partly to the tubular acidosis known to occur in transplanted patients [90, 141]. This finding may be relevant in cases, where chronic rejection is suspected and kidney calcifications can be demonstrated. In the light of these data, a subtotal parathyroidectomy [233] must be discussed in some circumstances.

Our studies on intestinal calcium absorption revealed impaired absorption in transplanted patients (Appendix 1). In spite of the absence of azotemia, this does not seem to be sufficiently explained by the cortisone treatment [122].

In association with the impaired intestinal malabsorption of calcium, we found increased amounts of osteoid in the bone. This abnormality seems smaller though than in dialyzed or azotemic patients (Appendix 2). It is not yet possible to decide whether azotemic osteodystrophy is not healed completely, or whether the increase of osteoid volume of bone is a consequence of calcium malabsorption, as in the rat [209].

An important bone disorder after transplantation, aseptic bone necrosis, is probably related to corticoid treatment and is not linked to impaired calcium metabolism or bone histology [25].

6. Renal Osteodystrophy: Therapy

Symptoms demanding treatment include bone pain and pruritus; spontaneous tetany is very seldom observed in the absence of therapy with alkali. All the azotemic patients, however, exhibit histological bone changes [21, 117]. It therefore seems appropriate to start prophylactic therapy or treatment of silent bone disease in all the patients who may later be included in a dialysis and transplantation program. The choice of treatment depends on the histologic type of bone disease. There are poor correlations between serum chemistry and histological parameters ([21], Appendix 2). As described in studies on bone histology, an increased amount of osteoid is a constant feature of azotemic bone disease. It is diagnosed with great regularity and it is more easily documented than parameters related to bone resorption [21]. Bone disease is associated with impaired calcium transport in the gut [202].

Osteomalacic bone lesions and impaired intestinal calcium absorption mainly justify vitamin D treatment. It is a well-known fact that high doses have to be administered to correct intestinal calcium uptake [202, 129, 205]. There is some evidence (Appendix 2) that bone might be less resistant to vitamin D and that a lower dose might be sufficient. As far as we are aware, there is no experience on the overall effect of vitamin D on mineralization without a concomitant promotion of intestinal calcium absorption. There is a possibility that hyperparathyroidism, associated with azotemia could be aggravated. It seems reasonable to correct all the vitamin D-dependent disturbances and to prescribe large doses of vitamin D, because hyperparathyroid bone changes may also disappear during this treatment.

The serum calcium and phosphorus concentrations tend to rise during vitamin D treatment. They have to be monitored and the medication must be reduced appropriately. This is mandatory because of the prolonged half-life of vitamin D in azotemia [205]. Before the initiation of a vitamin D treatment the high serum phosphorus values must be corrected in order to prevent the Ca $\times$ P product from rising above a value of 70, which induces metastatic calcification.

Hyperparathyroidism is the second and most important disorder of calcium metabolism. The Mayo Clinic studies [75] show that a high calcium concentration in the dialyzate can reverse the elevated hormone concentration in the blood and the signs of hyperparathyroid bone disease in patients on chronic hemodialysis. Forced calcium uptake by the body is followed for some months by a fall of immunoreactive parathyroid hormone in the serum without total restitution of the abnormality. In nondialyzed patients adequate oral uptake must be ensured while the dietary prescriptions are made. Calcium carbonate treatment in doses of up to 5 g per day has been shown to be accompanied by increased intestinal absorption of calcium despite impaired calcium transport in the gut [139]. As a result, only a minor elevation of the serum calcium concentration is observed. It is not known whether this is sufficient to suppress parathyroid hormone secretion. This particular kind of therapy might have an effect on the bone carbonate fraction [203]; however, no healaing of osteomalacia is documented. The danger of metastatic calcification cannot be denied due to a rising pH. In a minority of patients hyperparathyroidism ends in hypercalcemia. This finding, as well as progressive osteodystrophia fibrosa cystica, might force to subtotal parathyroidectomy [233].

Another complementary treatment is the application of aluminium hydroxide to normalize the serum phosphorus concentration. The work of SLATOPOLSKY provided substantial evidence that the gradual increase of the phosphorus concentration in the serum is related to the development of hyperparathyroidism [197]. When phosphorus intake is adjusted to the decreased excretion, hyperparathyroidism can be avoided. Abnormalities of very early renal failure were explained by a temporary elevation of serum phosphorus after meals. The patients with hypophosphatemia and early renal failure do not seem to fit into the picture. There is no doubt that the depression of an elevated serum phosphorus concentration is very important in the reduction of parathyroid hormone secretion [75]. Furthermore, it has proved to be of value for the prevention and treatment of metastatic calcification [167]. There is no evidence that aluminium which is taken up by the body might be toxic in man as suggested by animal experiments [13].

References

1. ALBRIGHT, F., REIFENSTEIN, E. G.: The parathyroid glands and metabolic bone disease. London: Baillière, Tindall, and Cox 1948.
2. AMPRINO, R., ENGSTRÖM, A.: Studies of X-ray absorption and diffraction in bone. Acta anat. (Basel) **47**, 1–22 (1952).
3. ARNAUD, C. D., TSAO, H. S., LITTLEDIKE, T.: Radioimmunoassay of human parathyroid hormone in serum. J. clin. Invest. **15**, 21 (1971).
4. ATKINSON, P. J., WEST, R. R., PARSONS, F. M., REED, G. W.: Loss of skeletal calcium by patients on maintenance dialysis. Brit. med. J. **1970 III**, 490.
5. AVIOLI, L. V., BIRGE, S., LEE, S. W., STATOPOLSKY, E.: The metabolic fate of vitamin D_3—^{3}H in chronic renal failure. J. clin. Invest. **50**, 2239 (1968).
6. — SCOTT, S., LEE, S. W., DELUCA, H. F.: Intestinal calcium absorption: nature of defect in chronic renal disease. Science **166**, 1154 (1969).
7. BAERG, R. D., KIMBERG, D. V., GERSHON, E.: Effect of renal insufficiency on the active transport of calcium by the small intestine. J. clin. Invest. **49**, 1288 (1970).
8. BAKER, S. L., DENT, C. E., FRIEDMAN, M., WATSON, L.: Fibrogenesis imperfecta ossium. J. Bone Jt. Surg. **48 B**, 804 (1966).
9. BALL, J., GARNER, A.: Mineralisation of woven bone in osteomalacia. J. Path. Bact. **91**, 563 (1966).
10. BAYLINK, D. J., WERGEDAL, J. E.: Bone formation by osteocytes. Amer. J. Physiol. **154**, 669 (1971).
11. BÉLANGER, L. F.: Osteocytic osteolytis. Calcif. Tiss. Res. **4**, 1 (1969).
12. BERNARD, G. W.: The ultrastructural interface of bone crystals and organic matrix in woven and lamellar endochondral bone. J. dent. Res. **48**, 781 (1969).
13. BERLYNE, G. M., BEN ARI, J., KNOPF, E., YAGIL, R., WEINBERGER, G., DANOWITCH, G. M.: Aluminium toxicity in rats. Lancet **1972 I**, 564.
14. BERSON, S. A., YALOW, R. S.: Parathyroid hormone in plasma in adenomatous hyperparathyroidism, uremia and bronchogenic carcinoma. Science **221**, 907 (1966).

15. BERSON, S. A., YALOW, R. S.: Immunochemical heterogeneity of parathyroid hormone in plasma. J. clin. Endocr. **28**, 1037 (1968).
16. BETHUNE, J. E., TURPIN, R. A.: A study of urinary excretion of parathyroid hormone in man. J. clin. Invest. **47**, 1583 (1968).
17. BIANCHI, C. P.: Cell calcium. London: Butterworth 1968.
18. BINSWANGER, U.: Personal observation.
19. — FEIST, E., RICH, C.: Bone resorption without parathyroid hormone: induction by low phosphorus diet. Z. ges. exp. Med. **156**, 61 (1971).
20. — UEHLINGER, E.: Zur Regulation des Serumcalciumspiegels bei chronischer Pyelonephritis. Arch. klin. Med. **213**, 48 (1966).
21. — FISCHER, J., SCHENK, K., MERZ, W.: Osteopathie bei chronischer Niereninsuffizienz. Dtsch. med. Wschr. **49**, 1914 (1971).
22. — TAMMILEHTO, E., REGEZ, O., NUESCH, E.: Enteral calcium absorption in renal failure. Clin. Res. **20**, 587 (1970).
23. — — Fractional intestinal calcium absorption in azotemic rats in vivo. Res. exp. Med. **158**, 123 (1972).
24. — KRASKA, C., ZARUBA, K., KNOB, M., TAMMILEHTO, E.: Ionisiertes Calcium während Hämodialysebehandlung. Klin. Wschr. **50**, 819 (1972).
25. — FISCHER, J. A., SCHENK, R., SCHEITLIN, W., SCHREIBER, A.: Aseptic bone necrosis after kidney transplantation. In: ZINN, E. (Ed.): Idiopathic ischemic necrosis of the femoral head in adults. Stuttgart: G. Thieme 1971.
26. — SHERRARD, D., RICH, C., CURTIS, F. K.: Dialysis bone disease: a quantitative histologic study. Nephron **12**, 1 (1973).
27. BLUNT, I. W., DELUCA, H. F., SCHNOES, H. K.: 25-hydroxycolecalciferol: a biologically active metabolite of vitamin D_3. Biochemistry **7**, 3317 (1968).
28. BOYLE, I. T., GRAY, R. W., DELUCA, H. F.: Regulation by calcium of in vivo synthesis of 1, 25 Dihydroxycholecalciferol and 21, 25 Dihydroxycholecalciferol. Proc. nat. Acad. Sci. (Wash.) **68**, 9, 2131 (1971).
29. BRICKER, N. S.: On the meaning of the intact nephron hypothesis. Amer. J. Med. **46**, 1 (1969).
30. — SLATOPOLSKY, E., REISS, E., AVIOLI, L. V.: Calcium, phosphorus and bone in renal disease and transplantation. Arch. intern. Med. **123**, 543 (1969).
31. — On the pathogenesis of the uremic state. New Engl. J. Med. **268**, 1093 (1972).
32. BRICKMAN, A., COBURN, J., NORMAN, A. W.: Action of 1,25 Dihydroxycholecalciferol, a potent kidney-produced metabolite of vitamin D_3 in uremic man. New Engl. J. Med. **287**, 891 (1972).
33. BROWN, W. E.: Crystal growth of bone mineral. Clin. Orthop. Rel. Res. **44**, 205 (1966).
34. CAMERON, J. R., MAZESS, R. B., SORENSON, J. A.: Precision and accuracy of bone mineral determination by direct photon absorptiometry. Invest. Radiol. **3**, 141 (1968).
35. CAMPBELL, J. A., WEBSTER, T. A.: Day and night urine during complete rest, laboratory routine, light muscular work and oxygen administration. Biochem. J. **15**, 660 (1921).
36. CANARY, J. J., KYLE, J. H.: The hypercalciuria of hyperparathyroidism in man. J. clin. Invest. **38**, 994 (1959).
37. CANAS, F., TEREPKA, A. R., NEUMAN, W. F.: Potassium and milieu interieur of bone. Amer. J. Physiol. **217**, 117 (1969).
37a. CANTERBURY, J. M., LEVY, G. S., REISS, E.: Activation of renal cortical adenylate cyclate by circulating immunoreactive parathyroid hormone fragments. J. clin. Invest. **52**, 524 (1973).
38. CARE, A. D., BATES, R. F. M., GITELMANN, H. J.: The role of glucagon in the release of thyrocalcitonin. J. Endocr. **43**, IV (1969).
39. CARRUTHERS, B. M., COPP, D. H., McINTOSH, H. W.: Diurnal variation in urinary excretion of calcium and phosphate and its relation to blood levels. J. Lab. clin. Med. **63**, 959 (1964).
40. CASTLEMAN, B., MALLORY, T. B.: Parathyroid hyperplasia in chronic renal insufficiency. Amer. J. Path. **13**, 553 (1937).
41. CHEN, P. S. jr., LANE, K.: Serum protein binding of vitamin D_3. Arch. Biochem. Biophys. **112**, 70 (1965).

42. COCHRAN, M., NORDIN, B. E. C.: The causes of hypocalcaemia in chronic renal failure. Clin. Sci. **40**, 305 (1971).
43. COHEN, B. D.: Guanidinosuccinic acid in uremia. Arch. intern. Med. **126**, 846 (1970).
44. COOPER, C. W., SCHWEISINGER, W. H., MAHGOUB, A. M., ONTJES, D. A.: Thyrocalcitonin: Stimulation of secretion by pentagastrin. Science **172**, 1238 (1971).
45. COPP, D. H.: Parathyroids and homeostasis of blood calcium. In: RODAHL, K., NICHOLSON, J. T., BROWN, E. M. (Eds.): Bone as a tissue. New York: Mc Graw-Hill 1960.
46. COPP, D. H.: Calcitonin: A second hormone from the parathyroid and its function in regulating blood calcium. In: Yearbook of Endocrinology, 1961 — 2nd series. Chicago: Yearbook Medical Publ. 1962.
47. CUISINIER-GLEIZES, P.: Renal osteodystrophy in the uremic rat. Symposium international "Rein et calcium". Organized by D. Hioco, 1972.
48. CURRON, R. C., COLLINS, D. H.: Mucopolysaccharides in fields of intramembranous ossification in man. J. Path. Bact. **74**, 207 (1957).
49. CURTIS, F. K., DAVIDSON, R. C., PENDRAS, J. P.: Metabolic bone disease and chronic dialysis. Abstr. III Int. Congress of Nephrology, Washington 1966.
50. CUTHBERTSON, D. P.: The influence of prolonged muscular rest on metabolism. Biochem. J. **23**, 1328 (1929).
51. DABER, D., STRUCK, H.: Microliter determination of free hydroxyproline in blood serum. Biochem. Med. **5**, 17 (1971).
52. DELLING, H.: Skelettveränderungen nach chronischer Hämodialyse. Symposium über renale Osteodystrophie, Heidelberg 1972.
53. DELUCA, H. F.: Vitamin D metabolism: overview. 9th European Symposium on Calcified Tissue, Vienna 1972.
54. DUARTE, C. G., WATSON, J. F.: Calcium reabsorption in the proximal tubule of the dog nephron. Amer. J. Physiol. **212**, 1355 (1967).
55. — Effects of ethacrynic acid and furosemid on urinary calcium, phosphorus and magnesium. Metabolism **17**, 867 (1968).
56. DUPUIT, J., FOURNIER, P.: Lactose and the absorption of calcium and stronthium. In: WASSERMANN, R. H. (Ed.): The transfer of calcium and strontium across biological membranes. New York: Academic Press 1963.
57. EANES, E. D., HARPER, R. A., GILLESSEN, I. H., POSNER, A. S.: An amorphous component in bone mineral. Proceedings 4th European Symposium on Calcified Tissue, Leyden 1966, p. 24.
58. EBEL, I. G., KOMAR, C. L.: Effect of dietary magnesium on strontium calcium discrimination and incorporation into bone of rats. J. Nutr. **96**, 403 (1968).
59. — TAYLOR, A. N., WASSERMAN, R. H.: The vitamin D induced calcium binding protein of intestinal mucosa: Relation to vitamin D dose level and the lag period. Amer. J. clin. Nutr. **22**, 421 (1969).
60. EDWARDS, N. A., HODGKINSON, A.: Metabolic studies in patients with idiopathic hypercalciuria. Clin. Sci. **29**, 143 (1965).
61. EISENBERG, E.: Effects of serum calcium level and parathyroid extracts on phosphate and calcium excretion in hypoparathyroid patients. J. clin. Invest. **6**, 942 (1965).
62. ELLIOT, J. S.: The urinary excretion of inorganic salts. Invest. Biol. **1**, 582 (1964).
63. ENGSTROM, G. W., DELUCA, H. F.: Vitamin D stimulated release of calcium from mitochondria. Biochemistry **3**, 203 (1964).
64. EPSTEIN, F. H.: Nephropathy of hypercalcemia. In: STRAUSS, M. R., WELT, L. G. (Eds.): Diseases of the kidney. Boston: Little, Brown 1971.
65. ERICSON, L. E.: Degranulation of the parafollicular cells of the rat thyroid by vitamin D_2 induced hypercalcemia. J. Ultrastruct. Res. **24**, 145 (1968).
66. ESCHBACH, J. W., FUNK, D., ADAMSON, J., KUHN, I., SCRIBNER, B. H., FINCH, C. A.: Erythropoesis in patients with renal failure undergoing chronic dialysis. New Engl. J. Med. **276**, 653 (1967).
67. FISCHER, J. A., BLUM, J. W., BINSWANGER, U.: The acute parathyroid hormone response to epinephrine in vivo. J. clin. Invest. **52**, 2434 (1973).
68. — OLDHAM, S. B., SIZEMORE, G. W., ARNAUD, C.: Calcium-regulated parathyroid hormone peptidase. Proc. nat. Acad. Sci. (Wash.) **69**, 2341 (1972).

69. FISCHER, J., BINSWANGER, U., BLUM, J.: The acute parathyroid hormone response to change in ionised calcium during phosphate infusions in the cow. Europ. J. clin. Invest. **3**, 151 (1973).
70. FLANAGAN, B., NICHOLS, G.: Metabolic studies of human bone in vitro. I. Normal bone. J. clin. Invest. **44**, 1788 (1965).
71. — — Metabolic studies of human bone in vitro. II. Changes in hyperparathyroidism. J. clin. Invest. **44**, 1795 (1965).
72. FLEISCH, H., NEUMAN, W. F.: Mechanisms of calcification: Role of collagen, polyphosphates and phosphatase. Amer. J. Physiol. **200**, 2196 (1961).
73. — RUSSELL, R. G. G., STRAUMANN, F.: Effect of pyrophosphate on hydroxyapatite and its implications in calcium homeostasis. Nature (Lond.) **212**, 901 (1966).
74. FORBES, R. M., MITCHELL, H. H., COOPER, A. R.: Further studies on the gross composition and mineral elements of the adult human body. J. biol. Chem. **223**, 969 (1956).
75. FOURNIER, A., ARNAUD, C. D., JOHNSON, W. J., TAYLOR, W. F., GOLDSMITH, R. S.: Etiology of hyperparathyroidism and bone disease during chronic hemodialysis. II. Factors affecting serum immunoreactive parathyroid hormone. J. clin. Invest. **50**, 599 (1971).
76. FRAZER, D. R., KODICEK, E.: Unique biosynthesis by kidney of a biologically active vitamin D metabolite. Nature (Lond.) **228**, 764 (1970).
77. — — Regulation of 25-Hydroxycholecalciferol-1-Hydroxylase in kidney by parathyroid hormone. Nature (Lond.) New Biol. **241**, 163 (1973).
78. FROLIK, C. A., DELUCA, H. F.: The stimulation of 1,25-dihydroxycholecalciferol metabolism in vitamin D deficient rats by 1,25-dihydroxycholecalciferol. J. clin. Invest. **52**, 543 (1973).
79. FROST, H. M.: Observations on osteoid seams: the existence of a resting state. Henry Ford Hosp. med. J. **8**, 262 (1960).
80. GAMADA, T., YOSKIDA, A., KOSHIKAWA, S.: Alteration of oxidative phosphorylation in uremia. Jap. Circulat. J. **33**, 59 (1969).
81. GARABEDIAN, M., HOLICK, M. F., DELUCA, H. F., BOYLE, I. T.: Control of 25-Hydroxycholecalciferol metabolism by parathyroid glands. Proc. nat. Acad. Sci. (Wash.) **69**, 1673 (1972).
82. GENUTH, S. M., VERTES, V., LEONARDS, J. R.: Oral calcium absorption in patients with renal failure treated by chronic hemodialysis. Metabolism **18**, 124 (1969).
83. GERSH, I.: The fate of colloidal phosphate in the dog. Amer. J. Physiol. **121**, 589 (1938).
84. GIOVANETTI, S., BALESTRI, P. L., BIAGINE, M., RINDI, P.: Uremic toxins. Arch. intern. Med. **126**, 843 (1970).
85. GLIMCHER, M. I., KRANE, S. M.: Studies on the interaction of collagen and phosphate. I. The nature of inorganic orthophosphate binding. In: LACROIX, P., BUDY, A. (Eds.): Radioisotopes and Bone, p. 393. Oxford: Blackwell 1960.
86. GOLDSMITH, R. S., INGBAR, S. H.: Inorganic phosphate treatment of hypercalcemia of diverse etiologies. New Engl. J. Med. **274**, 1 (1966).
87. — FURSZYFER, J., JOHNSON, J. W., FOURNIER, A. E., SIZEMORE, G. W., ARNAUD, C. D.: Etiology of hyperparathyroidism and bone disease during chronic hemodialysis. III. Evaluation of parathyroid suppressibility. J. clin. Invest. **52**, 173 (1973).
88. GONICK, H. C., HERTOGHE, J., RUBINI, M. E.: Disorders of calcium metabolism in uremia. J. clin. Invest. **44**, 1053 (1965).
89. GRAN, F. C.: Vitamin D and calcium absorption in parathyroidectomized rats. Acta physiol. scand. **49**, 211 (1960).
90. GYORGY, A. Z., STEWART, J. H., GEORGE, C. R. P., TILLER, D. J., EDWARDS, K. D. G.: Renal tubular acidosis, acidosis due to hyperkalaemia, hypercalcaemia, disordered citrate metabolism and other tubular dysfunctions following human renal transplantation. Quart. J. Med. **38**, 231 (1969).
91. HAAVALDSEN, R., EGLUND, K. M., NICOLAYSON, R.: Studies on calcium metabolism in rats. 2. The interaction of vitamin D and the endogenous factor. Acta physiol. scand. **36**, 108 (1956).
92. HALBORSEN, S.: Osteoporosis, hypercalciuria and nephropathy following immobilisation of children. Acta med. scand. **149**, 401 (1954).

93. HALPERIN, N. L., CONNORS, H. P., RELLMAN, A. S., KANNOFSKY, M. D.: Factors that control the effect of pH on glycolysis in leukocytes. J. biol. Chem. **244**, 384 (1969).

94. HAMILTON, J. W., SPIERTO, F. W., MACGREGOR, R. R., COHN, D. V.: Studies of the biosynthesis in vitro of parathyroid hormone. II. The effect of calcium and magnesium on synthesis of parathyroid hormone isolated from bovine parathyroid tissue and incubation medium. J. biol. Chem. **246**, 3224 (1971).

95. HAMPERS, C. L., KATZ, A. I., WILSON, R. E., MERRILL, J. P.: Calcium metabolism and osteodystrophy after renal transplantation. Arch. intern. Med. **124**, 282 (1969).

96. HARRISON, H. E., HARRISON, H. C.: Sodium, potassium and intestinal transport of glucose, l-thyrosin, phosphate and calcium. Amer. J. Physiol. **205**, 107 (1963).

97. HAUSSLER, M. R., NAGODE, L. A., RASMUSSEN, H.: Induction of intestinal brushborder alkaline phosphatase by vitamin D and identity with Ca-ATPase. Nature (Lond.) **228**, 1199 (1970).

98. — RASMUSSEN, H.: The metabolism of vitamin D_3 in the chick. J. biol. Chem. **247, 8,** 2328 (1972).

99. HEATON, F. W., HODGKINSON, A.: External factors affecting diurnal variation in electrolyte excretion with particular reference to calcium and magnesium. Clin. chim. Acta **8**, 246 (1963).

100. HEANEY, R. P.: Evaluation and interpretation of calcium-kinetic data in man. Clin. Orthop. **31**, 153 (1963).

101. HILL, L. V., VAN DEN BERG, C. J., MAWER, E. B.: Vitamin D metabolism in experimental uraemia:: effects of intestinal transport of ^{45}Ca and on formation of 1,25-dihydroxycholecalciferol in rat. Nature (Lond.) New Biol. **233**, 189 (1971).

102. HITT, O., JAWORSKI, Z. F., SHIMIZU, A. G., FROST, H. M.: Tissue level bone formation in chronic renal failure, measured by means of tetracycline bone labelling. Canad. J. Physiol. Pharmacol. **48**, 824 (1970).

103. HODGKINSON, A., PYRAH, L. N.: The urinary excretion of calcium and inorganic phosphate in 344 patients with calcium stone of renal origins. Brit. J. Surg. **46**, 10 (1958).

104. HODGKINSON, A., HEATON, F. W.: The effect of food ingestion on the urinary excretion of calcium and magnesium. Clin. chim. Acta **11**, 354 (1965).

105. IRWING, J. T., WUTHIER, R. E.: Histochemistry and biochemistry of calcification with special reference to the role of lipids. Clin. Orthop. **66**, 237 (1968).

106. JOHNSON, L. C.: Morphologic analysis in pathology. Kinetics of disease and general biology of bone. In: FROST, H. M. (Ed.): Bone biodynamics. Boston: Little, Brown 1964.

107. — Kinetics of skeletal remodelling. In: BERGSMA, D. (Ed.): Structural organisation of the skeleton, Vol. 2, p. 66—142. New York: National Foundation 1966.

108. JOHNSON, J. W., HATTNER, R. S., HAMPERS, C., BERNSTEIN, D. S., MERRILL, J. P., SHERWOOD, L. M.: Secondary hyperparathyroidism in chronic renal failure: effects of renal homotransplantation. J. Amer. med. Ass. **215**, 476 (1971).

109. JOWSEY, J.: Variations in bone mineralisation with age and disease. In: FROST, H. M. (Ed.): Bone biodynamics. Boston: Little, Brown 1964.

110. KAYE, M., PRITCHARD, J. E., HALPENNY, G. W.: Bone disease in chronic renal failure with particular reference to osteosclerosis. Medicine **39**, 157 (1960).

111. — SILVERMAN, M.: Calcium metabolism in chronic renal failure. J. Lab. clin. Med. **66**, 535 (1965).

112. KLEEMAN, C. R., BERNSTEIN, D., DOWLING, T. T., MAXWELL, M. H.: The effect of parathyroidectomy and administration of partially purified parathyroid extract on the renal clearence of calcium and phosphorus in dogs. Acta endocr. (Kbh.) Suppl. **5**, 493 (1960).

113. — BOHANNON, J., BERNSTEIN, D., LING, S., MAXWELL, H. M.: Effect of variations in sodium intake on calcium excretion in normal humans. Proc. Soc. exp. Biol. (N. Y.) **115**, 2932 (1964).

114. KNAPP, E. L.: Factors influencing the urinary excretion of calcium. I. In normal persons. J. clin. Invest. **26**, 182 (1947).

115. Korz, R.: Heparin-induzierte Mobilisation von Calcium und anorganischem Phosphat in Zusammenhang mit extraossären Verkalkungen bei chronischer Hämodialyse. Klin. Wschr. **49**, 648 (1971).
116. Krane, St., Muñoz, A. J., Harris, E. D.: Urinary polypeptides related to collagen synthesis. J. clin. Invest. **49**, 716 (1970).
117. Krempien, B., Ritz, E., Heuck, F.: Osteopathie bei Urämie. Verh. dtsch. Ges. Path. **55**, 821 (1971).
118. — Ritz, E.: Azotemic osteopathy at various stages of renal insufficiency and under maintenance hemodialysis. IVth International Osteological Symposium, Prag 1972.
119. Lassiter, W. E., Gottschalk, C. W., Mylle, M.: Micropuncture study of renal tubular reabsorption of calcium in normal rodents. Amer. J. Physiol. **204**, 771 (1963).
120. Lee, T. D., Lindemann, R. D., Yiengst, M. J., Chock, N. W.: Influence of age on the cardiovascular and renal responses to tilting. J. appl. Physiol. **21**, 55 (1966).
121. Lehniger, A. L.: Mitochondria and calcium ion transport. Biochem. J. **119**, 129 (1970).
122. Lekkerkerker, J. F. F., Wondenberg, F., Doorenbos, H.: Influence of a low dose of steroid therapy on calcium absorption. Acta endocr. (Kbh.) **69**, 488 (1972).
123. Leman, J., Litzow, J. R., Lennon, E. J.: Studies of the mechanism by which chronic metabolic acidosis augments urinary calcium excretion in man. J. clin. Invest. **46**, 1318 (1967).
124. Lengeman, S. W., Dobbins, I. W.: The role of bile in calcium absorption. J. Nutr. **66**, 45 (1958).
125. Lengeman, F. W.: The site of action of lactose in the enhancement of calcium utilization. J. Nutr. **69**, 23 (1959).
126. Levinsky, N. G., Lalone, R. C.: The mechanism of sodium diuresis after saline infusion in the dog. J. clin. Invest. **42**, 1261 (1963).
127. Lichtwitz, A., Parlier, R.: Calcium et maladies metaboliques de l'os; Tome III: Rein et metabolism du calcium á l'ètat pathologique. Paris: Expansions scientifiques française 1965.
128. Lindholm, T.: Oral aluminium hydroxide in the treatment of hyperphosphatemia and acidosis in acute and chronic renal insufficiency. Acta med. scand. **172**, 75 (1962).
129. Liu, S. H., Chu, H. I.: Studies of calcium and phosphorus metabolism with special reference to pathogenesis and effects of dihydrotachysterol and iron. Medicine **22**, 193 (1943).
130. McDermott, F. T., Nayman, J., de Boer, W. G.: The effect of acute renal failure upon cell division in the jejunum: radioautographic and ultrastructural studies in the mouse. Ann. Surg. **174, 2**, 274 (1971).
131. McGlown, E., Bull, M. G.: The pathogenesis of urinary calculus formation. Brit. med. Bull. **13**, 53 (1957).
132. McGregor, I., Nordin, B. E. C.: Equilibrium studies with human bone powder. J. biol. Chem. **235**, 1215 (1960).
133. McIntosh, H. W., Carruthers, B. M., Copp, D. H.: Factors affecting the urinary excretion of calcium. Canad. med. Ass. J. **86**, 226 (1962).
134. McIntosh, D. A., Peterson, E. W., McPaul, J. J.: Autonomy of parathyroid function after renal homotransplantation. Ann. intern. Med. **65**, 900 (1966).
135. McLean, F. C., Hastings, A. B.: Clinical estimation and significance of calcium ion concentration in the blood. Amer. J. med. Sci. **189**, 601 (1935).
136. McLean, F. C., Hinrichs, M. A.: The formation and behaviour of colloidal calcium phosphate in the blood. Amer. J. Physiol. **121**, 580 (1938).
137. — The parathyroid hormone and bone. Clin. Orthop. **9**, 46 (1957).
138. — Urist, M. R.: Bone. Chicago: University of Chicago Press 1961.
139. Makoff, D. L., Gordon, A., Franklin, S. S., Gerstein, A. R., Maxwell, M. H.: Chronic calcium carbonate therapy in uremia. Arch. intern. Med. **123**, 15 (1969).
140. Malm, O. I.: Calcium requirement and adaptation in adult men. Scand. J. clin. Lab. Invest. **10**, Suppl. 36 (1958).
141. Massry, S. G., Preuss, G. H., Maher, J. F., Schreiner, G. E.: Renal tubular acidosis after cadaver kidney homotransplantation. Amer. J. Med. **42**, 284 (1967).

142. MASSRY, S. G., POPOVTZER, M., COBURN, J. W., MAKOFF, D. L., MAXWELL, M. H., KLEEMAN, C. R.: Intractable pruritus as a manifestation of secondary hyperparathyroidism in uremia. New Engl. J. Med. **279**, 697 (1968).
143. — COBURN, J. W., KLEEMAN, C. R.: Renal handling of magnesium in the dog. Amer. J. Physiol. **216**, 1460 (1969).
144. — — — Evidence for suppression of parathyroid gland activity by hypermagnesemia. J. clin. Invest. **49**, 1619 (1970).
145. MAWER, E. B., TAYLOR, C. M., BACKHOUSE, J., STANBURY, S. W.: Failure of formation of 1,25-Dihydroxycholecalciferol in chronic renal insufficiency. Lancet **1973 I**, 626.
146. MERRILL, J. P., HAMPERS, C. L.: Uremia, progress in pathophysiology and treatment. New York: Grune and Stratton 1971.
147. MERZ, W. A.: Die Streckenmessung an gerichteten Strukturen im Mikroskop und ihre Anwendung zur Bestimmung von Oberflächen-Volumen-Relationen im Knochengewebe. Mikroskopie **22**, 132 (1967).
148. MERZ, W. A., SCHENK, R. K.: A quantitative histological study on bone formation in human cancellous bone. Acta anat. (Basel) **76**, 1 (1970).
149. MILCH, R. A., RALL, D. P., TOBIE, J. E.: Fluorescence of tetracycline antibiotics in bone. J. Bone Jt Surg. **40 A**, 897 (1958).
150. MEUNIER, P., BERNARD, J., VIGNON, G.: La mesure de l'élargissement périostéocytaire appliqué au diagnostic des hyperparathyroidies. Path. et Biol. **19**, 371 (1971).
151. MITCHELL, H. H., HAMILTON, T. S., STEGGERDA, F. R., BEEN, H. W.: The chemical composition of the adult human body and its bearing on the biochemistry of growth. J. biol. Chem. **158**, 625 (1945).
152. MOORE, E. W.: Ionized calcium in normal serum, ultrafiltrates and whole blood determined by ion exchange electrodes. J. clin. Invest. **49**, **2**, 318 (1970).
153. MORRISSEY, WASSERMANN: In: WASSERMANN, R. H., TAYLOR, A. N.: Intestinal absorption of calcium: Calcium Physiology, Vol. 3; Mineral Metabolism (Eds. COMAR, C. L., BRONNER, F.). New York-London: Academic Press 1969.
154. NAGATA, N., RASMUSSEN, H.: Parathyroid hormone and renal cell metabolism. Biochemistry **7**, 3728 (1968).
155. NASSIM, J. R., HIGGINS, B. A.: Control of hypercalciuria. Brit. med. J. **1965 I**, 675.
156. NELP, W. B., PALMER, H. E., MURANO, R., PAILTHORP, K., HINN, G., RICH, C., WILLIAMS, J., RUDD, T. G., DENNY, J. D.: Measurement of total body calcium (bone mass) in vivo with the use of total body neutron activation analysis. J. Lab. clin. Med. **76**, 151 (1970).
157. NEUMAN, W. F., NEUMAN, M. W.: The chemical dynamics of bone mineral. Chicago: University of Chicago Press 1958.
158. — The milieu interieur of bone: Claude Bernard revisited. Fed. Proc. **28**, **6**, 1846 (1969).
159. — MYLTRYAN, B. J., MARTIN, G. R.: A chemical view of osteoclasia based on studies with yttrium. Clin. Orthop. **17**, 124 (1960).
160. NICHOLS, G., FLANAGAN, B., VAN DER SLUYS, J.: Distorsions of bone cell metabolism in uremia and their cause. Arch. intern. Med. **124**, 530 (1969).
161. NICOLAYSON, R.: The absorption of calcium as a function of the body saturation with calcium. Acta physiol. scand. **5**, 200 (1943).
162. — EEG-LARSON, N., MALM, O. I.: Physiology of calcium metabolism. Physiol. Rev. **33**, 424 (1953).
163. NORDIN, B. E. C., HODGKINSON, A., PEACOCK, M.: The measurement and the meaning of urinary calcium. Clin. Orthop. **52**, 293 (1967).
164. — Uraemic bone disease. In: Metabolic bone and stone disease. Edinburgh-London: Livingstone 1973.
165. OGG, C. S.: The intestinal absorption of ^{47}calcium by patients in chronic renal failure. Clin. Sci. **34**, 467 (1968).
166. OWEN, M.: Cell population kinetics of an osteogenic tissue. J. Cell Biol. **19**, 19 (1963).
167. PARFITT, M.: Soft tissue calcification in uremia. Arch. intern. Med. **124**, 544 (1969).
168. PELLEGRINO, E. D., BILTZ, R. M.: The composition of human bone in uremia: observations of the reservoir functions of bone and demonstration of a labile fraction of bone carbonate. Medicine (Baltimore) **44**, **5**, 397 (1965).

169. PLETKA, P., BERNSTEIN, D. S., HAMPERS, C. L., MERRILL, J. P., SHERWOOD, L. M.: Effects of magnesium on parathyroid hormone secretion during chronic hemodialysis. Lancet **1971 II**, 462.
170. POPOVTZER, M. M., MASSRY, S. G., MAKOFF, D. L., MAXWELL, M. H., KLEEMAN, C. R.: Renal handling of phosphate in patients with chronic renal failure. Israel J. med. Sci. **5**, 1018 (1969).
171. – SCHAINUCK, L. I., MASSRY, S. G., KLEEMAN, C. R.: Bivalent ion excretion in chronic kidney disease: relation to degree of renal insufficiency. Clin. Sci. **38**, 297 (1970).
172. POSNER, A. S.: The nature of the inorganic phase in calcified tissue. In: SOGGNAES, R. F. (Ed.): Calcification in biological tissue, p. 373. Washington: Amer. Ass. Advanc. Sci. 1960.
173. POTTS, J. T., REITZ, R. E., DEFTOS, L. J., KAYE, M. et al.: Secondary hyperparathyroidism in chronic renal disease. Arch. intern. Med. **124**, 408 (1972).
174. PROCKOP, D. J., KIVIRIKKO, K. J.: Relationship of hydroxyproline excretion in urin to collagen metabolism. Ann. intern. Med. **66**, 1243 (1967).
175. PURNELL, J.: Changes in bone sodium and carbonate in metabolic acidosis and alkalosis in the dog. J. clin. Invest. **50**, 327 (1971).
176. PUSCHETT, J. B., MORANZ, J., KERNICK, W. S.: Evidence for a direct action of cholecalciferol and 25-hydroxycholecalciferol on the renal transport of phosphate, sodium and calcium. J. clin. Invest. **51**, 373 (1972).
177. RAISZ, L. G., NIEMAN, I.: Effect of phosphate, calcium and magnesium on bone resorption and hormonal responses in tissue culture. Endocrinology **85**, 446 (1969).
178. RASMUSSEN, H., ARNAUD, C., HAWKER, C., STEDINGK, M.: The relationship between vitamin D and parathyroid hormone. J. clin. Invest. **42**, 1940 (1963).
179. – ANAST, C., ARNAUD, C.: Thyrocalcitonin, EGTA, and urinary electrolyte excretion. J. clin. Invest. **46**, 746 (1967).
180. – Cell communication, calcium ion and cyclic adenosin monophosphate. Science **170**, 404 (1970).
181. – WONG, M., BIKLE, D., GOODMAN, D. B. P.: Hormonal control of the conversion of 25-Hydroxycholecalciferol to 1,25-Dihydroxycholecalciferol. J. clin. Invest. **51**, 2502 (1972).
182. RECTOR, F. C., SELLMAN, J. C., MARTINEZ-MALDONADO, M., SELDIN, D. W.: The mechanism of suppression of proximal tubular reabsorption by saline infusions. J. clin. Invest. **46**, 41 (1967).
183. REIDENBERG, M.: Mechanism of hypercalciuria in acidosis. Clin. Res. **15**, 328 (1967).
184. REINER, M., NADARAJAH, A., WOODHOUSE, N. J. Y., NUNZIATA, V., SEVITT, L., JOPLIN, G. F.: Calcium absorption and excretion in the gut in chronic renal failure. Israel J. med. Sci. **7**, 522 (1971).
185. REISS, E., CANTERBURY, J. M., BILINSKY, R. T.: Measurement of serum parathyroid hormone in renal insufficiency. Trans. Ass. Amer. Phyens **81**, 104 (1968).
186. – – KANTER, A.: Circulating parathyroid hormone concentration in chronic renal insufficiency. Arch. intern. Med. **124**, 417 (1969).
187. RICH, C., ENSINCK, I., FELLOWS, H.: The use of continuous infusions of ^{45}calcium and ^{85}strontium to study skeletal function. J. clin. Endocr. **21**, 611 (1961).
188. RITZ, E., KREMPIEN, B., KULM, H., HEUCK, F.: Dialysis bone disease. Israel J. med. Sci. **7**, 520 (1971).
189. – – personal communication 1972.
190. ROSENSTREICH, S. I., RICH, C., VOLWILER, W.: Deposition in and release of vitamin D_3 from body fat: evidence for a storage site in the rat. J. clin. Invest. **50, 3**, 679 (1971).
191. RUSSELL, J. E., AVIOLI, L. V.: Effect of experimental chronic renal insufficiency on bone mineral and collagen maturation. J. clin. Invest. **51**, 3072 (1972).
192. SCHACHTER, D., DOWDLE, E. B., SCHENKER, H.: Active transport of calcium by the small intestine of the rat. Amer. J. Physiol. **198**, 263 (1960).
193. – FINKELSTEIN, I. D., KOWARSKI, S.: Metabolism of vitamin D. I. Preparation of radioactive vitamin D and its intestinal absorption in the rat. J. clin. Invest. **43**, 787 (1964).

194. SCHACHTER, D., KOWARSKI, S.: Radioactive vitamin D: preparation, metabolism and mechanism of action. Bull. N. Y. Acad. Med. **41**, 241 (1965).
195. — — FINKELSTEIN, I. D., MA, R. I. W.: Tissue concentration differences during active transport of calcium by intestine. Amer. J. Physiol. **211**, 1131 (1966).
196. SLATOPOLSKY, E., ROBSON, A. M., ELKAN, I., BRICKER, N. S.: Control of phosphate excretion in uremic man. J. clin. Invest. **47**, 1865 (1968).
197. — CAGLOR, S., PENNELL, J. P., TAGGART, D. D., CANTERBURY, J. M., REISS, E., BRICKER N. S.: On the pathogenesis of hyperparathyroidism in chronic experimental renal insufficiency in the dog. J. clin. Invest. **50**, 492 (1971).
198. SMITH, D. A., NORDIN, B. E. C.: The effect of a high phosphorus intake on total and ultrafiltrable plasma calcium and on phosphate clearance. Clin. Sci. **26**, 479 (1964).
199. SOBEL, A. E., BURGER, M.: Calcification. XIV. Investigation of the role of chondroitin sulphate in the calcifying mechanism. Proc. Soc. exp. Biol. (N. Y.) **87**, 7 (1954).
200. STANBURY, S. W.: Azotemic renal osteodystrophy. Brit. med. Bull. **13**, 57 (1957).
201. — LUMB, G. A., NICHOLSON, W. F.: Elective sub-total parathyroidectomy for renal hyperparathyroidism. Lancet **1960 I**, 793.
202. — — Metabolic studies of renal osteodystrophy. Medicine (Baltimore) **41**, 1 (1962).
203. — The treatment of renal osteodystrophy. Ann. intern. Med. **65**, 1133 (1966).
204. — LUMB, G. A.: Parathyroid function in chronic renal failure. Quart. J. Med. **35**, 1 (1966).
205. — — The osteomalacia of renal insufficiency. L'osteomalacie (HIOCO, D. J., Ed.). Paris: Masson 1967.
206. — — MAWER, E. B.: Osteodystrophy developing spontaneously in the course of chronic renal failure. Arch. intern. Med. **124**, 274 (1969).
207. — Calcium and phosphate metabolism in renal failure. In: STRAUSS, M. B., WELT, L. G. (Eds.): Diseases of the kidney. Boston: Little, Brown 1971.
208. STAUFFER, M., RICH, C.: Direct action of vitamin D and lactose on bone in osteomalacia. J. clin. Invest. **46**, 1119 (1967).
209. — BAYLINK, D., WERGEDAL, J., RICH, C.: Defective bone mineralisation in calcium-deficient rats. Clin. Res. **17**, 293 (1969).
210. TAYLOR, A. N., WASSERMAN, R. H.: A vitamin D_3 dependent factor influencing calcium binding by homogenates of chick intestinal mucosa. Nature (Lond.) **205**, 248 (1965).
211. — — Vitamin D_3 induced calcium binding protein: partial purification, electrophoretic visualization and tissue distribution. Arch. Biochem. **119**, 536 (1967).
212. — — JOWSEY, J.: A vitamin D dependent calcium binding protein in canin intestinal mucosa. Fed. Proc. **27**, 675 (1968).
213. — P. H. D. thesis Cornell University, Ithaka N. Y. 1969.
214. — WASSERMAN, R. H.: Vitamin D induced calcium binding protein: Comparative aspects in kidney and intestine. Amer. J. Physiol. **223**, 110 (1972).
215. ULLRICH, K. J., JARAUSCH, K. H.: Untersuchungen zum Problem der Harnkonzentrierung und Harnverdünnung. Pflügers Arch. ges. Physiol. **262**, 537 (1956).
216. URBAN, E., SCHEDL, H P.: Mucosal growth effect of vitamin D on the duodenum. Experientia (Basel) **25**, 1270 (1969).
217. VAJDA, F. J. E., MARTIN, T. J., MELICK, R. A.: Destruction of bovine parathyroid hormone labeled with ^{131}I by rat kidney tissue. Endocrinology **84**, 162 (1969).
218. VERBERCKMOES, R.: Study on the influence of dialysis with varying bath calcium concentrations on the different plasma calcium fractions. Klin. Wschr. **50**, 480 (1972).
219. VOSIK, W. M., ANDERSON, C. F., STEFFEE, W. P., JOHNSON, W. J., ARNAUD, C. D., GOLDSMITH, R. S.: Successful medical management of osteitis fibrosa due to "tertiary hyperparathyroidism". Proc. Mayo Clin. **47**, 110 (1972).
220. WALKER, B. G., PHEAR, D. N., MARTIN, F. I. R., BAIRD, C. W.: Inhibition of insulin by acidosis. Lancet **1963 II**, 964.
221. WALSER, M.: Calcium clearance as a function of sodium clearance in the dog. Amer. J. Physiol. **200**, 1099 (1961).
222. WASSERMAN, R. H., KOMAR, C. L., NOLD, M. M.: The influence of aminoacids and other organic compounds on the gastrointestinal absorption of ^{45}calcium and ^{89}strontium in the rat. J. Nutr. **59**, 371 (1956).

223. Wasserman, R. H., Lengeman, S. W.: Further observations on lactose stimulation of the gastro-intestinal absorption of calcium and strontium in the rat. J. Nutr. **70**, 377 (1960).
224. — Taylor, A. N., Kallfelz, F. A.: Vitamin D and transfer of plasma calcium to intestinal lumen in chicken and rats. Amer. J. Physiol. **211**, 419 (1966).
225. — — Vitamin D_3 induced calcium binding protein in chick intestinal mucosa. Science **152**, 791 (1966).
226. — — Vitamin D dependent calcium binding protein: response to some physiological and nutritional variables. J. biol. Chem. **243**, 3987 (1968).
227. Watson, L., Dale, N. E.: The urinary excretion of calcium, phosphorus and creatinine in normal subjects and in patients with skin cancer. Clin. Sci. **31**, 77 (1966).
228. Weber, I. C., Ponds, V., Kodicek, E.: The localisation of 1,25-dihydroxycholecalciferol in bone cell nuclei of richetic chicks. Biochem. J. **125**, 147 (1971).
229. Welt, L. G., Smith, M.: The red blood cell as a model for the study of uremic toxins. Arch. intern. Med. **126**, 827 (1970).
230. Wesson, L. G.: Electrolyte excretion in relation to diurnal cycles of renal function. Medicine (Baltimore) **43**, 547 (1964).
231. Widrow, S. H., Levinsky, N. G.: The effect of parathyroid extract on renal tubular calcium reabsorption in the dog. J. clin. Invest. **41**, 2151 (1962).
232. Wieland, L., Dallemagne, L. J.: Hydrogen binding in the calcium phosphates. Nature (Lond.) **193**, 369 (1962).
233. Wilson, R. E., Bernstein, D. S., Murray, J. E., Moore, E. S.: Effects of parathyroidectomy and kidney transplantation on renal osteodystrophy. Amer. J. Surg. **110**, 384 (1965).
234. Wong, R. G., Myrtle, J. F., Tsai, H. C., Norman, A. W.: Studies on calciferol metabolism. V. The occurrence and biological activity of 1,25-dihydroxy-vitamin D_3 in bone. J. biol. Chem. **247**, 5728 (1972).
235. Wong, R. G., Norman, A. W., Reddy, C. R., Coburn, J. W.: Biologic effects of 1,25-dihydroxycholecalciferol in acutely uremic rats. J. clin. Invest. **51**, 1287 (1972).
236. Young, R.: Autoradiographic studies on nucleic acid metabolism and protein synthesis of the cells of bone. Chicago: Orthop. Res. Soc. 1962.

Appendices

This section is intended to introduce methods and results of unpublished or partially published investigations performed by the author. The discussion is included in the previous Chapters.

Appendix 1: Fractional Intestinal Calcium Absorption in Renal Failure, During Hemodialysis Treatment and After Renal Transplantation

Patients and Methods

The control group consisted of volunteers with serum creatinine values lower than 1.3 mg/100 ml and a history negative for kidney disease; 5 women and 6 men, aged 23—59, were investigated. Twenty-one patients (14 women and 7 men aged 20—62), suffering from stable azotemia, were divided into groups: patients with serum creatinine levels from 1.3—2.5 mg/100 ml were assigned to a group with slight renal insufficiency, those with a creatinine from 2.5—6 mg/100 ml to a group with moderate insufficiency and patients with a creatinine greater than 6 mg/100 ml were considered to be suffering from severe renal failure. Patients on hemodialysis treatment were 4 men and 3 women aged 22—62 years, who had been treated for 1 to 12 months prior to the study. Dialysis treatment was performed 15—22 hrs weekly by means of Travenol coil kidneys; the dialyzate contained 3 meq/l of calcium and 1.5 meq/l of magnesium. Patients with kidney transplants, 4 men and 1 woman aged 22—57, were investigated 4—50 months after receiving a allotransplant. They were on 10 mg of prednisone and 150—200 mg of Imurel daily.

At the time of the study patients and controls were on their usual diet, the calcium content of which was estimated by careful dietary history. No food intake was allowed for 8 h before each of two tests (oral and intravenous administration of the isotope). The oral dose was 4μ Ci ^{47}Ca, specific activity > 1 mCi/mg ^{40}Ca, with 200 mg of ^{40}Ca as the gluconate. The intravenous dose, usually given 14 days later, was 2 μCi ^{47}Ca. Forearm radioactivity was monitored at intervals of 5 min for the first 2 hours and less frequently afterwards, with an Armac large-volume scintillation detector (Packard Instruments Co., Downers Grove, Ill., USA). Forearm activity was corrected for changing background activity by taking measurements with the forearm in place immediately followed by measurements with the arm removed from the counting chamber, while the position of the patient remained unchanged otherwise. The window setting of the spectrometer was 0.450—0.900 meV for the exclusion of counts resulting from ^{47}Sc. As a standard a known aliquot of the administered radioactivity was diluted in 1 liter of distilled water and monitored frequently between measurements. The net arm counts (counts minus background) corrected for decay and counting efficiency (based upon measurements of the standard) were expressed as percentages of the administered dose. Data fitting and comportmental analysis were performed on a UNIVAC 1108 computer using the SAAM program and the techniques developed by Berman, Shalm, and Weiss [1]. The model used was similar to the one of Birge et al. [2].

Results

1. The cummulative absorption over 24 h is decreased in all patient groups ($p < 0.02$) due to low absorption during the first 2 hours after oral administration (Fig. 3).

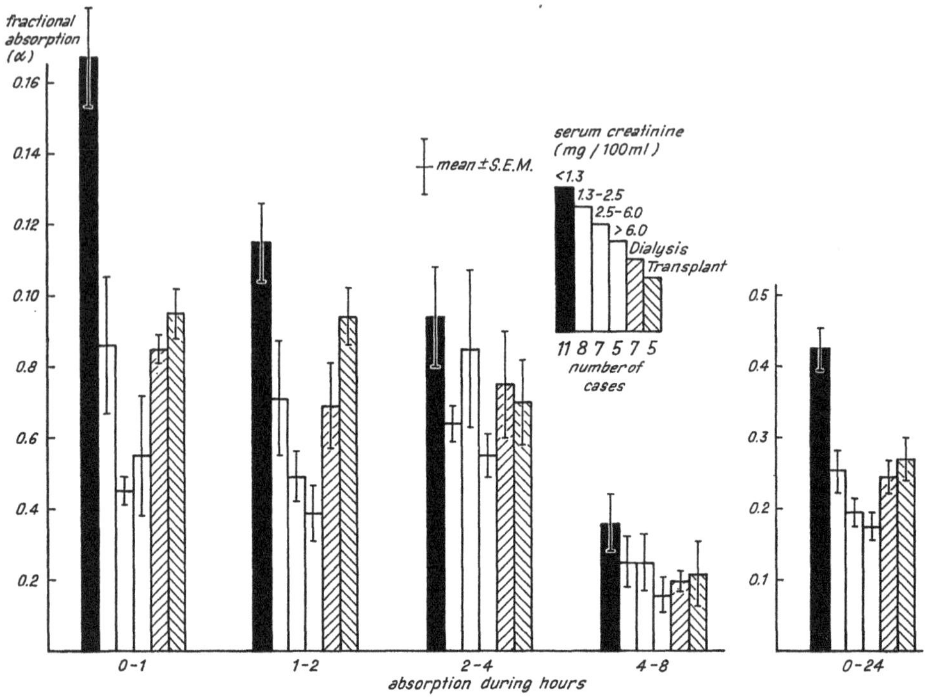

Fig. 3. Fractional intestinal calcium absorption

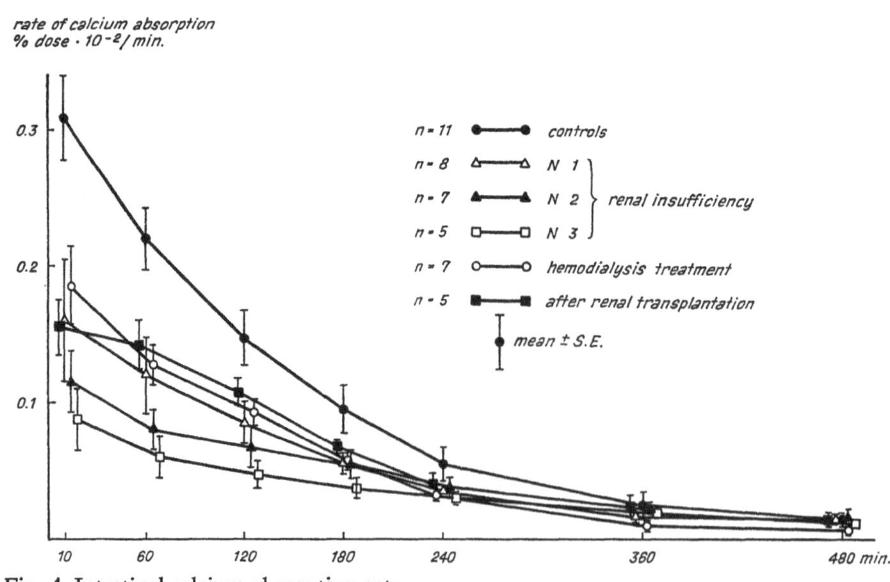

Fig. 4. Intestinal calcium absorption rate

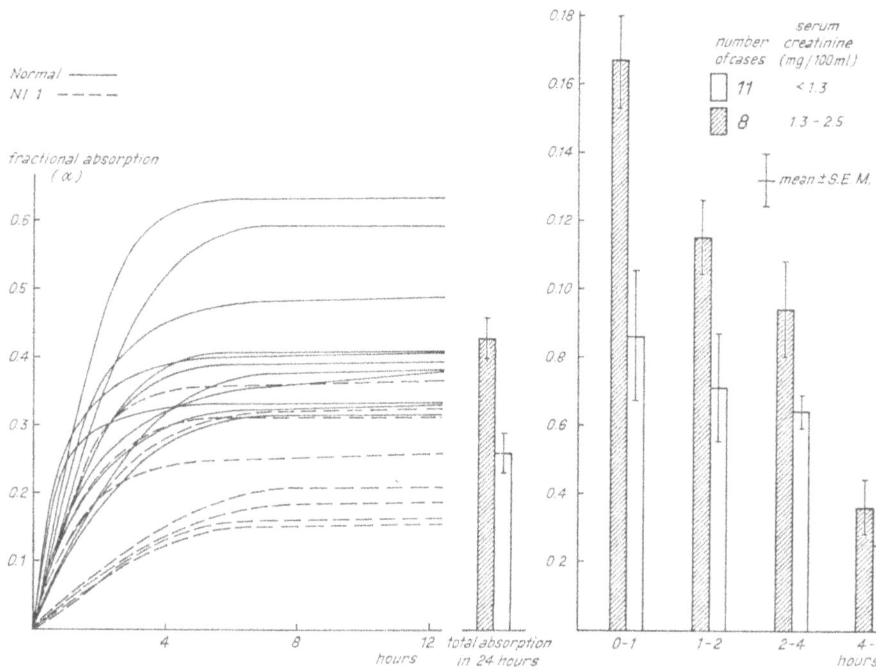

Fig. 5. Fractional calcium absorption in mild renal-insufficiency

2. The absorption rate is decreased ($p < 0.02$) during the first 2 hours after oral administration in all patient groups (Fig. 4).

3. The comparison of the intestinal calcium absorption between controls and patients with mild renal failure shows some overlap; the mean of the groups, however, are different ($p < 0.02$) (Fig. 5).

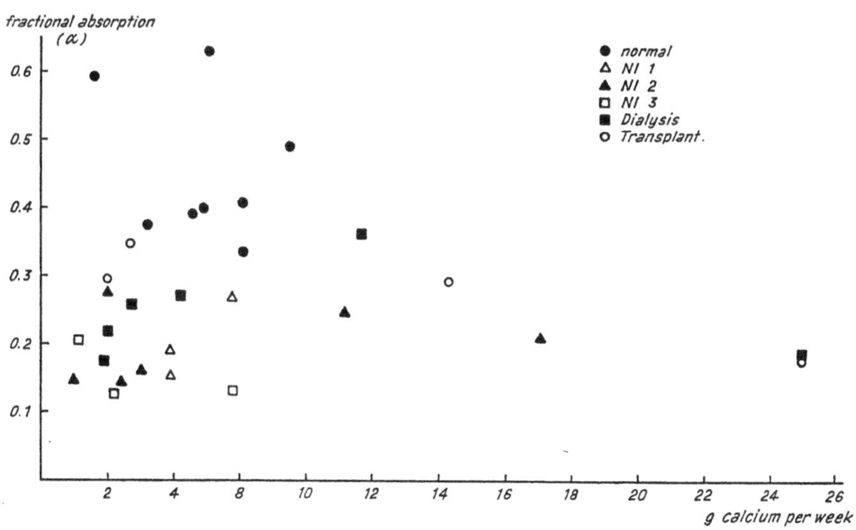

Fig. 6a. Relationship between fractional calcium absorption and dietary calcium intake

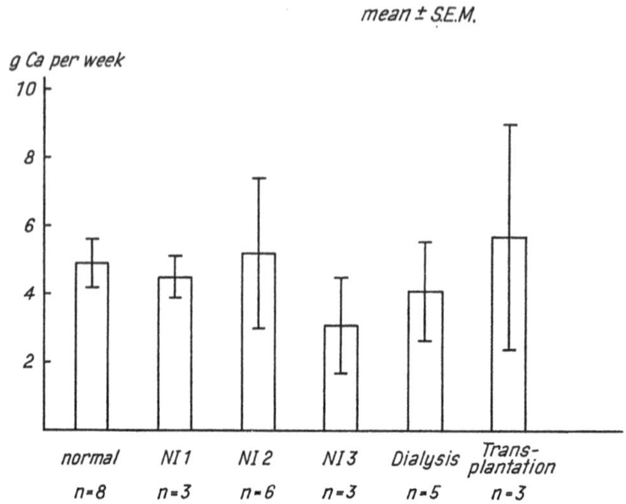

Fig. 6b. Estimated dietary calcium intake

4. Fractional calcium absorption and calcium intake as estimated from dietary history: No relationship recognized with calcium intake of up to 10 g per week (Fig. 6a). Dietary calcium intake of patient groups shows great variations but no significant differences (Fig. 6b).

5. Localisation of the intestinal absorption defect: Higher radioactivity of the forearm after oral administration than after intrajejunal application in a normal individual. No difference in a patient with advanced renal failure. Early forearm activity, therefore, reflects duodenal uptake which is impaired in renal failure (Fig. 7).

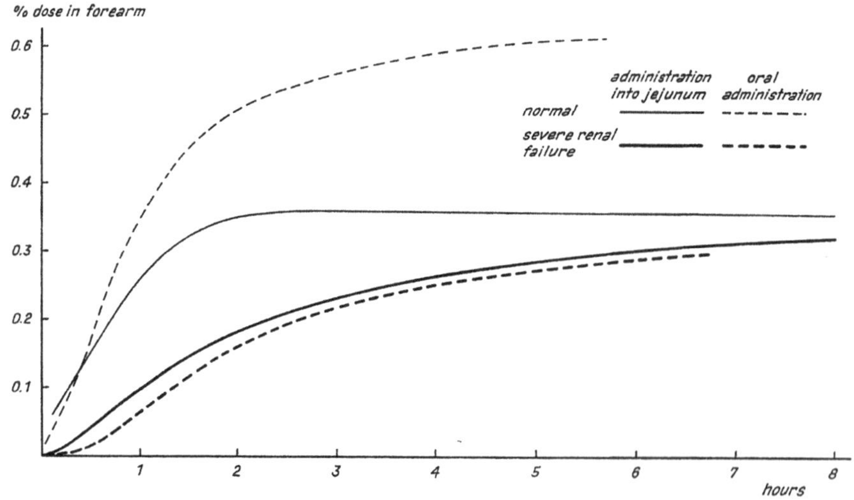

Fig. 7. Forearm radioactivity after peroral and intrajejunal dose in the same subject

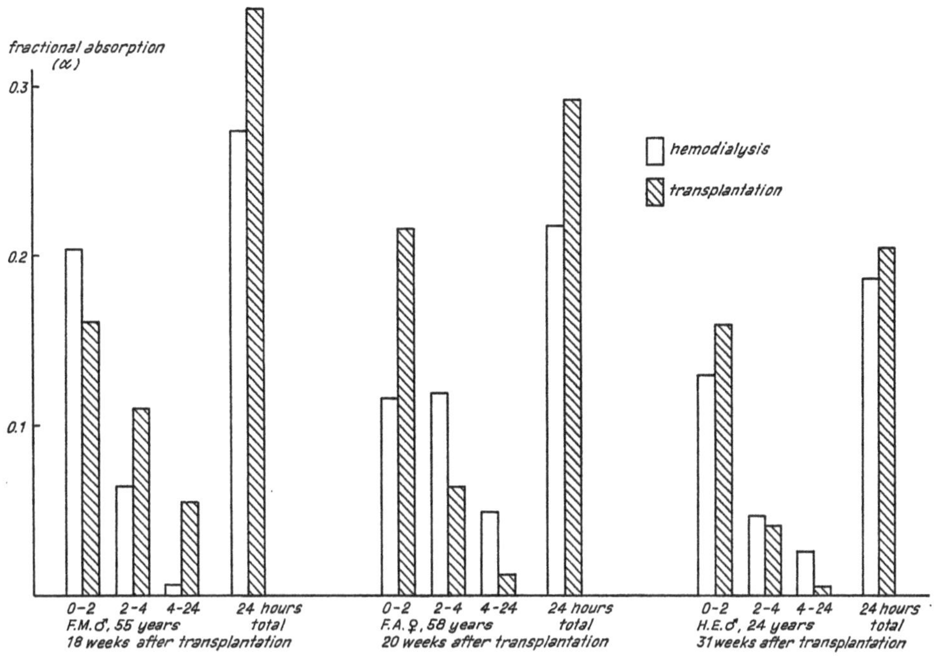

Fig. 8. Intestinal calcium absorption during hemodialysis treatment and after kidney transplantation in the same individual

6. Fractional calcium absorption during hemodialysis treatment and after renal transplantation in the same patient: some improvement without normalization after transplantation (Fig. 8).

References

1. Berman, M., Shalm, E., Weiss, M. F.: The routine fitting of kinetic data to models: a mathematical formalism of digital computers. Biophys. J. **2**, 275 (1962).
2. Birge, S. J., Peck, W. A., Berman, M., Whedon, G. D.: Study of calcium absorption in man: a kinetic analysis and physiologic model. J. clin. Invest. **48**, 1705 (1969).

Collaborators

Tammilehto, E., Regez, J. L., Nuesch, E.
Supported by the Swiss National Foundation (grant Nr. 3.351.70).

Appendix 2: Bone Histology in Nondialyzed Azotemic Patients, During Hemodialysis Treatment and After Kidney Transplantation

Effect of Low-Dose Vitamin D Therapy

Methods

A 12 × 4 mm cylinder of bone was removed from the left iliac crest with the aid of an electric drill under local anesthesia. This site was selected because of easy access and the presence of nonoriented trabecular bone beneath a thin compact bone layer.

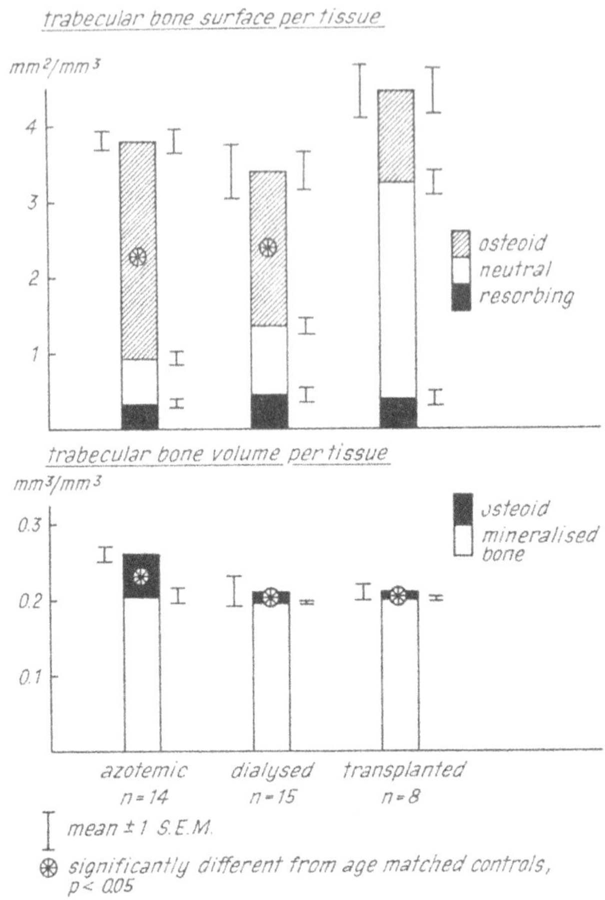

Fig. 9. Quantitative bone histology: Comparison of groups of patients

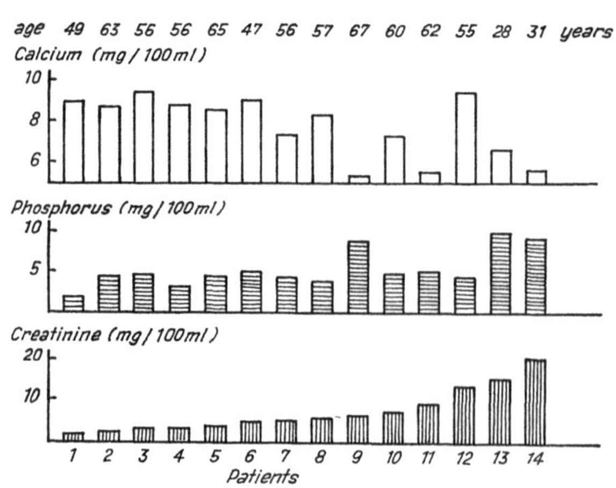

Fig. 10a. Data on age and serum chemistry of azotemic patients

The bone cylinder obtained were fixed in formalin, dehydrated in alcohol and embedded in methylmethacrylate [1]. Undecalcified sections 8 μm thick were cut on a Jung Microtome and stained with a trichrome stain [2]. Two sections selected at random from each biopsy cylinder were examined. Mineralized and nonmineralized bone areas and the length of neutral, resorbing and forming trabecular surfaces were measured by means of a combination of point counting and registration of linear intersections [3]. Precision for area and surface measurements was ± 5 to 10% in comparison to planimetric evaluation of photographs. Sampling variation due to the biopsy technique was ± 10 to 15%.

The data were compared with age-matched autopsy cases where death was due to accident or crime (reported by the group of Schenk [4—6]).

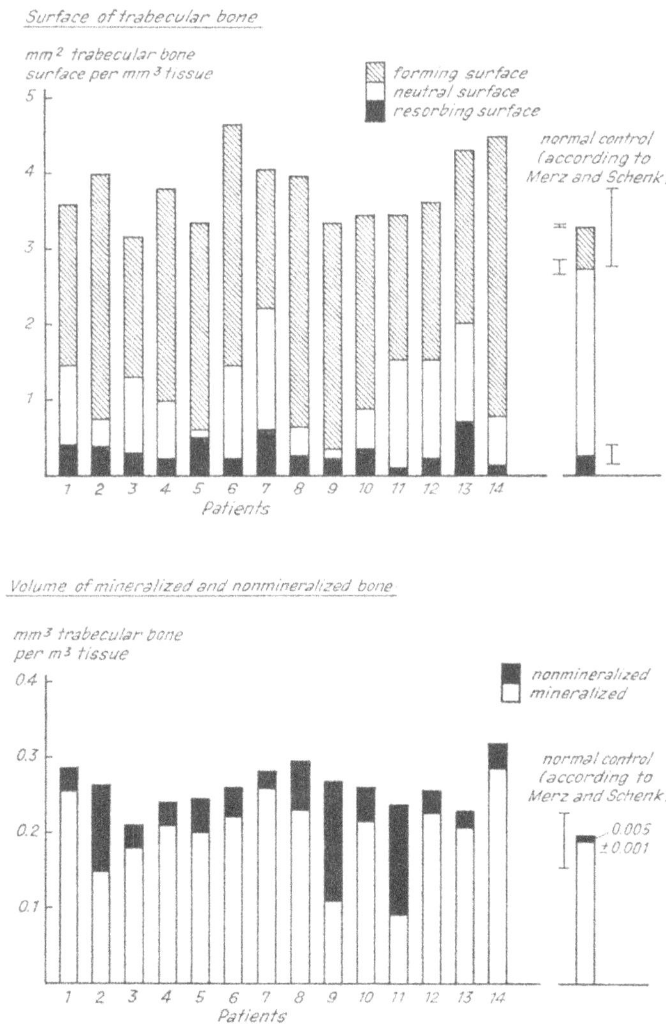

Fig. 10b. Bone histology in patients with chronic azotemia

Results

1. Bone histology reveals increased osteoid volume in all patient groups and an increased osteoid surface in non dialysed and hemodialysed patients (Fig. 9).

Table 1. Reference data and measurements on patients during treatment with maintenance dialysis

Patient number	Age, sex	Years of renal failure	Years of dialysis	Measurements on serum before dialysis			
				BUN (mg/100 ml)	HCO_3 (meq/l)	Alkaline phosphatase (BL. U.)	Mg (mg/100 ml)
1	37 M	>5	4.1	68	25.5	4.8	3.2
2	48 M	>5	3.8	87	22.5	3.9	3.4
3	55 M	>5	3.1	70	28.0	2.7	3.8
4	35 M	>5	2.7	96	23.0	1.8	2.7
5	27 M	4	2.5	80	28.5	4.8	2.6
6	54 M	2,7	2.4	62	24.0	2.7	3.0
7	40 M	>5	2.2	62	28.0	2.0	2.7
8	42 M	>5	1.8	66	23.5	10.0	2.5
9	47 M	3	1.7	91	23.5	3.5	3.0
10	39 M	>5	1.6	70	26.0	3.4	3.3
11	38 M	>5	1.5	85	23.5	3.3	3.2
12	27 M	>5	1.3	100	24.0	3.8	3.1
13	57 M	>5	1.2	76	18.0	5.1	3.2
14	36 M	4	0.6	77	23.5	2.8	2.7
15	46 M	>5	0.5	79	22.5	3.5	3.5
Normal range				5—20	23—27	1.0—2.8	1.7—2.2

Table 2. Concentration of calcium and inorganic phosphorus in serum before and after dialysis. The mean predialysis and postdialysis values ± 1 standard error of the mean are represented. Data are based on 3—5 measurements on different occasions

Patient	Serum calcium (mg/100 ml)		Serum phosphorus (mg/100 ml)	
	Before dialysis	After dialysis	Before dialysis	After dialysis
1	9.4 ± 0.5	9.6 ± 0 4	7 8 ± 0.7	5.1 ± 0.5
2	8.8 ± 0.4	9.1 ± 0.3	7.7 ± 0.7	4.9 ± 0.4
3	9.9 ± 0.5	10.3 ± 0.7	3.8 ± 1.0	3.2 ± 0.4
4	9.2 ± 1.0	9.0 ± 0.9	8.9 ± 0.6	5.5 ± 0.6
5	11.2 ± 0.8	10.4 ± 0.6	1.2 ± 0.4	2.3 ± 0.6
6	8.4 ± 0.2	8.3 ± 0.2	2.6 ± 1.0	2.6 ± 0.6
7	9.8 ± 0.3	9.8 ± 0.4	2.7 ± 0.5	2.7 ± 0.3
8	11.7 ± 0.6	11.5 ± 0.4	8.5 ± 0.5	5.6 ± 0.3
9	9.4 ± 0.3	8.7 ± 0.4	8.9 ± 0.6	5.5 ± 0.3
10	9.8 ± 0.3	9.9 ± 0.5	5.4 ± 0.9	3.7 ± 0.4
11	10.3 ± 0.5	10.4 ± 0.7	6.0 ± 1.2	3.7 ± 0.6
12	8.7 ± 0.4	8.9 ± 0.8	7.1 ± 0.6	4.5 ± 0.4
13	8.8 ± 0.4	9.0 ± 0.6	3.2 ± 0.5	2.5 ± 0.4
14	9.7 ± 0.4	9.6 ± 0.4	6.9 ± 0.2	4.5 ± 0.3
15	8.7 ± 0.1	9.5 ± 0.4	8.5 ± 0.3	5.4 ± 0.4

Table 3. Histologic data of double iliac crest biopsy before and after 2 months' treatment with 4000 I U vitamin D_3 daily. I.: first biopsy, II: second biopsy, K: control

		% of trabecular surface covered by osteoid	% of trabecular surface covered by osteoblasts	% of osteoid covered by osteoblasts	Osteoid volume per mm^3 bone	Mean thickness of osteoid seams (μm)
R.G.	I	74.6	15.7	21.1	0.0413	16.2
	II	75.2	6.2	8.2	0.0140	6.2
M.O.	I	59.2	9.4	15.8	0.0241	11.2
	II	56.2	4.2	7.4	0.0119	7.4
B.V.	I	81.8	16.4	20.0	0.1100	33.6
	II	80.7	41.7	51.7	0.0592	22.3
K 1	I	74.6	6.3	8.5	0.0221	9.0
	II	59.0	4.9	8.3	0.0226	14.1
K 2	I	69.3	9.2	13.3	0.0218	7.8
	II	65.1	9.5	14.6	0.0201	7.1

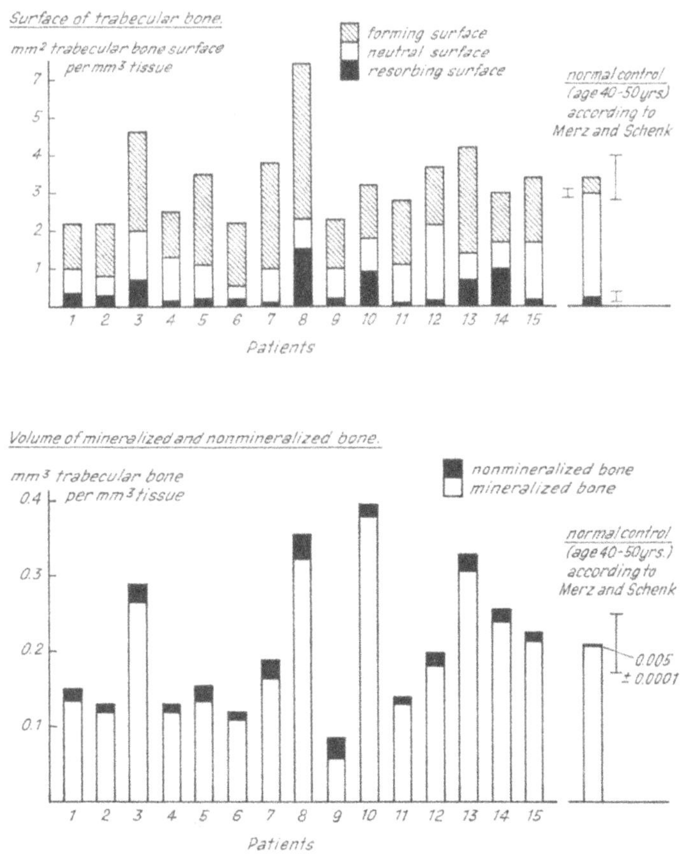

Fig. 11. Patients on hemodialysis

2. No influence of age and serum chemistry (Fig. 10a) on bone histology (Fig. 10b) of untreated azotemic patients can be observed.

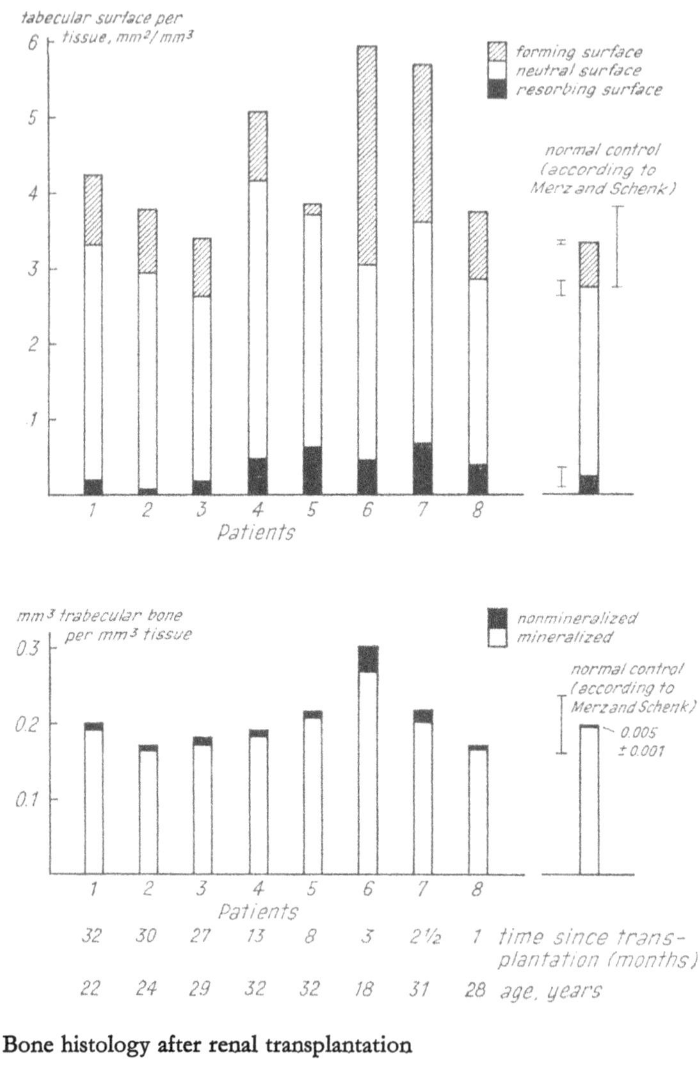

Fig. 12a. Bone histology after renal transplantation

3. After variable time on hemodialysis treatment and with variable serum chemistry (Table 1), hypocalcemia and/or hyperphosphatemia may persist permanently (Table 2); bone findings are comparable to those observed in untreated azotemia and seem not to be influenced by the duration of the dialysis treatment (Fig. 11).

4. The time intervall between kidney transplantation and study seems not to influence the histologic bone picture (Fig. 12a). All patients were treated with 10 mg prednison and 100—200 mg imurel daily. Double biopsies of the same patient obtained before and after transplantation reveal some improvement without normalisation of the bone findings (Fig. 12b).

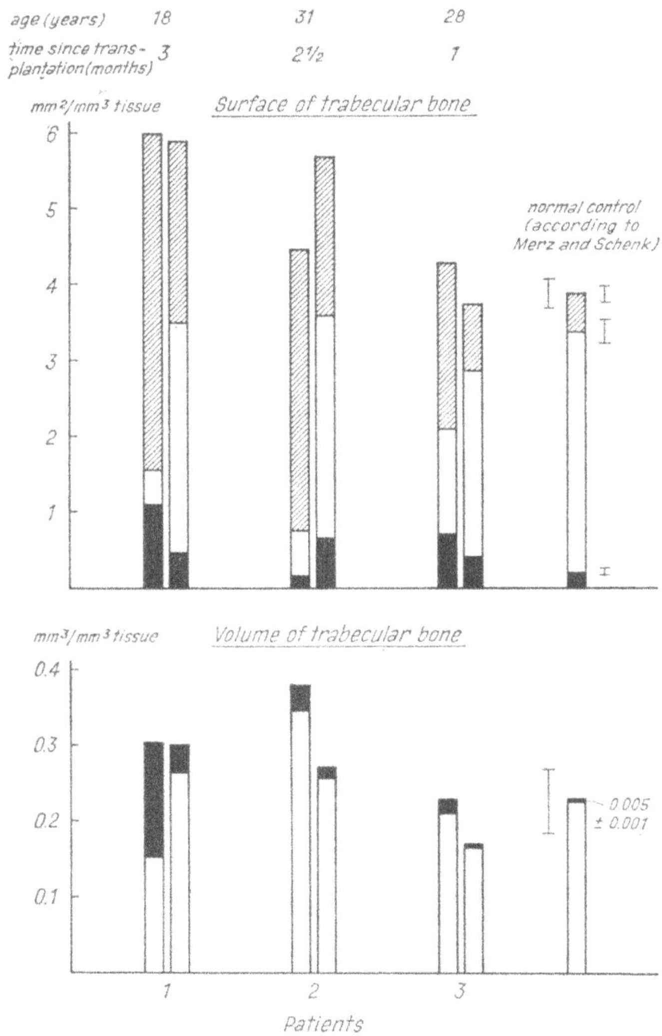

Fig. 12b. Bone biopsies before and after renal transplantation in the same individual

5. Small doses of vitamin D were able to improve the osteomalacia of advanced stable azotemia (Table 3) without promoting alterations of the serum chemistry (Fig. 13).

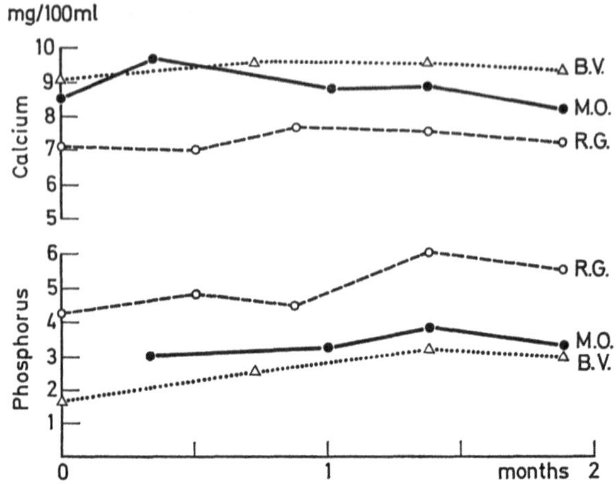

Fig. 13. Serum calcium and phosphorus concentration in chronic azotemic osteomalacia during treatment with 4000 IU D_3 daily

References

1. SCHENK, R.: Zur histologischen Verarbeitung von unentkalkten Knochen. Acta Anat. **24**, 3 (1965).
2. GOLDNER, J.: A modification of the masson trichrome technique for routine laboratory purposes. Amer. J. Path. **60**, 237 (1958).
3. MERZ, W. A.: Die Streckenmessung an gerichteten Strukturen im Mikroskop und ihre Anwendung zur Bestimmung der Oberflächen-Volumen-Relationen im Knochengewebe. Mikroskopie **22**, 132 (1967).
4. MERZ, W. A., SCHENK, R. K.: A quantitative histological study on bone formation in human cancellous bone. Acta Anat. **76**, 1 (1970).
5. MERZ, W. A., SCHENK, R. K.: Quantitative structural analysis of human cancellous bone. Acta Anat. **75**, 54 (1970).
6. SCHENK, R. K., MERZ, W. A., MÜLLER, J.: A quantitative histological study on bone resorption in human cancellous bone. Acta Anat. **76**, 44 (1969).

Collaborators

SCHENK, R. K., FISCHER, J., MERZ, W., SHERRARD, D. J., RICH, C.

Appendix 3: Disorders of Calcium Metabolism in Early Renal Failure:

intestinal absorption, bone histology, immunoreactive parathyroid hormone in serum.

Patients and Methods

Three groups of patients with slight stable azotemia between 1.5—3.0 mg creatinine/100 ml serum were evaluated: one for intestinal absorption and one for bone histology by techniques described in Appendixes 1 and 2.

Immunoreactive parathyroid hormone was determined in the third, with the aid of an antiserum GP 1 M (courtesy DR. ARNAUD, Mayo Clinic), by Dr. J. FISCHER. Serum calcium (EGTA titration) and ionized calcium (Orion flow through system 99—20) was measured in the same samples. Tm/GFR for phosphate was calculated according to BIJVOET et al.

Results

1. Fractional Calcium Absorption

It is impaired in the group as a whole; there is some overlap with controls (see Appendix 1, Fig. 5). No relationship between serum chemistry and fractional calcium absorption can be observed. The calcium intake is not related eighter.

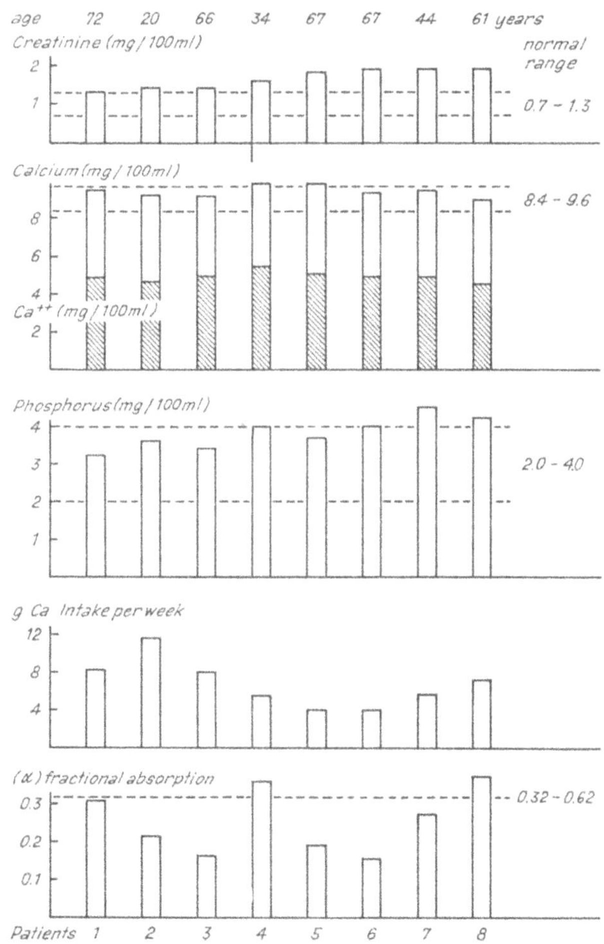

Fig. 14a. Fractional intestinal calcium absorption in relation to age, serum chemistry and calcium intake

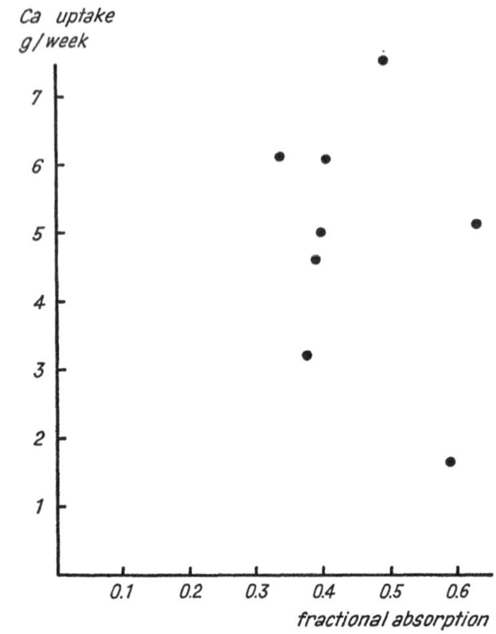

Fig. 14b. Relationship between fractional calcium absorption and dietary calcium intake in early renal failure

2. *Bone Histology* (see Appendix 2)

Conclusion: Bone findings in mild azotemia are similar to those in severe azotemia.

3. *Parathyroid Hormone*

The immunoreactive parathyroid hormone (iPTH) is normal or slightly elevated (Fig. 15a). It is related to the serum calcium concentration as was described in a group of normal individuals (ARNAUD [3]) (Fig. 15b). No relationship between iPTH and tubular reabsorption of phosphorus can be observed (Fig. 15c).

References

BIJVOET, O. L. M., MORGAN, D. B., FOURMAN, P.: The assessment of phosphate reabsorption. Clin. chim. Acta 26, 15 (1969).

Collaborators

FISCHER, J., TAMMILEHTO, E.

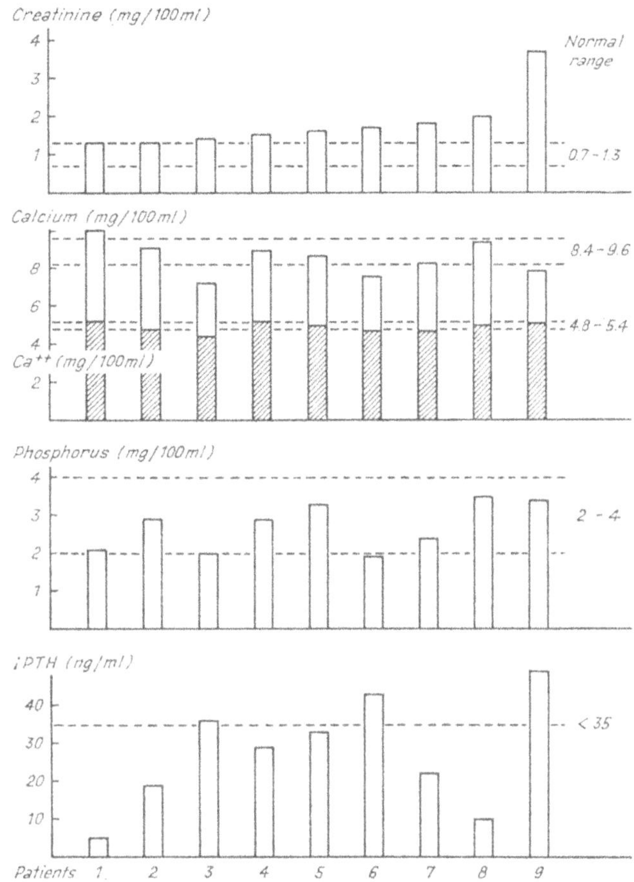

Fig. 15a. iPTH and serum chemistry in early renal insufficiency

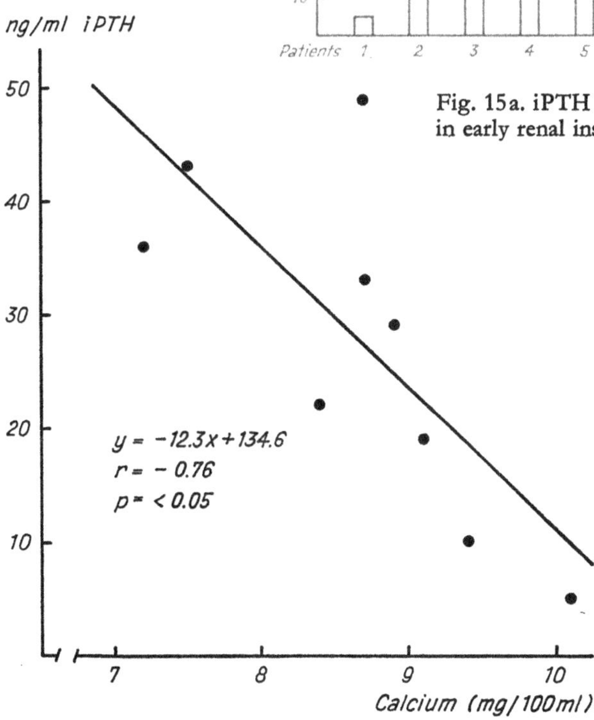

Fig. 15b. Correlation between serum iPTH and serum calcium in early renal insufficiency

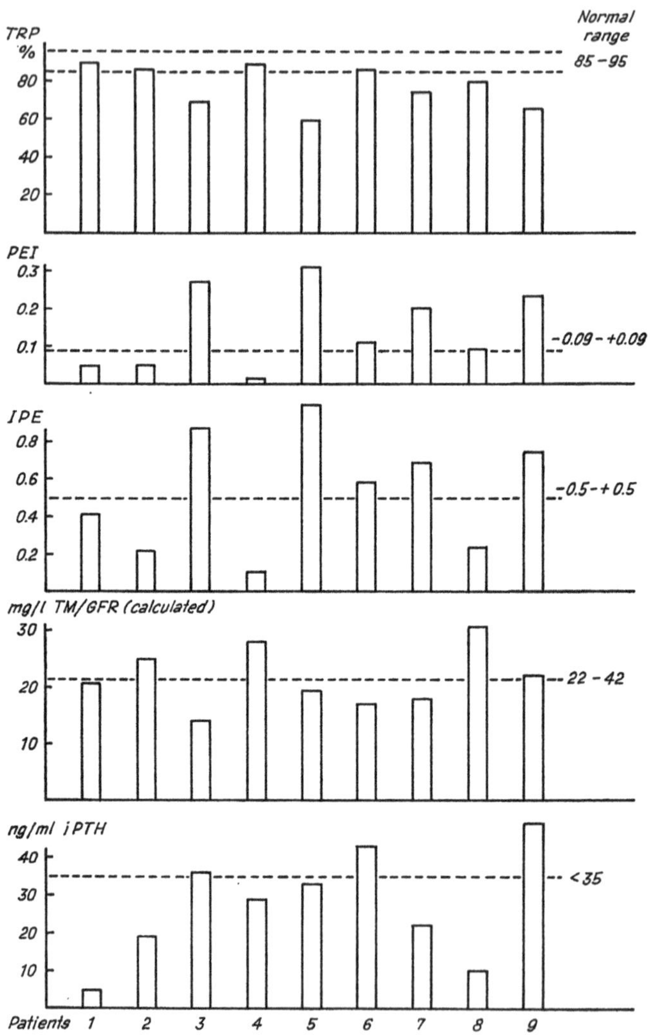

Fig. 15c. Tubular phosphorus reabsorption in early renal insufficiency

Appendix 4: Relationship Between Dialyzate Calcium and Serum Calcium Concentration

Patients and Methods

Patients on chronic hemodialysis were investigated after 4 hours of treatment with a coil kidney at a dialyzate calcium concentration of 6 mg/100 ml. The calcium con-

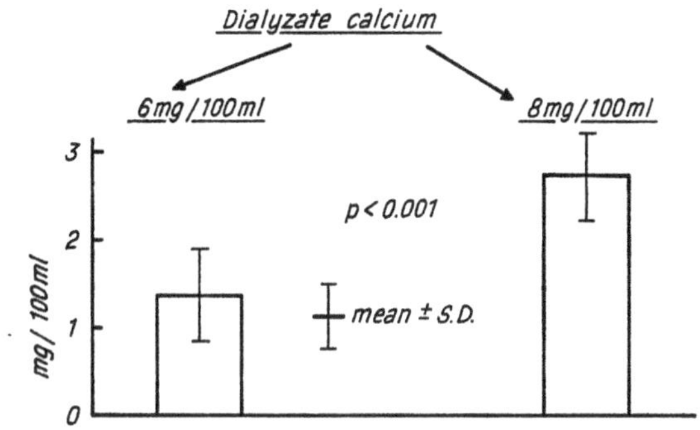

Fig. 16. Difference between dialyzate calcium and ultrafiltrable serum calcium

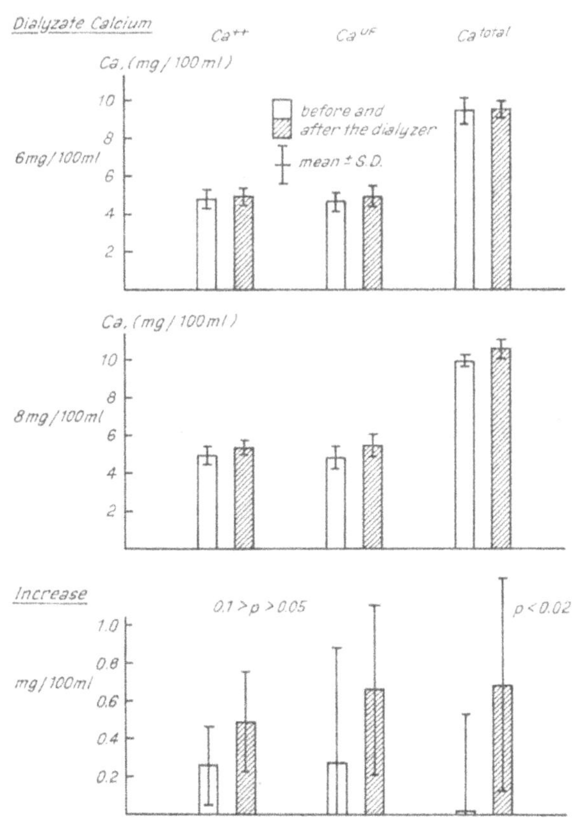

Fig. 17. Serum calcium fractions before and after the dialyzer: effect of calcium increase in the dialyzate

centration of the dialysate was then changed to 8 mg/100 ml; one hour later blood was again taken before and after the dialyzer simultaneously. Total calcium was estimated by automatic EGTA titration, ionized calcium by means of the Orion flow through system model 98—20, ultrafiltrable calcium after passage of serum through an Amicon CF-50 membrane cone under anaerobic conditions.

Results

1. The gradient of calcium between the dialyzate and the serum is expressed as calcium concentration of dialyzate minus concentration of ultrafiltrable calcium in serum at the entrance of the dialyzer. There is a significant increase with the change of dialyzate calcium from 6—8 mg/100 ml (Fig. 16).

2. The change of serum calcium fractions due to passage through the dialyzer at higher dialyzate calcium concentration is characterized mainly by an increase of total calcium (Fig. 17).

Collaborators

KRASKA, C., TAMMILEHTO, E.

Appendix 5: Investigations on Serum Calcium Concentrations in Patients with Renal Transplants

Patients and Methods

48 patients, 15 women aged 25—58 and 33 men age 19—61, were studied after an overnight fast 1—89 months after kidney transplantation. Immunosuppressive

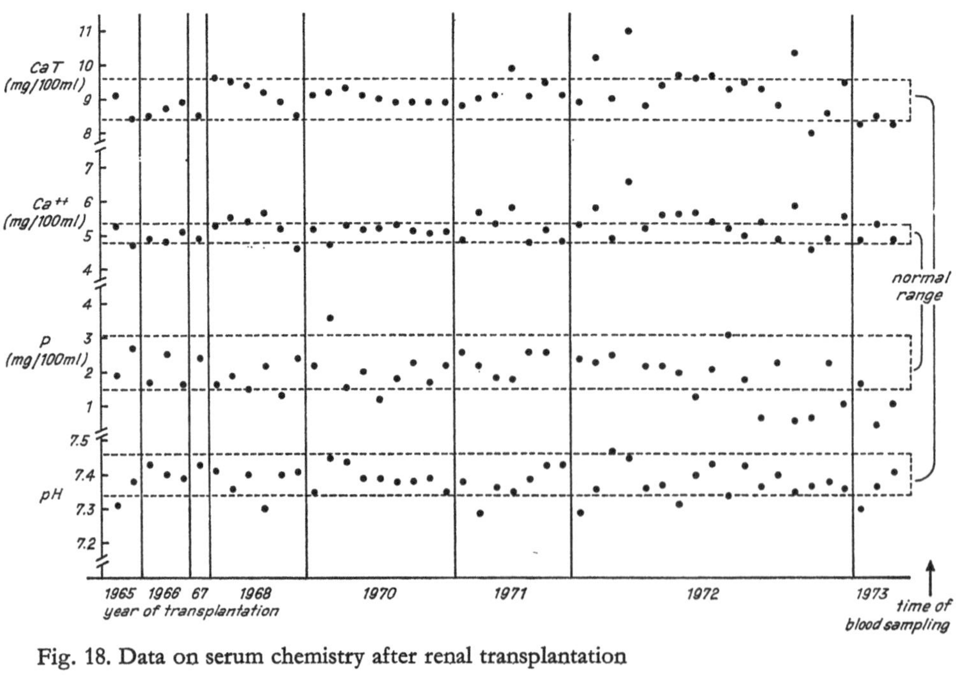

Fig. 18. Data on serum chemistry after renal transplantation

therapy was 100—200 mg Imurel and 10 mg Prednisone daily. Calcium bicarbonate and aluminium hydroxide were prescribed in low doses as an antacid.

Results

All blood samples obtained in spring 1973. Chemical findings plotted on time scale according to the time of transplantation. Various chemical results of same patient on vertical axis.

There is a higher frequency of hypercalcemia early after transplantation, a higher frequency of elevated ionized calcium than total calcium, an inverse relationship between phosphorus and calcium without acidosis (hyperparathyroidism) and a high ionized calcium in acidosis (tubular acidosis) (Fig. 18).

Collaborator

Tammilehto, E.

Prä-, peri- und postnatal bedingte Schwachsinnsformen*

Eine Synopse in Tabellenform von

CH. EGGERS und H. BICKEL

I. Einleitung

Bei etwa 3% der Bevölkerung besteht eine durch einen angeborenen oder frühkindlich erworbenen Hirnschaden bedingte Minderbegabung (Oligophrenie), die als „Schwachsinn“ bezeichnet wird. Diese Frequenz unterstreicht die Bedeutung der Erforschung und Erkennung von Krankheitsbildern, die zum Schwachsinn führen oder mit ihm einhergehen. Ihre Frühdiagnose ist Voraussetzung für eine wirksame Therapie, Prophylaxe, heilpädagogische Förderung und soziale Eingliederung. Bei über der Hälfte der Schwachsinnigen (65% MURKEN, 1967; 63% ALLEN, 1955) ist die Ätiologie der zugrunde liegenden Störungen unbekannt. Bei katamnestischen Untersuchungen konnte BECKER bei 250 hirngeschädigten Kindern der Univ.-Kinderklinik Heidelberg nur in 25% der Fälle eine sichere ätiologische Klärung finden.

Große Fortschritte sind in der letzten Zeit auf dem Gebiet der genetischen und metabolischen Schwachsinnsformen erzielt worden. Die wichtigsten dieser ätiologisch zum Teil geklärten Oligophrenien sind in der folgenden tabellarischen Darstellung

* Aus der Univ. Kinderklinik Heidelberg, Direktor: Prof. Dr. H. BICKEL.

aufgeführt, wobei das Ziel war, einen kurzen Überblick über das Wesentliche und Charakteristische eines jeden Krankheitsbildes zu vermitteln. Zusätzlich werden erworbene prä-, peri- oder postnatale Schädigungen mit Schwachsinnsfolge besprochen, soweit einigermaßen fundierte Kenntnisse hinsichtlich ihrer Pathogenese vorliegen. Schließlich werden innerhalb von „Syndromen" vorkommende Schwachsinnszustände berücksichtigt, wobei es sich um ätiologisch meist ungeklärte, klinisch aber wohldifferenzierte Krankheitserscheinungen handelt, als deren Bestandteil Schwachsinn auftritt.

Als „idiopathischer Schwachsinn" (Zerbin-Rüdin, 1967) bzw. "aclinical" oder "residual group" wird der von den obigen Formen abzutrennende Zustand bezeichnet, der nur durch das Symptom Schwachsinn bestimmt ist und weder mit einem klinischen Befund korreliert ist, noch eine bekannte Ursache hat.

In die folgende Zusammenstellung werden auch heute noch seltene Formen einbezogen, da es wahrscheinlich ist, daß in Zukunft mit vermehrten Untersuchungsmöglichkeiten sowohl die Zahl der Beobachtungen bereits bekannter Schwachsinnstypen als auch die Beschreibung neuer Kombinationen und Ausprägungsformen zunehmen wird.

Die Zahl der verschiedenen schon bekannten und teilweise ätiologisch gesicherten Schwachsinnsformen macht eine systematische Gliederung wünschenswert, die in folgender Weise versucht werden soll:

Zunächst wird grob unterteilt in I. Hirnschäden durch Genopathien und Chromosomopathien und II. exogen bedingte Hirnschäden.

I. Dieser Gruppe liegt eine Störung der Chromosomen oder der Gene zugrunde, sei es in Form numerischer oder struktureller Chromosomenaberrationen (Monosomien, Trisomien, Mosaike; Translokationen, Duplikationen, Ringbildungen) oder in Form von Genmutationen, die ihrerseits zu einem Enzymdefekt führen und dadurch eine Stoffwechselstörung verursachen. Betroffen sein können der Aminosäuren-, der Zucker-, der Lipid- und Mucopolysaccharidstoffwechsel, der Schwermetall-, Vitamin-, Bilirubin-, Hormonhaushalt und andere Stoffwechselsektoren.

Die wichtigsten mit Schwachsinn einhergehenden *Stoffwechselkrankheiten* sind in Tab. I aufgeführt. Am häufigsten handelt es sich um recessiv-autosomal vererbte Krankheiten; das mutierte Gen gehört also zu den Autosomen. Heterozygote Merkmalsträger sind klinisch gesund, da das allele Gen normal ist. Nur bei homozygot Kranken mit zwei abnormen allelen Genen wird die Störung der Katalysatorfunktion des Enzyms manifest. Der Enzymdefekt führt zu einem Stoffwechselblock mit Metabolitenansammlung vor dem Block und Verminderung des Stoffwechselproduktes hinter dem Block. Beides kann zur Schädigung des noch nicht ausdifferenzierten frühkindlichen Gehirns führen („metabolisch-genetische Hirnschäden", Einzelheiten bei Bickel und Cleve, 1967).

Bei den Lipidosen (syn. Lipidspeicherkrankheiten) gibt es Nomenklatur- und Einteilungsdifferenzen, je nachdem, ob der Autor mehr von biochemischen oder pathologisch-anatomischen Gesichtspunkten ausgeht.

Im folgenden werden die mit Schwachsinn einhergehenden Störungen des Lipidstoffwechsels biochemisch unterteilt in *Sphingolipidosen* (Gangliosidosen, Sphingomyelinosen, Sulfatidosen und Cerebrosidosen) und *Mucolipidosen* (viscerale Speicherung von sauren Mucopolysacchariden *und* Glykolipiden: Fucosidose, Mannosidose, juvenile Sulfatidose (Austin), Lipomucopolysaccharidose).

Da die generalisierte Gangliosidose (syn. neuroviscerale Lipidose, G_{M1}-Gangliosidose I, Pseudo-Hurler), die spätinfantile amaurotische Idiotie (syn. G_{M1}-Gangliosidose II) und die juvenile Sulfatidose (Austin) Merkmale sowohl der Mucopolysaccharidosen als auch der Gangliosidosen bzw. Sulfatidosen tragen, nehmen sie eine Zwischenstellung ein, werden aber in eine der erwähnten Hauptgruppen eingeordnet. Die Ätiologie und Pathogenese der orthochromatischen Formen der Leucodystrophie sind noch unbekannt und werden daher aus morphologischen Gründen bei den übrigen Leucodystrophie-Formen aufgeführt (Tab. I B 2.10.).

Die in Tab. II und III zusammengestellten Krankheitsbilder umfassen die durch *Chromosomenaberrationen* hervorgerufenen Schwachsinnsformen sowie erbliche *Sondertypen*, die meist recessiv vererbt werden und die gleichzeitig mit neurologischen Begleitsymptomen und/oder Augen-, Ohren- oder Hauterkrankungen kombiniert sind. Aus genetischer Sicht beruhen letztere auf der Wirkung polyphäner Gendefekte (Koch, 1967). Anomalien der Geschlechtschromosome als Ursache von Krankheitsbildern mit Schwachsinn sind relativ häufig. Bei männlichen Neugeborenen beträgt die Frequenz der X-chromosomalen Anomalien 1 : 300, bei weiblichen 1 : 700—800 (Pfeiffer, 1970). Der Schwachsinnsgrad ist um so stärker, je höher die Anzahl der X-Chromosomen ist (X-Polysomien). Die Chromosomenmißbildungen, Translokationen und Duplikationen gehen mit Schwachsinn, degenerativen Stigmata und wechselnd ausgeprägten Mißbildungen des Skelets, der inneren Organe und des Zentral-Nervensystems einschließlich des Auges einher.

Die sog. heredodegenerativen Erkrankungen sind, soweit sie mit Schwachsinn kombiniert sind und ein Stoffwechseldefekt (noch) nicht bekannt ist, in Tab. IV aufgeführt. Sie stellen eine große Gruppe erblicher zentralnervöser Störungen dar, die meist erst längere Zeit nach der Geburt einsetzen, progredient verlaufen und meistens zu einer erheblichen Demenz mit teilweise charakteristischen Wesensänderungen (Stutte, 1963) führen. Für einen Teil dieser Krankheiten konnte inzwischen ätiologisch ein Stoffwechseldefekt (Lipidstoffwechsel: Lipidosen; Thiaminstoffwechsel: Leighsche Encephalopathie; Kupferstoffwechsel: Morbus Wilson) nachgewiesen werden. Häufig sind sie mit extrapyramidal-motorischen und spinal-cerebellaren Störungen kombiniert.

II. Erworbene (exogen bedingte) Schäden. Ausprägungsart und Schweregrad der *exogen bedingten Hirnschäden* hängen vom Zeitpunkt des Einwirkens schädigender Faktoren auf das sich noch im Reifungsprozeß befindliche Gehirn als auch von der Art der einwirkenden Noxe ab. Nach dem Zeitpunkt des Einsetzens der Schädigung können sie in prä-, peri- und postnatale Hirnschäden unterteilt werden. Die frühest wirksamen Störungen sind die *Gametopathien*, die sich jedoch von chromosomal bedingten Störungen phänotypisch nicht unterscheiden lassen. Ursächlich dürften für sie u. a. ionisierende Strahlen verantwortlich sein. Außerdem sind Rückbildungsvorgänge im Ovar von schädigendem Einfluß auf die Keimzellen (Klebanow, 1950), woraus sich die erhöhte Rate von Schwachsinnigen und mißgebildeten Kindern bei alten Müttern erklärt. Zeitlich folgen die *Embryopathien* (Sauerstoffmangel in der Embryonalzeit, Röteln und andere Viruserkrankungen der Mutter, deren Kausalzusammenhang mit Embryopathien allerdings noch nicht gesichert ist) sowie *Fetopathien* (Toxoplasmose, Listeriose, Lues, Cytomegalie, s. Tab. V).

Perinatale Hirnschäden können durch Geburtstraumen mit konsekutiven Hirnblutungen (subdurale, epidurale Blutungen, Stauungsblutungen, Subarachnoidalblutungen, subependymale Blutungen mit Ventrikeldurchbruch, Sinus- und Venenblutungen bei Tentoriumriß) oder Rißverletzungen der Hirnhäute verursacht sein, weiter durch Sauerstoffmangel während der Geburt (lang andauernde Geburt, tonische Uteruskontraktion, Nabelschnurvorfall oder- umschlingung, Aspiration) oder kurz nach der Geburt (Atemnotsyndrom).

Zu einem perinatalen Hirnschaden führen auch die Eklampsie der Mutter und die Hyperbilirubinämie durch Blutgruppenunverträglichkeit zwischen mütterlichem und kindlichem Blut (Kernikterus) bzw. die Frühgeborenen-Hyperbilirubinämie.

Postnatale Hirnschäden können schließlich durch alle das Zentralnervensystem befallende Infektionskrankheiten (Meningitiden, Masern-, Rubeolen-, Mumps-, Varicellen- und andere Virus-Encephalitiden, Leukencephalitiden) hervorgerufen werden, ferner durch die Pertussisencephalopathie, durch Schädelhirntraumen und sonstige physikalische Einwirkungen, Tumoren, Phakomatosen (STURGE-WEBER, M. RECKLINGHAUSEN, M. HIPPEL-LINDAU), Blutungen infolge Blutgerinnungsstörungen sowie cyanotische Herzfehler.

Einige Schwachsinnsformen ließen sich nicht in eine der bisher beschriebenen Gruppierungen einordnen. Soweit sie mit anderen typischen Mißbildungen kombiniert sind, wurden sie in Tab. VI zusammengefaßt. Frühkindliche Demenzformen ohne charakteristische morphologische Auffälligkeiten oder typische laborchemische, elektroencephalographische, röntgenologische oder pathologisch-anatomische Befunde sind in Tab. VII aufgeführt. Die Ätiologie dieser nach unauffälliger frühkindlicher Entwicklung einsetzenden Demenzprozesse, die im Kleinkindesalter zu einem passageren psychoseähnlichen Erscheinungsbild führen, ist bislang ungeklärt.

Eine spezifische Therapie kindlicher Schwachsinnsformen ist nur in seltenen Fällen möglich. Meist sind therapeutische Bemühungen symptomatischer Natur und nur in Zusammenarbeit von Pädiater, Pädopsychiater, Heilpädagogen, Erziehungsberater, Orthopäden, Ophthalmologen, Audiologen, Sprachtherapeuten und Krankengymnasten möglich. Besonders wichtig ist die Prophylaxe in Form einer sorgfältigen Überwachung der Schwangerschaft, Geburt und Neugeborenenperiode und einer früheinsetzenden Diagnostik, die wiederum eine spezifische Therapie ermöglichen kann.

Die Tabellen sind nach systematischen Gesichtspunkten angeordnet und enthalten eine große Zahl von Einzelinformationen. Zur besseren Orientierung wurde als diagnostischer Wegweiser ein ausführliches Sachverzeichnis angelegt, in das charakteristische klinische Symptome (z. B. „Elfengesicht", große Zunge, Pferdestallgeruch) sowie diagnostische Nachweismethoden und labortechnische Daten (z. B. Röntgenbefunde, Guthrie-Test, Berry-Test, Arylsulfatase-Nachweis) aufgenommen wurden.

II. Stoffwechselstörungen

Tabelle I A. Störungen des Aminosäuren-, Zucker-, Hormon-, Elektrolyt- und Vitaminstoffwechsels

Krankheitsbezeichnung	Definition, Prognose	Klinische Symptome	Weitere Befunde und Diagnostik	Therapie
1. Phenylketonurie	Recessiv-autosomaler Enzymdefekt im Phenylalaninabbau. Progredienter Schwachsinn bis zur Pubertät.	Debilität bis Idiotie, blondes Haar (90%), Krämpfe im Kindesalter (25–50%), Ekzem (30%), „Pferdestallgeruch" nach Phenylessigsäure.	Phenylbrenztraubensäure ($FeCl_3$-Test) und Phenylalanin im Urin (PC[a], DSC[b]) meist pos., Phenylalaninvermehrung im Blut (Guthrie-Test, PC, DSC, SC[c]).	Phenylalaninarme Diät.
2. Ahornsirupkrankheit (Leucinose)	Recessiv-autosomaler Enzymdefekt im Abbau der Ketosäuren von Leucin, Isoleucin und Valin mit meist frühinfantil-progredienter, selten chronisch intermittierender Hirnschädigung.	Meist am Ende der ersten Lebenswoche zunehmender Muskelhypertonus, Opisthotonus, fehlender Mororeflex, Krämpfe, Uringeruch nach Maggi bzw. Lakritze. Progredienter Hirnabbau. Bei intermittierender Form ketonämische Komazustände, Torsionsspasmen, evtl. Debilität, sonst unauffällige Kleinkinder.	$FeCl_3$-Test im Urin evtl. pos., Vermehrung von Leucin, Isoleucin und Valin im Urin (PC, DSC) und Blut (Guthrie-Test, PC, DSC, SC).	Leucin-Isoleucin-Valinarme Diät.
3. Homocystinurie	Recessiv-autosomaler Defekt der Cystathionin-Synthetase zwischen Methionin und Cystein mit Hirnschädigung und Marfan-ähnlichem Syndrom, Tod an Thromboembolien im Schul- oder Erwachsenenalter.	Gesichtsröte, feines blondes Haar, Linsenektopie, evtl. sek. Glaukom, Linsenkatarakte, Netzhautdegeneration. Watschelnder Gang mit Kyphoskoliose, Genu valgum, Arachnodaktylie. Schwachsinn, Krämpfe. Thromboembolien.	Cyanid-Nitroprussidprobe auf Homocystin im Urin pos., Homocystinnachweis im Urin (PC, DSC, SC). Homocystin- und Methioninvermehrung im Blut (PC, DSC, SC).	Methioninarme, cystinreiche Diät. Vitamin B 6 bei etwa der Hälfte der Patienten wirksam, gelegentlich auch Folsäure.

[a]PC = Papierchromatographie, [b]DSC = Dünnschichtchromatographie, [c]SC = Säulenchromatographie.

Tabelle I A (Fortsetzung)

Krankheitsbezeichnung	Definition, Prognose	Klinische Symptome	Weitere Befunde und Diagnostik	Therapie
4. Histidinämie	Recessiv-autosomaler Enzymdefekt der Histidase im Abbau von Histidin zu Urocaninsäure mit Hirnschaden in etwa der Hälfte der Fälle.	Etwa 50% der bisher beobachteten Kinder zeigten eine verzögerte Sprachentwicklung und waren leicht bis schwerer hirngeschädigt, teilweise mit zusätzlichen kindlichen Psychosen, insbesondere Autismus.	$FeCl_3$-Probe pos. infolge Imidazolbrenztraubensäurevermehrung im Urin. Histidinurie (PC, DSC, SC). Erhöhter Histidinspiegel im Blut (PC, DSC, SC).	Histidinarme Diät.
5. Nicht-ketotische Hyperglycinämie	Wahrscheinlich autosomal-recessiver Enzymdefekt im Glycinabbau mit Glycinerhöhung im Serum, Urin und Liquor, Hirnschaden. Störung der Glycindecarboxylierung wahrscheinlich. Tod meist in ersten Lebenswochen und -monaten. Verschiedene Formen der *ketotischen* Hyperglycinämie (Propionacidurie, Methylmalonacidurie) sind in ihrer Bedeutung für eine Schwachsinnsentstehung noch ungenügend erforscht.	Schwerer Cerebralschaden mit verminderten Spontanbewegungen, motorischer Entwicklungsverzögerung, allgemeiner Hypotonie, später Hypertonie, spastischer Paraplegie, Opisthotonushaltung, Krämpfen.	Neutropenie, Thrombopenie, Osteoporose. EEG-Veränderungen. Periodische Ketosen mit Erbrechen und Dehydration, evtl. Koma. Glycinvermehrung im Blut und Urin (PC, DSC, SC).	Spezifische Therapie fehlt bislang.
6. Argininbernsteinsäurekrankheit	Recessiv-autosomaler Succinoarginasemangel mit gestörtem Abbau von Argininbernsteinsäure zu Arginin. Hirnschaden. Prognose dubiös, frühbeginnende Form maligne.	Schwachsinn mit Krämpfen u. schwerer Ataxie vom Säuglingsalter an, trockene brüchige Haare, Nägel, Haut- und Schleimhautläsionen. Lebervergrößerung in $^1/_4$ der Fälle.	Argininbernsteinsäurevermehrung in Urin, Blut und Liquor (PC, DSC, SC). Evtl. pathologische Leberfunktionsproben.	Bisher keine spezifische Therapie.
7. Hartnupsche Krankheit	Recessiv-autosomale Störung der intestinalen Tryptophanresorption mit Indolsäurenent-	Im Schul- oder jungen Erwachsenenalter Beginn mit pellagraartiger Lichtdermato-	Massive generalisierte und konstante renale Aminoacidurie, weniger massive und kon-	Nicotinsäuregaben. Orale Neomycingaben? Tryptophan-

	stehung im Darm, Indolaceturie, renaler Aminoacidurie, Hirn- und Hautbefall. Keine wesentliche Progredienz.	se, Anfälle reversibler cerebellarer Ataxie. Emotionale Instabilität, Schwachsinn nicht obligat, leicht.	stante Indolaceturie (PC, DSC).	arme Diät?
8. Congenitale Hyperammonämie (Typ II)	Ornithincarbamyl-Transferase-Mangel mit Hirnschaden u. schlechter Prognose. Erbmodus unbekannt. [Typ I (Carbamylphosphat-Synthetasemangel) bisher nur bei einem Patienten beobachtet].	Brechattacken in den ersten Lebenswochen mit Bewußtseinstrübung bis zum Koma. Opisthotonus, muskuläre Rigidität. Krämpfe. In den Remissionsphasen Ataxie. Cerebraler Entwicklungsrückschritt, Mikrocephalie. Eiweißintoleranz! Hepatomegalie in 5 von 8 Fällen.	Ammoniumspiegel im Blut über 1000 μg/100 ml. Erhöhter Glutaminspiegel im Blut u. Urin, pathologisches EEG u. PEG (Hirnatrophie). Evtl. pathologische Leberfunktionsproben.	Eiweißarme Diät.
9. Hyperurikämie (Lesch-Nyhan-Syndrom)	Recessiv-X-chromosomal-vererbter Mangel an Hypoxantin-Guanin-Phosphoribosyltransferase („HGPRT-ase") mit Hirnschädigung und Selbstverstümmelung.	Beginn im 3.—4. Lebensmonat mit Schwachsinn, infantiler Cerebralparese (anfänglich hypotone Form, später Choreoathetose, Spastik). Autoaggressives Verhalten mit Selbstverstümmelung besonders der Lippen und Hände. Später Symptome der Gicht mit akuter Gichtarthritis, Gichtniere, Gichttophi.	Harnsäurekonzentration im Blut 10—25 mg-%, Harnsäureausscheidung im Urin 40 bis 50 mg/kg/Tag (5fache der Norm). Fehlende HGPRTase-Aktivität in peripheren Erythrocyten sowie in Leber und Gehirn. Verminderte Aktivität in Fibroblastenkulturen.	Versuch einer Behandlung mit Adenin (10 mg/kg/die) und Folsäure; Allopurinol zur Hemmung der Harnsäurebildung.
10. Galaktosämie	Recessiv-autosomaler Defekt der Galaktose-1-phosphat-Uridyltransferase, Ansammlung von Galaktose-1-Phosphat u. Galaktose mit resultierender Hirn-Leber-Nierenschädigung sowie Linsenkatarakten. Häufig infantil-progredienter, selten chronischer Verlauf.	Als Säuglinge Anorexie, Erbrechen, Hepatomegalie, prolongierte Gelbsucht, Dystrophie, Linsenkatarakte, psychomotorischer Entwicklungsrückstand. Später Lebercirrhose, Katarakte, Schwachsinn.	Positive Reduktionsprobe im Urin bei negativem Glucotest. Vermehrung von Galaktose u. Galaktose-1-Phosphat im Blut (Guthrie-Test, Beutler-Test, PC, DSC) und Urin (PC, DSC). Galaktosebelastung pathologisch (Vorsicht!). Proteinurie, generalisierte Aminoacidurie.	Galaktosefreie Diät.

Tabelle I A (Fortsetzung)

Krankheitsbezeichnung	Definition, Prognose	Klinische Symptome	Weitere Befunde und Diagnostik	Therapie
11. Oculo-cerebro-renales Syndrom LOWE	Recessiv-X-chromosomale Stoffwechselkrankheit unbekannter Genese mit resultierender Hirn- und Nierenschädigung sowie Linsenkatarakten. Progredienz meist gering.	Schwachsinn, launisch-abweisendes Wesen. Linsenkatarakte mit Mikrophthalmie und Glaukom, nur bei Knaben. Beginn im späten Säuglingsalter mit Muskelhypotonie, unklarem Fieber, Osteoporose, Rachitis.	Proteinurie, generalisierte renale Aminoacidurie (PC, DSC), Hypophosphatämie, renale Acidose.	Symptomatisch.
12. Renaler Diabetes insipidus	Recessiv-X-chromosomaler (?) Defekt der tubulären Wasserrückresorption durch Pitressinresistenz der Niere. Hirnschädigung durch intracelluläre Dehydration. Akuter oder chronischer Verlauf.	Debilität bis Imbezillität, Polyurie, Dehydration, Polydipsie bis 10 L./Tag, Fieber. Im Säuglingsalter evtl. Tod an hyperosmolarer Dehydration ohne Durstgefühl. Fast stets Jungen betroffen.	Hypernatriämie, Urin mit niedrigem spez. Gewicht. Polyurie und Hyposmolarität des Urins durch Pitressin (Adiuretin) nicht zu beseitigen.	Hyposmolare Flüssigkeitsgaben, Saliduretica.
13. Sporadischer Kretinismus a) Peroxydasemangel b) Dejodasedefekt	Wahrscheinlich autosomal-recessive Enzymdefekte des Schilddrüsenhormonstoffwechsels. Das klinische Bild des unbehandelten Kretinismus hängt vom Schweregrad der Hypothyreose ab. Selbst bei frühzeitiger Therapie bleiben Schwerhörigkeit oder Taubheit unbeeinflußbar. a) Peroxydasemangel: Unvermögen der Schilddrüse, gespeichertes Jodid in die organische Bindung zu überführen (Jodisationsdefekt). Unter den kongenitalen Strumen am häufigsten. b) Dejodasedefekt: Unvermögen der Schilddrüse, Jodtyrosine zu dejodieren. „In-	Einige Wochen nach Geburt mangelnde Trinklust, Verstopfung, kühle, blasse, trockene Haut, große Zunge. Allgemeine Trägheit. Kongenitale Struma. In 13% typisch myxödematöse Haut. Später: Schwerhörigkeit, Taubheit, verzögerter Fontanellenschluß. Kretinoide Gesichtszüge, retardierte Zahnentwicklung, retardierte körperliche Entwicklung, Unterlänge. Schwachsinn verschiedensten Grades.	Plumpes Skeletsystem, Brachycephalie, verzögerter Schluß der Epiphysenfugen, gestörte Knochenkernentwicklung. PBJ und BEJ erniedrigt (unter 4 γ-%); pathologischer T_3-in-vitro-Test. a) Peroxydasemangel: Vergrößertes Jodreservoir der Schilddrüse mit Anreicherung von Radiojod im Radiojodtest. Stark beschleunigte Ausschwemmung von Radiojod aus der Schilddrüse mit Perchlorat und Thiocyanat (pos. Depletionstest). b) Dejodase-Defekt: Schnelle und hohe Radiojodaufnahme im Radiojodtest. Chro-	Frühe Substitution mit Schilddrüsenhormon.

	nerer Jodmangel“ durch nicht erfolgte Dejodierung.		matographisch Nachweis von Jodtyrosinen im Serum und Urin. Keine Dejodisation von injiziertem radioaktiv markiertem Monojodtyrosin und Dijodtyrosin.	
14. Pseudohypoparathyreoidismus	Erbmodus noch unsicher; dominant-X-chromosomal? Resistenz des Nierentubulus gegenüber normalen Parathormonkonzentrationen. Chronischer, wenig progredienter Verlauf im Kindes- und Erwachsenenalter.	Kleinwuchs, Adipositas, kegelförmige Gestalt, Vollmondgesicht, flache Nasenwurzel. Trophische Störungen der Nägel, Zähne, Haut, Haare. Plumpe Hände, 3. und 4. Finger kürzer als Zeigefinger. Schwachsinn, epileptiforme oder tetanische Krämpfe in mehr als 50% der Fälle. Cerebrale Kalkherde, metastatische Verkalkungen in der Subcutis.	Hyperphosphatämie, Hypocalcämie, Hypocalciurie. QT im EKG verlängert. Ellsward-Howard-Test negativ (keine Vermehrung der Phosphaturie nach Parathormoninjektion).	Hohe Dosen von Dihydrotachysterol oder Vitamin D.
15. Chronische idiopathische Hypercalcämie (Fanconi-Schlesinger)	Chronische idiopathische Hypercalcämie mit Oligophrenie und multiplen Mißbildungen. Protrahierter Verlauf. Prognose abhängig von Nieren- und Herzbeteiligung. Bisher keine Vererbung nachgewiesen.	Minderwuchs, Dystrophie, geistiger Entwicklungsrückstand. Strabismus convergens, „Elfengesicht“, Hypertelorismus, Epikanthus, runde, vorgewölbte Stirn, „Stupsnase, Himmelsfahrtsnase“, fliehendes Kinn, tiefsitzende Ohren. Obstipation, Anorexie, rezidiv. Fieberschübe.	Hypercalcämie, Hypercalciurie, Proteinurie, Hyperazotämie, Nephrocalzinose, Osteosklerose, Vitium cordis cong., Hypertension.	Calciumarme Diät, Versuch mit Corticoiden.
16. Hepatolentikuläre Degeneration (Wilson)	Recessiv-autosomal vererbter Defekt der Kupferbindungsfähigkeit des Plasmaproteins Caeruloplasmin mit schädigender Kupferablagerung in Hirn, Leber und Nieren sowie in der Cornea (Kayser-Fleischer-Ring). Progredienter Verlauf im Pubertäts- und Erwachsenenalter.	Beginn mit hämolytischen Krisen, Gelbsucht, abdominellen Schmerzattacken, Intentionstremor, Ataxie, Schriftänderung, Verhaltensstörungen. Früh: grünbrauner Cornealring. Braune Hautpigmentierung. Hepatosplenomegalie. Extrapyramidale Ausfälle, Oligophrenie, Decerebration.	Oxydase-(Caeruloplasmin-) aktivität und Kupfer im Serum meist vermindert, Cuprurie; nicht so konstant renale Aminoacidurie (PC, DSC). Unter Penicillamin-Belastung Anstieg der Cuprurie auf über 2 g/24 Std. Kupfernachweis in Lebernadelbiopsie.	Vermehrte Kupferausscheidung mit Penicillamin. Kaliumsulfid. Kupferarme Kost.

Tabelle I A (Fortsetzung)

Krankheitsbezeichnung	Definition, Prognose	Klinische Symptome	Weitere Befunde und Diagnostik	Therapie
17. Leighs Encephalomyelopathie (entspricht klinisch weitgehend der sog. Wernicke-Encephalopathie des Kindesalters)	Subakute nekrotisierende Encephalomyelopathie. Recessiv-autosomal vererbte Stoffwechselstörung des Thiamins vermutet. (Enzymdefekt im Aufbau von Thiamintriphosphat über Thiamindiphosphat: Adenosintriphosphat-phosphoryl-transferasemangel.) Tod meist im Kleinkindesalter.	Beginn meist im Säuglingsalter mit Trinkschwäche, Erbrechen, Schläfrigkeit. Demenz im ersten Lebensjahr. Hypotonie, Hyperreflexie, Ataxie, Nystagmus, extrapyramidal-motorische Störungen, Opticusatrophie, cerebrale Anfälle. Tod durch zentrale Atemlähmung.	Pyruvat und Lactat im Serum erhöht, mäßige Hypoglykämie. Alaninvermehrung im im Serum und Urin; Pyruvat-Decarboxylase-Mangel in der Leber. Neuropathologisch: Ganglienzellnekrosen, spongiöse Gliaproliferation, besonders im Bereich des Hirnstamms, des Kleinhirns, der Basalganglien und des oberen Cervicalmarks. Corpora mamillaria im Gegensatz zur Wernicke-Encephalopathie des Erwachsenenalters nicht betroffen.	Thiamin-Therapie im Stadium der Prüfung.
18. Vitamin B6-Abhängigkeit	Erhöhter Pyridoxinbedarf ungeklärter Ursache. Starke Progredienz, Tod oft schon im Säuglingsalter. Erbmodus unbekannt.	Beginn in ersten 2 Lebenswochen mit generalisierten therapieresistenten Krämpfen, schnelle Zunahme bis zum Tod oder dauerndem Schwachsinn. Starke Unruhe. Hyperakusis, Irritabilität.	Diagnose ex iuvantibus, nach hohen Pyridoxingaben (15 mg) Sistieren der Krämpfe.	Alle 2—5 Tage 5 bis 15 mg Pyridoxin oral oder parenteral.
19. Congenitaler nicht-hämolytischer Ikterus (CRIGLER-NAJJAR)	Recessiv-autosomaler Glucoronyltransferasemangel mit resultierender Hyperbilirubinämie und Bilirubinencephalopathie. 70% der Fälle sterben an Stammhirnschädigung in den ersten $1^1/_2$ Jahren, selten chronischer Ikterus ohne Hirnschaden.	Im Neugeborenenalter Kernikterussymptome, bei Überleben Spätsymptome wie Schreckhaftigkeit, Hyperpyrexie, Spastizität, Opisthotonus, athetoide Bewegungen, Krämpfe, Schwachsinn. Selten Ikterus ohne cerebrale Symptome.	Hyperbilirubinämie bis 30 mg-% (indirektes Bilirubin) bei normal gefärbten Stühlen, ohne Bilirubin- oder Urobilinogenvermehrung im Urin.	Wiederholte Austauschtransfusionen besonders in den Lebenswochen. Versuch einer Phototherapie.

Tabelle I B. Störungen des Lipid-, Mucolipid- und Mucopolysaccharid-Stoffwechsels

Krankheitsbezeichnung	Definition, Prognose	Klinische Symptome	Weitere Befunde und Diagnostik	Therapie
1. Mucolipidosen				
1. Mucolipidose I (syn. Lipomucopolysaccharidose)	Autosomal-recessiver Enzymdefekt mit Abbaustörung der Lipomucopolysaccharide vermutet. Speicherung saurer Mucopolysaccharide und Glykolipide in Hirn und visceralen Organen. Prognostische Angaben noch ungenügend.	Im ersten Lebenshalbjahr noch normale psychomotorische Entwicklung, dann Retardierung. Gargoyl-ähnliche Züge im 2. oder 3. Lebensjahr, jedoch nicht so ausgeprägt wie beim M. HURLER und HUNTER. Wachstumsverzögerung ab 10. Lebensjahr. Mittelgradiger Schwachsinn (Imbezillität). Gelegentlich langsam fortschreitende Muskelhypotonie, vereinzelt kirschroter Fleck sowie Hornhauttrübungen.	Mäßig ausgeprägte Dysostosis multiplex. Metachromatische Ablagerungen in Knochenmark, Leber, Lymphocyten u. Fibroblasten. Progrediente periphere Neuropathie mit Markscheidenzerfall. Normale Mucopolysaccharidausscheidung im Harn, hohe β-Galaktosidase-Aktivität im Lebergewebe.	Keine spezifische Therapie bekannt.
2. Mucolipidosis II (syn. I-Cell-Disease)	Wahrscheinlich autosomal-recessive, Hurler-ähnliche seltene Stoffwechselstörung mit Speicherung von sauren Mucopolysacchariden und Glykolipiden. I-Cell = inclusion cell. Tod meist vor dem 6. Lebensjahr.	Multiple Deformitäten: Hüftdysplasie, Hernien, Zahnfleischhyperplasie, Hurler-ähnliche Facies, plumpe Extremitäten, Beugekontrakturen der Extremitäten, Minderwuchs, Kyphoskoliose. Hochgradiger psychomotorischer Entwicklungsrückstand, Lebervergrößerung. Heisere Stimme, straffe Haut.	Stark ausgeprägte Dysostosis multiplex. Vacuolisierte Lympho- und Monocyten. In Fibroblastenkultur Einschlüsse (PAS pos., Sudan pos.), Anfärbung mit Toluidinblau. Metachromasie. Mucopolysaccharidausscheidung im Urin normal. β-Galaktosidaseaktivität (Leber) normal.	Keine spezifische Therapie bekannt.

Tabelle IB (Fortsetzung)

Krankheitsbezeichnung	Definition, Prognose	Klinische Symptome	Weitere Befunde und Diagnostik	Therapie
3. Mucolipidosis III (syn. Pseudo-polydystrophie, Maroteaux)	Autosomal-recessive Stoffwechselstörung mit Speicherung von Mucopolysacchariden und Gangliosiden. Pathogenese unbekannt. Sehr selten.	Leichter psychomotorischer Entwicklungsrückstand, Minderwuchs, eingeschränkte Gelenkbeweglichkeit, leichte gargoyl-ähnliche Dysmorphie, kurzer Hals, Skoliose, Hüftdysplasie, relativ lange Extremitäten.	Normale Mucopolysaccharidausscheidungen im Urin. Röntgenbefunde: Hypoplasien der Wirbelkörper, Verschmälerung der vertebralen Rippenenden, Makro-Dolichocephalus, Hypoplasie der Beckenschaufeln, unregelmäßige proximale Femurepiphysen, Schenkelhälse in Valgusstellung. Vacuolisierte Plasmazellen im Knochenmark mit abnormer Glykolipid- u. Mucopolysaccharidspeicherung.	Keine spezifische Therapie bekannt.
4. Fucosidose	Wahrscheinlich autosomal-recessive, zum Formenkreis der Mucolipidosen gehörende Störung des Glykolipid- und Mucopolysaccharidstoffwechsels. Mangel an α-Fucosidase. Tod im Kleinkindesalter.	Unauffällige psychomotorische Entwicklung im 1. Lebensjahr; danach Entwicklungsstillstand und schließlich -rückschritt. Fortschreitende neurologische Störungen mit zunehmender Spastizität, Tremor, Kontaktverlust. Dicke Haut, Kardiomegalie, Gargoyl-ähnliche Gesichtszüge. Starke Schweißausbrüche.	Relativ gering ausgeprägte Dysostosemerkmale, verminderte Pneumatisation des Schädels. Hypoplasie der Wirbelkörper. Erhöhte Schweiß- und Speichelelektrolyte, verminderte Kontrastmittelkonzentration der Gallenblase. Vacuolisierte Lymphocyten. Abnorme Häufung von fucosehaltigen Glykolipiden in Leber und Gehirn. Normale Mucopolysaccharidausscheidung im Urin.	Keine spezifische Therapie bekannt.
5. Mannosidose	Zum Formenkreis der Mucolipidosen gehörende Stoffwechselstörung der Glykoproteine. Mangel an α-Mannosidase. Progredienter Verlauf,	Bald nach der Geburt Hepatosplenomegalie. Muskuläre Hypotonie, Hyperreflexie. Verzögerte psychomotorische Entwicklung, besonders nach	Abgeflachte-eiförmige Wirbelkörper. Vacuolisierte Lymphocyten. Fehlen von α-Mannosidase in Leber und Gehirn.	Keine spezifische Therapie bekannt.

	Tod im Kleinkindesalter. Erbmodus noch unbekannt.	dem 1. Lebensjahr. Gargoylähnliche Züge. Rezidivierende Infekte der oberen Luftwege.		
6. Juvenile Sulfatidose Typ *Austin* (syn. Mucosulfatidose)	Kombination der metachromatischen Leukodystrophie mit Gargoylismus-ähnlichen Symptomen. Progredienz, Tod vor Erreichen der Pubertät. Wahrscheinlich autosomal-recessive Vererbung.	Verzögerte psychomotorische Entwicklung. Gargoyl-ähnliche Züge, Hühnerbrust, Unterlänge. Häufig Hepatosplenomegalie. Vom 2. bis 3. Lebensjahr ab fortschreitende neurologische Störungen: Spastizität, myoklonische Anfälle, Nystagmus. Schließlich extreme Beugekontrakturen u. Areflexie; Blindheit und Taubheit.	Weite Sella, dysplastische Wirbelkörper, verformtes Becken. Verbreiterung der Diaphysen der langen Knochen. Mangel an Arylsulfatase A, B und C. Erhöhter Gehalt an sauren Mucopolysacchariden in Geweben. Erhöhtes Liquoreiweiß. Erhöhte Sulfatid- und saure Mucopolysaccharidausscheidung im Urin. Metachromatische Myelindegeneration in peripheren Nerven.	Keine spezifische Therapie bekannt.
7. Farbersche Krankheit (syn. disseminierte Lipogranulomatose)	Sehr seltene angeborene disseminierte Lipogranulomatose des Säuglingsalters. Ätiologie unbekannt, Störung des Lipomucopolysaccharidstoffwechsels vermutet. Rasch progredienter Verlauf, Tod innerhalb 1—2 Jahren.	Anorexie, Dystrophie, Hepatosplenomegalie, Gelenkschwellungen und -kontrakturen, subcutane Granulome, Paresen, Oligophrenie.	Ablagerung von Mucopolysacchariden und Sphingolipiden in verschiedenen Organen einschl. ZNS. RES kaum befallen.	Keine spezifische Therapie bekannt.
8. Progressive Myoclonusepilepsien (PME)	*Typ Lafora*: Autosomal-recessive ZNS-betonte Mucopolysaccharidose. *Früh- oder Hauptform*: Häufigkeit ca. 1 : 150000, rasche Progredienz, Tod mit 18—22 Jahren. *Spätform*: Sehr viel seltener, langsame Progredienz. Zusätzlich autosomal-recessive und autosomal dominante Formen der PME mit degenerativen ZNS-Veränderungen.	*Früh- oder Hauptform*: Erkrankungsbeginn mit 12—17 Jahren mit epileptischen Anfällen. Bald danach Auftreten von asymetrischen, asynergischen und arythmischen Myoclonien. Zunehmende Demenz, Antriebsverminderung, affektive Verarmung. In $^3/_4$ der Fälle Psychosen. Schließlich cerebellare, extrapyramidale und Pyramidensymptome, Dysarthrie.	EEG: Hypersynchrone Aktivität, zunehmende Verlangsamung des Grundrhythmus. Path.-anatom.: Vorwiegend intraneuronale Lafora-Körperchen („Myoclonuskörperchen"), besonders in Substantia nigra, N. dentatus, Großhirnrinde, Thalamus. In Leber, Herz- und Skeletmuskel, Niere, Nebenniere, Milz, Plexus myentericus des Rectum basophile PAS-positive Ablagerungen. Bei einigen Patienten erhöhte Mucopolysaccharidausscheidung (Heparinsulfat) beschrieben.	Keine spezifische Therapie bekannt.

Tabelle I B (Fortsetzung)

Krankheitsbezeichnung	Definition, Prognose	Klinische Symptome	Weitere Befunde und Diagnostik	Therapie
2. Sphingolipidosen				
1. Congenitale amaurotische Idiotie (Norman-Wood)	Wahrscheinlich autosomal-recessive Gangliosid-Synthesestörung. Speicherung des Gangliosids GD_3 im ZNS. Fudroyanter Verlauf, Tod nach wenigen Wochen.	Atem- und Schluckstörungen, Cyanose, Krämpfe, Opticusatrophie, Retinapigmentierung. Beginn in Neugeborenenperiode.	Mikrocephalie, nur spärlich Ganglienzellen, die aufgeschwollen sind. Vermehrung von GD_3 im Gehirn. Diagnostische Bestätigung durch Hirn- und Rectumbiopsie.	Keine spezifische Therapie bekannt.
2. Infantile amaurotische Idiotie (Tay-Sachs)	Autosomal-recessive Störung im Abbau des Tay-Sachs-Gangliosids (GM_2). 90% Juden. Akuter Verlauf mit fortschreitender Demenz, Tod im 2.—4. Lebensjahr.	Beginn im 2. Trimenon mit Entwicklungsstillstand, Apathie, schlaffen, später spastischen Paresen. Visusverlust; schließlich Amaurose. Kirschroter Fleck der Fovea. Choreatiforme Hyperkinesen, cerebrale Anfälle. Hyperakusis.	Hirnatrophie, ödematöse Schwellung der weißen Substanz, Schwellung der Ganglienzellen. Makrocephalie. Elektronenmikroskopie: „membranous cytoplasmic bodies". Erhöhung der Ganglioside, insbesondere GM_2. GOT und LDH im Serum erhöht. Diagnostische Bestätigung durch Hirn- und Rectumbiopsie. Defekt der Hexosamidase A oder A und B.	Keine spezifische Therapie bekannt.
3. Spätinfantile amaurotische Idiotie (Jansky-Bielschowsky). (Syn. GM_1-Gangliosidose-Typ II)	Wahrscheinlich autosomal-recessiver Enzymblock des Abbaus des Gangliosids GM_1. Protrahierter, schließlich letaler Verlauf über mehrere Jahre.	Erstmanifestation im 2. bis 4. Lebensjahr. Entwicklungsstillstand, -rückschritt. Schlaffe, später spastische Paresen, extrapyramidale und cerebellare Störungen. Retinopathia pigmentosa, Opticusatrophie, evtl. kirschroter Fleck der Fovea, Amaurose. Cerebrale Anfälle, zunehmende Idiotie.	Starke Schwellung und Auftreibung der Ganglienzellen des Gehirns einschließlich Kleinhirn, Hirnstamm und Rückenmark, ähnlich wie bei der infantilen Form. Biochemisch Vermehrung des GM_1-Gangliosids. Mucopolysaccharidspeicherung in Leber und Milz. Defekt der β-Galaktosidase B und C.	Keine spezifische Therapie bekannt.
4. Juvenile amaurotische Idiotie (Batten-Spiel-Meyer-Vogt)	Autosomal-recessiver Erbgang. Pathogenese unklar. Eine Abweichung der Lipidzusammensetzung bzw. des	Beginn im 5.—10. Lebensjahr mit fortschreitender Wesensänderung bis zur Demenz. Extrapyramidale und cerebellare	Ganglienzellen nur leicht und teilweise gebläht. Keine oder nur geringgradige Hirnatrophie. Keine Vermehrung von	Keine spezifische Therapie bekannt.

(syn. Ceroidlipofuscinose)	Neuraminsäuregehalts des Gehirns scheint nicht vorzuliegen. Bislang noch kein Nachweis einer Gangliosidvermehrung. 10—15jährige Krankheitsdauer.	Störungen (Athetose, Ataxie). Cerebrale Anfälle. Hypertonie der Muskulatur, spastische Paresen. Sehstörungen bis zur Amaurose. Nystagmus. Sprachstörungen.	Gangliosiden.	
5. Neuroviscerale Gangliosidose (syn. generalisierte Gangliosidose, Pseudo-Hurler)	Autosomal-recessiver Enzymdefekt der β-Galaktosidase. GM_1-Gangliosidose Typ I. Sonderform der infantilen amaurotischen Idiotie mit visceraler Beteiligung. Kinder sterben im 1.—2. Lebensjahr.	Symptomatik ähnlich der infantilen amaurotischen Idiotie. Zusätzlich Hepatosplenomegalie, häufig Skeletveränderungen ähnlich denen bei PFAUNDLER-HURLER. Gargoylismusähnliche Dysmorphie.	Viscerale und neurale GM_1-Gangliosidspeicherung (ZNS, RES, Leber, Pankreas). Speicherzellen (vacuolisierte Lymphocyten, Leberzellen) in Knochenmark und Leber. Vermehrt Keratansulfat in Fibroblasten, Haut- und Leberzellen. Fehlende β-Galaktosidaseaktivität in Leukocyten, Fibroblasten, Haut- und Lebergewebe und Urin. Normale Mucopolysaccharidausscheidung im Urin.	Keine spezifische Therapie bekannt.
6. Sphingomyelinose (M. NIEMANN-PICK)	Autosomal-recessiver Enzymblock im Abbau von Sphingomyelin, Sphingomyelinase-Defekt bei Typ A (akute neuronopathische Form) und B (chronische Form ohne ZNS-Befall), fraglich bei Typ C (subakute Form mit ZNS-Befall), Typ D (Nora-Scotia-Variante) und Typ E (adulte Form ohne ZNS-Befall). Speicherung von Sphingomyelin in RES- und (seltener) Parenchymzellen der Leber, Milz, des Gehirns, der Retina und des übrigen RES. Tod zwischen 6. Monat u. 5. Lebensjahr an interkurrenten Infekten, sehr selten chronische Form des Erwachsenenalters.	*Typ A*: Körperliche und geistige Retardierung im Säuglingsalter. Hepatosplenomegalie mit vorgewölbtem Abdomen, Dystrophie, Anämie. Hochgradiger Schwachsinn, zunächst spastische Hypertonie, später Hypotonie mit Schwinden der Eigenreflexe. Kirschroter Fleck in der Macula etwa in 50% der Fälle. Evtl. blau-braune Hautpigmentationen, selten Xanthome. Osteoporose. *Typ C* zeigt ähnlichen aber protrahierten Verlauf („subakute“ oder „juvenile“ Form), *Typ B* verläuft gleichfalls chronisch, aber ohne ZNS-Befall.	Erhöhte Sphingomyelinkonzentration in den Ganglienzellen, Parenchymzellen und im RES (Schaumzellen, Niemann-Pick-Zellen). Ganglienzellen degenerativ verändert und geschwollen. Cholesterin, Phospholipide u. andere Lipide im Serum nicht regelmäßig verändert. Bei Lipidose der Lunge röntgenologisch kleinfleckig-reticuläre Zeichnung. Endgültige Diagnose in Leber- oder Lymphknotenbiopsie.	Bisher keine kausale Therapie bekannt. Splenektomie bei Hypersplenismus.

Tabelle I B (Fortsetzung)

Krankheitsbezeichnung	Definition, Prognose	Klinische Symptome	Weitere Befunde und Diagnostik	Therapie
7. Cerebrosidose (M. Gaucher).	Autosomal-recessiver Enzymdefekt der β-Glucosidase im Abbau von Glucozerebrosid mit Speicherung in den Gaucher-Speicherzellen in Leber, Milz, Lymphknoten, Knochenmark und ZNS. Verlauf abhängig vom Lebensalter: 1. Akute, maligne neuronopathische Form des 1. und 2. Lebensjahres; 2. Subakute juvenile neuronopathische Form; 3. Chronische nicht-neuronopathische Form des Erwachsenen.	Manifestation abhängig vom Alter: Beim Säugling plötzlicher Beginn mit raschem Verlauf: Anorexie, Dystrophie, Laryngospasmus, Hepatosplenomegalie, generalisierte Lymphknotenschwellung, miliare Lungeninfiltrate. Progrediente cerebrale Symptome: Opisthotonus, spastische Paresen, Strabismus, progrediente Demenz. Kachexie. Bei der juvenilen Form: Ernährungsstörungen, Gewichtsabnahme, Hepatosplenomegalie mit besonders starker Vergrößerung der Milz. Skeletveränderungen mit heftigen Schmerzen, lokalen Schwellungen („aseptische Osteomyelitis"), evtl. pathologische Frakturen. Schwachsinn, evtl. Psychosen; Hyperreflexie, extrapyramidale Symptome.	Glykolipidhaltige Reticulumzellen („Gaucher-Zellen") in den genannten Organen. Diagnostisch nachweisbar in Leukocytenkonzentraten des Serums, Knochenmark; evtl. Leberbiopsie. Dort auch dünnschichtchromatographischer Cerebrosidnachweis. Saure Phosphatase im Plasma erhöht. Plasmalipide nicht charakteristisch verändert. Thrombopenie, seltener Leukopenie. Röntgenologische Veränderungen besonders am distalen Femur.	Keine kausale Therapie. Splenektomie nur bei Hypersplenismus und mechanischen Abdominalbeschwerden.
8. Metachromatische Leukodystrophie (Sulfatidose)	Recessiv-autosomaler Enzymdefekt der Cerebrosidsulfatase (Arylsulfatase A) führt zur Speicherung von Sulfatiden (Cerebrosidschwefelsäureester) im ZNS und RES. Der häufigsten spätinfantilen Form steht eine hier nicht behandelte seltene adulte Form gegenüber.	*1. Stadium*: Unsicherer Gang, leichte hypotone Form der Diplegie, pos. Babinski. *2. Stadium*: Leichte geistige Retardierung, Dysarthrie, Aphasie, hypertone Tetraplegie, Stehverlust. Graue Macula mit zentralem roten Fleck, evtl. schon im	Speicherung von Sulfatiden in ZNS und peripheren Nerven. Hirnatrophie, diffuse Demyelinisierung (bes. Capsula int., Pyramidenbahn), Gliaproliferation, ballonförmig aufgetriebene Ganglienzellen. *Diagnostisch hinweisend*: erhöhtes Liquoreiweiß, verminderte Nervenleitgeschwindigkeit,	Keine kausale Therapie.

	Tod zwischen 2.—10. Lebensjahr.	1. Stadium. Intermittierende Schmerzzustände. *3. Stadium*: Völliger Verlust der Steh- und Sitzfunktion, Fähigkeit zu Willkürbewegungen noch erhalten. Heftige Wurzelschmerzen. Cerebrale Hyperpyrexie, bulbäre Symptome. Ausgeprägter Rückgang der geistigen Fähigkeiten, völliger Sprachverlust, Blindheit. *4. Stadium*: Bulbäre Symptome stehen im Vordergrund. Tod an Atemlähmung.	gestörte Gallenblasenfunktion (röntgenologischer Nachweis). *Hohe Beweiskraft*: 1. Verminderte Arylsulfatase A in peripheren Leukocyten. 2. AUSTINS Harntest auf Arylsulfatase A-Mangel. 3. Vermehrte Sulfatidausscheidung im Harn. 4. Metachromatische Substanzen im Harnsediment. 5. Periphere Nervenbiopsie (Zahnpulpa, Rectum, N. suralis).	
9. Infantile globoidzellige Leukodystrophie (KRABBE)	Recessiv-autosomale Abbaustörung der Cerebroside mit Speicherung von Galaktosylceramid in den Globoidzellen des ZNS und der peripheren Nerven. Primärer Enzymdefekt betrifft wahrscheinlich die Galakto-Cerebrosido-β-Galaktosidase. Zusätzlicher Mangel an Cerebrosid-sulfotransferase. Tod nach 1—2 Jahren.	1. *Stadium*: Beginn 4.—6. Lebensmonat. Gereiztheit, Schreiattacken, Überempfindlichkeit auf Licht, sensorische und sensible Reize. Stillstand der psychomotorischen Entwicklung. Fieber ohne Infektzeichen. 2. *Stadium*: Opisthotonushaltung, muskuläre Hypertonie, Demenz. Hyporeflexie, schließlich Areflexie, Opticusatrophie, Nystagmus. 3. *Stadium* (nach $^1/_2$—$^3/_4$ Jahr): Kein Kontakt, keine Willkürbewegung, Rückbildung der Muskelhypertonie, Ausbildung einer Tetraspastik. Tonisch-klonische Krämpfe, evtl. Myoklonien. Blindheit. Schließlich Enthirnungsstarre, Bulbärparalyse. Tod durch interkurrente Infekte oder durch zentrale Atemlähmung.	Speicherung von Cerebrosiden in den Phagocyten des ZNS ("globoid-cells"), Demyelinisierung des Gehirns. Vermehrung von Liquoreiweiß bei normaler oder kaum erhöhter Zellzahl. Verlängerte Nervenleitgeschwindigkeit. ERG-Veränderungen (Netzhautbeteiligung). EEG: hypersynchrone Aktivität ab Stadium 2. *Beweisend*: Stark reduzierte Aktivität der Galakto-Cerebrosid-β-Galaktosidase in Serum, peripheren Leukocyten oder Fibroblastenkulturen.	Keine kausale Therapie.

Tabelle I B (Fortsetzung)

Krankheitsbezeichnung	Definition, Prognose	Klinische Symptome	Weitere Befunde und Diagnostik	Therapie
10. Orthochromatische Leukodystrophie (Pelizaeus-Merzbacher, connatale Form Seitelberger)	Ursache unbekannt, wahrscheinlich geschlechtsgebunden — recessiv vererbter Enzymdefekt des Myelinstoffwechsels. *Prognose*: Bei der connatalen Form zunehmende Progredienz, Tod meist im Kleinkindesalter. Beim Typ Merzbacher protrahierter Verlauf, ab 7. bis 9. Lebensjahr nur noch langsames Fortschreiten, stationärer Zustand über Jahrzehnte möglich.	*Connatale Form*: Ausbleiben jeglicher psychomotorischen Entwicklung, Würgkrämpfe, Zuckungen der Gesichtsmuskulatur, extrapyramidal-motorische Hyperkinesien, Salbengesicht, Muskelhypotonie, Krampfanfälle, Ataxie, Nystagmus. Später spastische Paresen beider Beine, Bulbärparalyse. Beim Typ Merzbacher Beginn meist im Kleinkindesalter oder später mit Wesensänderung, Geh- und Sprachstörungen, Nystagmus, Ataxie, Athetose, cerebrale Anfälle, spastische Paresen der Beine, Demenz.	Liquor: Eiweißvermehrung. Hirnbiopsie: Sudanophile Marchi-positive Speichersubstanzen. *Typ Seitelberger*: Subtotaler bis totaler Verlust der Markscheiden. *Typ Merzbacher*: Markinseln innerhalb entmarkter Zonen, langsames Fortschreiten des Entmarkungsprozesses, Achsencylinder bleiben erhalten.	Keine kausale Therapie.
11. Heredopathia atactica polyneuritiformis (Refsum)	Autosomal-recessives Erbleiden mit Retinopathie und Polyneuropathie. Angeborene Abbaustörung der alimentär zugeführten Phytansäure. Defekt der Phytansäure-α-Hydroxylase.	Beginn mit Retinitis pigmentosa, Nachtblindheit, konzentrischer Gesichtsfeldeinschränkung. Chronische Polyneuropathie, cerebellare Funktionsstörungen. Inkonstant: Pupillenveränderungen, Katarakte, Schwerhörigkeit, Ichthyosis, Skeletabnormitäten.	Im Liquor Eiweißerhöhung, normale Zellzahl. EKG-Veränderungen (A-V-Überleitungsstörungen). *Spezifisch*: Hohe Konzentration von Phytansäure (C_{16}-Fettsäure) in Serum und Geweben.	Phytansäurearme Diät.

3. Mucopolysaccharidosen mit Oligophrenie

1. M. PFAUNDLER-HURLER (syn. Mucopolysaccharidose I, Gargoylismus)	Recessiv-autosomale oder X-chromosomale Stoffwechselstörung der sauren Mucopolysaccharide (α-Iduronidase) mit Speicherung in Leber, Milz, Herz, Gehirn und Knochenmark. Chronisch progredienter Verlauf, Tod an intercurrenten Infekten.	Beginn Ende des 1. Lebensjahrs. Minderwuchs, Hepatosplenomegalie, Kyphose, Wasserspeiergesicht, Hornhauttrübung, Taubheit, rezidivierende Infekte. Schwachsinn. Gelenkkontrakturen, Klauenhände, Lumbalgibbus.	Röntgenologisch: Dysostosezeichen. Frühzeichen: plumpe Scapulae, breite Rippenzwischenräume. Aldersche Granulationen (Reillykörperchen der Leukocyten im peripheren Blut und Knochenmark.) Ausscheidung metachromatischer Substanzen im Urin (Filterpapiertest nach BERRY). Quantitative Bestimmung der sauren Mucopolysaccharide.	Keine spezifische Therapie bekannt.
2. Huntersyndrom (syn. Mucopolysaccharidose II)	X-chromosomal-recessiver Erbgang. Enzymdefekt wahrscheinlich: Dermatansulfatsulfatasemangel. Günstigere Lebenserwartung als M. Hurler. Klinisch und röntgenologisch Mittelstellung zwischen Hurler und Sanfilippo-Syndrom. 2 Formen: Eine rasch progrediente („juvenile type") und eine langsame und milde verlaufende ("late type").	Nur Knaben betroffen. Cerebrale Schädigung mit Intelligenzdefekt, Schwerhörigkeit und Skeletdeformierungen. Beginn in 50% der Fälle nach dem 3. Lebensjahr, sonst früher (ab 8. Lebensmonat). Fratzenhafte Gesichtszüge ähnlich dem M. Hurler, Klauenhände, Hepatosplenomegalie. Keine Hornhauttrübung, kein Lumbalgibbus, häufig pulmonale Hypertension.	Röntgenologisch fehlende oder nur geringgradige Wirbelsäulenveränderungen. Übrige Skeletveränderungen ebenfalls geringer ausgeprägt. Vermehrte Harnausscheidung von Chondroitin-B-Sulfat und Heparitinsulfat.	Keine spezifische Therapie bekannt.
3. HS-Mucopolysaccharidose (Sanfilippo) (syn. Mucopolysaccharidose III)	Recessiv-autosomale Stoffwechselstörung mit visceraler Speicherung und abnormer Harnausscheidung von Mucopolysacchariden. 2 Enzymdefekte bekannt: 1. HS-N-Sulfatase. 2. α-Hexosaminidase. Protrahierter Verlauf, Tod 2—4 Jahre nach Krankheitsbeginn an interkurrenten Infekten.	Nach normaler frühkindlicher Entwicklung Entwicklungsstillstand im Kleinkindesalter, dann rascher geistiger Verfall bis zur Idiotie. Gangstörungen, athetoide Bewegungen. Grobe Gesichtszüge, eingesunkene Nasenwurzel. Sprödes, dichtes Haar. Normale Länge, evtl. Makrocephalie, X-Beine, Kyphose, Hepatomegalie, selten Splenomegalie. Später Gelenkkontrakturen. Keine Corneatrübung.	Röntgenologisch Verbreiterung der Schädelkalotte, infantile Eiform der Brustwirbelkörper, Hypoplasie der Acetabula, runde Beckenschaufeln. Hohe Ausscheidung von Heparinsulfat (HS). Metachromatische Einschlüsse in Lymphocyten. Leberbiopsie: Vacuolisierung der Leberparenchym- und Kupferzellen.	Keine spezifische Therapie bekannt.

III. Chromosomenaberrationen

Tabelle II

Krankheitsbezeichnung	Definition, Prognose	Klinische Symptome	Weitere Befunde und Diagnostik	Therapie
1. Down-Syndrom	Verschiedene Chromosomenstörungen möglich: Trisomie 21, Translokation D/21, 21/21, 21/22 und Mosaiktrisomie 21. Anstieg der Erkrankungshäufigkeit mit zunehmendem Alter der Mutter. Bei sehr jungen Müttern Translokationen (erblicher Typ) häufiger als nondisjunction. 5% erblich, 95% nicht erblich. Häufigkeit: 2,19‰ (1:480). Prognose abhängig von weiteren Mißbildungen.	Imbezillität, Minderwuchs, Schrägstellung der Lidachsen, Epikanthus, Hypertelorismus, Brushfieldsche Irisflecken, Makroglossie, Brachyzephalie, plumpe Hände und Füße, Vierfingerfurche, Muskelhypotonie, überstreckbare Gelenke. Bei der Mosaiktrisomie 21 können die Symptome milder ausgeprägt sein.	Oft Mißbildungen des Herzens und anderer innerer Organe, häufig Hypoplasie der Mittelphalanx des 5. Fingers mit radial abgebogenem Endglied. Diagnostik durch Chromosomenanalyse.	Infektprophylaxe. Keine spezifische Therapie.
2. Trisomie D (PÄTAU)	Trisomie des Chromosoms 13, Häufigkeit 0,5‰, geringe Lebenserwartung, über 90% sterben vor Vollendung des 1. Lebensjahres.	Hochgradige Hirnschädigung, Taubheit, Krämpfe. Gedeihstörung, Mikrophthalmie, Colobom, Lippen-Kiefer-Gaumenspalte, Naevus flammeus des Gesichts, Syndaktylie, 4-Fingerfurche.	Arhinencephalie, Ventrikelseptumdefekt, Mißbildungen des Magen-Darmtraktes und der Nieren, Uterusmißbildung, Kryptorchismus. Hakenförmige Kernanhängsel in polymorphen Neutrophilen. Chromosomenanalyse.	Keine spezifische Therapie.
3. Trisomie E (EDWARDS)	Trisomie des Chromosoms 18. Häufigkeit 0,3‰, sehr geringe Lebenserwartung.	Hochgradige Hirnschädigung, Taubheit, Gedeihstörung, Hypotonie der Muskulatur. Typische Fingerhaltung: eingeschlagener Daumen, Zeige- über Mittelfinger, 5. über Ringfinger, Hände in Faustüstellung.	Skeletanomalien des Thorax. Gelenkkontrakturen, VSD, Klappenanomalien, Nierenmißbildungen, Hypoplasie des Kleinhirns, Katarakte. Chromosomenanalyse.	Keine spezifische Therapie.

4. Cri-du-Chat-Syndrom	Deletion des kurzen Arms vom Chromosom 5 (5p-). Häufigkeit: 0,3‰. Sterblichkeit geringer als bei Trisomie D und E.	Niedriges Geburtsgewicht, mangelnde Gewichtszunahme, starke psychomotorische Entwicklungsverzögerung, Schreien im Neugeborenenalter wie bei jungen Katzen, Mikrocephalie, Minderwuchs. Antimongoloide Augenstellung, Strabismus, Hypertelorismus, Epikanthus, tiefsitzende Ohren, zurückweichender Unterkiefer, unvollständige 4-Fingerfurche.	Hypoplasie und Malazie der Epiglottis. Chromosomenanalyse.	Keine spezifische Therapie.
5. Deletion des kurzen Armes eines Chromosoms 4 (Syn. Wolf-Syndrom)	Fehlen des kurzen Armes eines Chromosoms 4 (4p-). Prognose: Günstigere Lebenserwartung als bei Trisomie D und E.	Niedriges Geburtsgewicht, Mikrocephalie, Lippen-Kiefer-Gaumenspalte, Krampfanfälle, schwere Hirnschädigung. Oberlidptosis, Colobom, Katarakte, Hypertelorismus, tiefsitzende Ohrmuscheln. Hypospadie.	Hydrocephalus internus. Verzögerte Knochenkernentwicklung. Chromosomenanalyse.	Antiepileptica, keine spezifische Therapie.
6. Weitere seltene Monosomien	1. Deletion des langen Arms vom Chromosom 18 (18q-). 2. Deletion des kurzen Arms vom Chromosom 18 (18p-). Günstigere Lebenserwartung als Trisomie D und E.	Schwachsinn, Mikrocephalie, Hypotonie der Muskulatur. Verschiedene degenerative Stigmata: Dysplasie des Mittelgesichts, tiefsitzende Ohren. In $^1/_3$ der Fälle Spalte des weichen und harten Gaumens. Nystagmus, Strabismus, Katarakte. Coxa valga.	Skelet- und Nierenmißbildungen. Chromosomenanalyse.	Keine spezifische Therapie.
7. Ring-Chromosomenbildung	Durch „Zusammenwachsen" zweier Chromosomenenden verursachte Ring-Bildung eines Chromosoms (z. B. Ringchromosom 1, 13–15, 17–18). Günstigere Lebenserwartung als bei Trisomie D und E.	Schwachsinn wechselnden Grades, psychomotorische Entwicklungsverzögerung, 4-Fingerfurche, Mikrocephalus, Mikrophthalmie.	Mißbildungen des ZNS und anderer Organe (Niere, Geschlechtsorgane). Chromosomenanalyse.	Keine spezifische Therapie.

Tabelle II (Fortsetzung)

Krankheitsbezeichnung	Definition, Prognose	Klinische Symptome	Weitere Befunde und Diagnostik	Therapie
8. Klinefelter-Syndrom	Geschlechtschromosomen-Anomalie (47XXY). Chromatin-positiv wie weibliche Individuen. Prognose quoad vitam gut. Häufigkeit ca. 1 : 500.	Eunuchoide Körperproportionen, Gynäkomastie, tubuläre Hodeninsuffizienz bei kleinbleibenden Hoden aber normal großem Penis, schwache Ausprägung sekundärer Geschlechtsmarkmale. Intelligenzminderung nicht obligat. Stimmungslabilität.	Histologisch Tubulussklerose mit Azoospermie und Leydig-Zellhyperplasie. Vermehrte Gonadotropin-Ausscheidung, Sterilität.	Keine spezifische Therapie.
9. XYY-Syndrom	Geschlechtschromosomen-Anomalie (47XYY), männliches Geschlecht, Prognose quoad vitam gut, Häufigkeit noch nicht bekannt.	Debilität, Agressivität bis zur Kriminalität häufig. Hochwuchs, Hypogonadismus.	Multiple Fehlbildungen möglich. Chromosomenanalyse.	Keine spezifische Therapie.
10 Turner-Syndrom	Geschlechtschromosomen-Anomalie (45XO), chromatinnegativ wie männliche Individuen. Prognose: quoad vitam gut, Häufigkeit 1 : 4000. Selten finden sich charakteristische Merkmale auch bei Knaben (normaler Karyotyp XY oder Mosaike).	Kleinwuchs, schildförmiger Thorax, Pterygium colli. Primäre Amenorrhoe, fehlende Brustentwicklung. Hypoplastisches inneres Genitale. Spärliche Sexualbehaarung. Osteoporose. Nicht regelmäßig Intelligenzminderung. Im Neugeborenenalter: Lymphangiektatische Ödeme von Hand- und Fußrücken.	Gonaden bestehen aus bindegewebigen Strängen („streaks"). Gonadendysgenesie. Erhöhte Gonadotropinausscheidung. Verminderung der Oestrogene, Verminderung der 17-Ketosteroide jenseits der Pubertät.	Menstruation und Mammaentwicklung durch Substitution mit Ovarialhormonen möglich. Keine spezifische Therapie.
11. Triplo-X-Syndrom	Geschlechtschromosomen-Anomalie (47XXX = Triplo-X). Chromatin-positiv wie weibliche Individuen (2 Barrsche Körperchen). Häufigkeit: 0,6‰, Prognose quoad vitam gut.	Weibliches Geschlecht, unauffälliger körperlicher Befund, allenfalls leichter Minderwuchs. Pubertät rechtzeitig oder verzögert. Menstruation rechtzeitig, sek. Amenorrhoe später möglich. Leichter oder stärkerer Schwachsinn, degenerative Stigmata.	Typische Skeletveränderungen: kolbig verdicktes proximales Ulna-Ende, radio-ulnare Synostosen. Chromosomenanalyse.	Keine spezifische Therapie.

12. XXXXY-Syndrom	Geschlechtschromosomen-Anomalie (49XXXXY), die höchste bislang beim Menschen beschriebene Chromosomenzahl. Prognose quoad vitam gut, Häufigkeit noch nicht bekannt.	Erheblicher Schwachsinn, Hochwuchs, Hypogenitalismus. Klinodaktylie, Mikro-Brachycephalie. Epicanthus, Hypertelorismus, Strabismus, Myopie.	Radio-ulnare Synostosen. Chromosomenanalyse.	Keine spezifische Therapie.

IV. Erbliche Syndrome mit Befall des ZNS, der Augen, Ohren und Haut

Tabelle III

Krankheitsbezeichnung	Definition, Prognose	Klinische Symptome	Weitere Befunde und Diagnostik	Therapie
1. Genetische spastische Oligophrenie	Höchstwahrscheinlich einfach-recessiv vererbte Kombination von spastischer Diplegie mit Schwachsinn. Keine Geschlechtsbevorzugung, Erkrankungsrisiko: 2:1000 (?) Keine Progredienz.	Spastische Diplegie der unteren Extremitäten, hochgradiger Schwachsinn.	Fakultativ: Opticusatrophie, Mikrocephalie, extrapyramidal-motorische Störungen.	Keine spezifische Therapie.
2. Sjögren-Larsson-Syndrom	Einfach recessiv-autosomal vererbter Schwachsinn mit Ichthyosis und Morbus Little mit 100% iger Penetranz. Verhältnis gesunder zu kranken Geschwistern 3:1, bei 3% der Gesamtbevölkerung Heterozygotie (in Västerbotten, Schweden). Lebenserwartung 50% der Durchschnittsbevölkerung.	Ichthyosis congenita, Schwachsinn, spastische Lähmungen vom Typ Little (typische Symptomentrias).	Sehstörungen, Pigmentdegenerationen der Retina.	Keine spezifische Therapie.
3. Rud-Syndrom	Kombination von Schwachsinn mit Ichthyosis, Eunuchoidismus und Epilepsie, teils recessiv X-chromosomale Vererbung. Prognose abhängig von fakultativen Symptomen. Häufigkeit in der Durchschnittsbevölkerung nicht bekannt.	Konstante Symptome: Ichthyosis, Xerodermie, Eunuchoidismus, Schwachsinn, Epilepsie.	Fakultative Symptome: perniziöse Anämie, Diabetes mellitus, Bronchiektasen, Retinitis pigmentosa, Gigantismus, Gonadendysgenesie. Verminderte Gonadotropin-Ausscheidung.	Keine spezifische Therapie.

4. Star-Oligophrenie (syn. Sjögren-Syndrom)	Autosomal-recessiv vererbte Kombination von angeborenen Katarakten mit Schwachsinn und Skelet- oder Augenmißbildungen. Geschätzte Häufigkeit: 4% aller Schwachsinnigen in Schweden.	Doppelseitiger congenitaler Star, starker Schwachsinn. Minderwuchs, andere zusätzliche Augenkrankheiten (Retino-Chorioiditis, Mikrophthalmie, Opticusatrophie, Hydrophthalmus).	Skeletanomalien, (Syndaktylie, Hüftgelenksluxation, Genua valga, Hypoplasien der oberen Extremitäten, Craniostenose).	Keine spezifische Therapie.
5. Marinesco-Garland-Syndrom	Wahrscheinlich autosomal-recessiv vererbte Kombination von Schwachsinn mit doppelseitigen Katarakten und Ataxie. Seltenes Vorkommen, wesentlich seltener als „Star-Oligophrenie". Prognose quoad vitam günstig.	Typische Symptomenkombination von angeborenen doppelseitigen Katarakten, spinocerebellarer Ataxie und Schwachsinn. Körperlicher Entwicklungsrückstand.	Somatische Dysplasien (Kyphose, Skoliose, Pes equinovarus), Alopezie (stationär).	Keine spezifische Therapie.
6. Retinitis pigmentosa mit Taubheit, Ataxie und psychischen Störungen (HALLGREN)	Wahrscheinlich autosomal-recessiv vererbte Kombination von Retinitis pigmentosa, congenitaler Taubheit, Ataxie und psychischen Störungen. Häufigkeit etwa 3:10000, Prognose quoad vitam gut.	Retinitis pigmentosa, evtl. kompliziert durch Katarakte, congenitale Taubheit, vestibulocerebellare Ataxie (94% der Fälle). In 24% der Fälle Schwachsinn, in 23% schizophrenie-ähnliche Psychosen.	In 7% der Fälle Nystagmus.	Keine spezifische Therapie.
7. Cockayne-Syndrom	Wahrscheinlich autosomal-recessiv vererbte Kombination von Retinitis pigmentosa, Taubheit, Oligophrenie und progerie-ähnlichen Zügen. Selten, bisher Einzelfälle beschrieben. Prognose quoad vitam gut.	Manifestationsbeginn im 1. u. 2. Lebensjahr. Retinitis pigmentosa, progressive infantile Taubheit, Imbezillität bis Idiotie. Sonnenempfindlichkeit der Haut, oft Anhydrosis, progerieähnliche Züge, dysproportionierter Minderwuchs, große akrocyanotische Hände und Füße, Gelenkdeformierungen, Intentionstremor, Gangstörungen, Spastizität der Beine.	Röntgenologisch Verdickung der Schädelknochen, intracranielle Verkalkungen, evtl. Mikrocephalie.	Keine spezifische Therapie.

Tabelle III (Fortsetzung)

Krankheitsbezeichnung	Definition, Prognose	Klinische Symptome	Weitere Befunde und Diagnostik	Therapie
8. Bardet-Moon-Biedl-Syndrom	Überwiegend autosomal-recessiv vererbte diencephale retinale Degeneration mit Fettsucht und Hypogenitalismus. Vereinzelt unregelmäßig dominanter Erbgang.	Retinitis pigmentosa, Polydaktylie, Fettsucht, Genitalhypoplasie, Schwachsinn. Turmschädel, Kolobome, Katarakte, Herzfehler. Extrapyramidale Störungen.	Pathologisches ERG. Anomalien der Urogenitalorgane, Schädelskeletdeformitäten.	Diätetik. Keine spezifische Therapie.
9. Pseudogliom u. Schwachsinn	Geschlechtsgebunden-recessiv vererbte Kombination von Schwachsinn mit retrolental gelegenen Bindegewebswucherungen, die zur Phthisis bulbi führen. Auch autosomal-recessiver Erbgang beschrieben. Selten. Prognose abhängig von sekundären Mißbildungen.	„Amaurotisches Katzenauge", verschiedene Intelligenzdefekte (Debilität bis Idiotie). Spastische Lähmungen, Krämpfe, Mikrocephalie.	Zahnanomalien, Alopecia atrophica, Vitium cordis.	Keine spezifische Therapie.
10. Keratosis palmo-plantaris u. Schwachsinn (Richner-Hanhart).	Wahrscheinlich autosomal-recessiv vererbte Kombination von Schwachsinn mit Keratosis palmo-plantaris. Sehr selten (12 Fälle). Prognose quoad vitam gut.	Keratosis palmo-plantaris. Schwachsinn, von Geburt an verzögerte psychomotorische Entwicklung. Herpetoide Veränderungen der Cornea mit Photophobie.	Röntgenologisch: Brachytelephalangie.	Keine spezifische Therapie.
11. Incontinentia pigmenti und Schwachsinn (Bloch-Sulzberger)	Schwachsinn, einhergehend mit Hautpigmentationen. Recessiv-X-chromosomaler Erbgang mit Absterben der männlichen Hemizygoten sehr wahrscheinlich. Merkmalsträger fast ausschließlich Mädchen (210 : 6,2).	Schmutzig braun-graue streifige Hautpigmentationen, vorwiegend an Stamm, Oberarmen, Oberschenkeln, Alopezie, Nageldystrophie, Zahnanomalien, Augenveränderungen (Pseudogliom, Opticusatrophie, Schielen). In etwa	In frühen Stadien Eosinophilie. Pathol.-anatom: Mikrocephalie, Hirnatrophie.	Keine spezifische Therapie.

	Bisher 200 Fälle beschrieben, Prognose quoad vitam gut.	20% der Fälle Mikrocephalie, spastische Lähmungen, epileptische Anfälle, Schwachsinn.		
12. Cutis verticis gyrata und Schwachsinn	Cutis gyrata und Schwachsinn mit Mikrocephalie. Wahrscheinlich kein einheitlicher Vererbungsmodus. Bislang 300 Fälle beschrieben, Prognose quoad vitam günstig.	Schwachsinn, Mikrocephalie. Allmähliche Furchung und Verdickung der Kopfhaut (meist Hinterhaupt), Hautleiden entwickelt sich nach der Pubertät. In etwa 50% der Fälle epileptische Anfälle und/oder spastische Lähmungen. Augendefekte (Strabismus, Katarakt, Nystagmus, Keratoconus).	Verminderung der Gonadotropinausscheidung, der 17-Keto- und 17-Hydroxy-Corticosteroide.	Antiepileptica, keine spezifische Therapie.

V. Heredodegenerative Erkrankungen

Tabelle IV

Krankheitsbezeichnung	Definition, Prognose	Klinische Symptome	Weitere Befunde und Diagnostik	Therapie
1. Neurofibromatose (Recklinghausen)	Dominant vererbte Phakomatose mit blastomatösen Wucherungen (perineurale Fibrome) im peripheren und Zentralnervensystem. Langsame Progredienz, Häufigkeit 1 : 3000. Gute Lebenserwartung.	Breitbasig aufsitzende oder gestielte Tumoren der Haut. Pigmentanomalien (Café-au-lait-Flecke), Naevi, Veränderungen am Skeletsystem. Tumoren des peripheren Nervensystems als Neurinome (N. statoacusticus, N. tibialis, N. ulnaris). Schwachsinn in etwa 10% der Fälle.	EEG-Veränderungen, Hydrophthalmie. Manchmal angiomatöse Fehlbildungen des Gehirns, selten maligne Entartung der Tumoren.	Evtl. operative Entfernung der Tumoren.
2. Tuberöse Hirnsklerose (Morbus Pringle)	Irregulär dominant vererbte Dysplasie mit blastomatösen Wucherungen am Nervensystem, Netzhaut, Herzmuskel und Nieren. Ungünstige Prognose. Tod meist vor dem 30. Lebensjahr (Hirndruck, Stat. epilepticus, Nierenblutungen, interkurrente Infekte). Häufigkeit ca. 1 : 30000.	Erste Zeichen im Säuglingsalter: Depigmentierungen. Anfälle, Demenz, Adenoma sebaceum meist im Gesicht, subunguale Fibrome an Fingern und Zehen, Nageldystrophie, Pigmentnaevi, verschiedene Symptome an den durch Tuberome erkrankten Organen.	EEG-Veränderungen (häufig multifocale hypersynchrone Aktivität). Funduskopie: Maulbeerartige Retina- und Papillengeschwülste, Opticusatrophie. Röntgenologische Darstellung von intracraniellen Verkalkungen. Diagnose durch histologische Untersuchung der blastomatösen Hautwucherungen gesichert.	Antikonvulsiva. Evtl. operative Entfernung der Tumoren.
3. Sturge-Webersche Krankheit	Kongenitale Gefäßmißbildungen der kleinen Gehirngefäße, der Pia, der Chorioidea und der Haut. Familiäres Vorkommen, Erbgang unbekannt. Beide Geschlechter gleich häufig befallen. Häufigkeit ca. 1 : 5000. Verlauf progredient.	Naevus vasculosus des Gesichts im Bereich eines Trigeminusastes. Buphthalmus bzw. Glaukom. Schwachsinn. Anfälle (fokal oder generalisiert), spastische Hemiplegien, Hemianopsien, Migräne. Naevi flammei bereits bei der Geburt vorhanden, okuläre und cerebrale Symptome tre-	*Röntgenologisch*: typische Doppelkonturierung und Girlandenform der Kalkschatten. PEG: Hirnatrophie. EEG: Herdbefunde. *Pathologisch-anatomisch*: Angiomatose der Hirnhäute über einem atrophischen Rindenbezirk, homolateral zum Naevus flammeus; hintere Hemisphä-	Neurochirurgische Entfernung der betroffenen Hirnteile, Antiepileptica.

		ten erst später auf, meistens zwischen 1. und 14. Lebensjahr.	renabschnitte besonders betroffen. Kalkeinlagerungen in der Hirnrinde. Seltener: Adenome, Myome und Cysten an anderen inneren Organen.	
4. Hallervorden-Spatzsche Krankheit (HSK)	Pigmentdegeneration des Globus pallidus und der Substantia nigra mit regressiven Zellveränderungen der Basalganglien. Langsam-progredienter Verlauf evtl. bis ins 4. u. 5. Lebensjahrzehnt. Ätiologie und Erbgang ungeklärt, sporadisches sowie bisweilen in einer Geschwisterreihe gehäuftes Auftreten. Sehr selten.	Beginn Ende des 1. und im 2. Lebensjahr, im Schul- oder Erwachsenenalter (juvenile bzw. adulte Variante). Gangstörung, Spitzhohlfuß, zunehmende Rigidität und Spastizität der unteren und schließlich der oberen Gliedmaßen. Choreoathetose. Pyramidenbahnzeichen, seltener bulbäre Symptome, Augenmuskelparesen. Sprachabbau, Demenz, Wesensänderung. Zunehmende Kachexie.	*EMG*- und *EEG*-Veränderungen. *Röntgenologisch*: Verdickung der Schädelkalotte. *Fundus*: evtl. Opticusatrophie, Retinitis pigmentosa. *Path.-anat.*: Rostbraune Verfärbung des Globus pallidus und der Substantia nigra, Achsenzylinderauftreibungen.	Symptomatisch (wie bei Chorea): Luminal, Akineton, α-Methyl-DOPA, evtl. Stereotaxie.
4a. Infantile neuroaxonale Dystrophie	Progrediente, degenerative, bei Knaben und Mädchen vorkommende Erkrankung des ZNS mit Axonauftreibungen („neuroaxonale Dystrophie") vorwiegend im Bereich der Medulla oblongata. Pallidum und Substantia nigra im Gegensatz zur Hallervorden-Spatzschen Erkrankung (HSK) nicht obligat befallen. Autosomal-recessive Vererbung vermutet. Bislang 20 neuro-pathologisch gesicherte Fälle. Krankheitsdauer kürzer als bei der HSK. Tod innerhalb des ersten Lebensjahrzehnts, meist innerhalb der ersten Lebensjahre.	In den ersten 2 Lebensjahren fortschreitende Verschlechterung der geistigen und körperlichen Entwicklung. Störungen der Motorik (Muskelhypertonie, Spastik, Rigor, Muskelhypotonie), Versteifungen bis Kontrakturen der Beine und (seltener) Arme. Hyperkinesien seltener als bei der HSK. Sprachstörungen, epileptische Anfälle, Nystagmus, Sehminderung, Störung der äußeren Augenmuskeln, Schluckstörungen, Beeinträchtigung der Sensibilität und des Gehörs.	Teilweise *EEG*- und *EMG*-Veränderungen (hypersynchrone Aktivität, Hinweise auf neurogene Muskelschädigung) teilweise verlangsamte Nervenleitgeschwindigkeit). *PEG*: Teilweise allgemeine Atrophie. Keine typischen Blut- und Liquorbefunde. *Neuro-pathologisch*: Axonauftreibungen vorwiegend im Bereich der dorsalen Medulla oblongata; im Gegensatz zur HSK selten im Pallidum und in der Substantia nigra. Auftreibungen enthalten histochemisch nachweisbare Glykolipoproteide. Kleinhirnatrophie und -sklerose.	Symptomatisch.

Tabelle IV (Fortsetzung)

Krankheitsbezeichnung	Definition, Prognose	Klinische Symptome	Weitere Befunde und Diagnostik	Therapie
5. Fahrsche Krankheit	Idiopathische (nicht arteriosklerosebedingte) intracerebrale Gefäßverkalkung vorwiegend der extrapyramidalmotorischen Zentren und des Kleinhirns. Fraglich autosomal-recessive Vererbung. Kombinationen mit Hypothyreose, Hypo- und Pseudohypoparathyreoidismus kommen vor. Progredienter Verlauf, sehr selten.	Beginn in jedem Lebensalter mit Unruhe, Schlaflosigkeit, Lichtscheu, Muskelschwäche, Obstipation. Extrapyramidale Störungen, Paresen, Krampfanfälle, Schwachsinn, cerebellare Symptome. Evtl. Zeichen einer Hirndrucksteigerung, Demenz. Minderwuchs.	Bei Vorliegen eines Hypoparathyreoidismus Tetanie, erniedrigtes Serumcalcium bei erhöhtem Phosphatspiegel. *Röntgenologisch*: symmetrische Verkalkungen im Bereich der Stammganglien und des Kleinhirns. *Histologisch*: Kalkablagerungen an den Hirngefäßen, evtl. Hirnsteinbildung.	Symptomatisch, evtl. Vit. D, Parathormon oder Schilddrüsenhormon.
6. Chorea Huntington („Erbveitstanz")	Choreatisch-hyperkinetisches Syndrom mit dominanter Vererbung. Manifestation in 3% vor der Pubertät. Häufigkeit: 0,3—5 : 100000 in der Gesamtbevölkerung. Progrediente Demenz.	Hyperkinesen, Sprach- und Verhaltensstörungen, Demenz. Neurologisch: positives Gordon'sches Phänomen, Hyperreflexie, Pyramidenzeichen, Hypo- später Hypertonie der Muskulatur mit Rigor. Vegetative Symptome: Akrocyanose, Hyperhidrosis.	*PEG*: Erweitertes Ventrikelsystem, Verstreichen der Stammganglientaille. *Path.-anat.*: Hirnrindenatrophie, Schrumpfung des N. Caudatus und Putamen.	Luminal, Reserpin, Akineton; evtl. Haloperidol oder Phenothiazine, α-Methyl-DOPA.
7. Status dysmyelinatus (Vogt) (syn. idiopathische doppelseitige Athetose)	Degeneration der Markfasern in Pallidum und Corpus Luysii mit Großhirnrindenatrophie und fortschreitender Demenz. Rascherer Verlauf als bei Chorea Huntington, Tod meist vor dem 20. Lebensjahr. Ursache: Polyätiologisch (z.B. Erythroblastose, perinatale Asphyxie, Entmarkungskrankheit).	Beginn bald nach der Geburt oder innerhalb der ersten 3 Lebensjahre mit Hyperkinesen, spastischer Di- und Tetraplegie, doppelseitiger Athetose, Dysarthrie, Rigidität, Pseudobulbärparalyse. Pyramidenzeichen fehlen i. allg. In $^1/_3$ der Fälle epileptische Anfälle. Charakterveränderungen, Demenz.	*Path.-anat.*: Atrophie des Pallidum und des Corpus striatum, Verbreiterung der inneren Kapsel. Status marmoratus, bedingt durch Überschuß an Markscheiden. Plaques fibromyeliniques der Hirnrinde.	Symptomatisch.

8. Progressive cerebellare Ataxie mit oculo-cutanen Teleangiektasien (Louis-Bar)	Degenerativer Kleinhirnprozeß mit progredienten Haut- und Schleimhautveränderungen. Autosomal-recessiver Erbgang vermutet, Pathogenese ungeklärt. Progredienter Verlauf, Tod an intercurrenten Infekten im 1.–3. Lebensjahrzehnt. Bisher über 200 Fälle publiziert.	Nach dem 1. Lebensjahr Gangstörung, zunehmende Ataxie, Muskelhypotonie, Hyporeflexie. Myoclonien. Extrapyramidale Störungen. Stärkere Progredienz ab Schulalter, schließlich Abasie, Astasie, Sprachstörung, Demenz. Ektasie der Conjuktivagefäße, cutane Teleangiektasien vor allem des Gesichts (Auftreten im 2.–6. Lebensjahr). Café-au-lait-Flecke, Angiome, Pigmentnaevi, chronische Infekte.	Verminderung der IgA-Globuline. Thymushypoplasie. Path.-anat.: Chronisch-progrediente cerebelläre Degeneration mit Verminderung der Purkinjezellen und Körnerschicht. Venenerweiterung der Kleinhirnleptomeninx, der weißen Substanz und des N. dentatus. Chromosomenbrüche.	γ-Globulin, Antibiotica, Krankengymnastik.
9. Komplizierte heredofamiliäre Opticusatrophie des Kindesalters (Behr)	Wahrscheinlich autosomal-recessiv vererbte, seltene Kombination von Maculadegeneration, Opticusatrophie und Ataxie mit leichter Oligophrenie. Bislang 40 Fälle beschrieben. Prognose quoad vitam gut.	Beginn im 1.–6. Lebensjahr, Herabsetzung der Sehschärfe durch zentrale Skotome, Farbsinnstörungen, Maculaveränderungen. Pyramidenzeichen, Muskelrigidität, Koordinationsstörungen, Blasenfunktionsstörungen, Oligophrenie.	Funduskopie: Opticusatrophie.	Krankengymnastik (Bobath).
10. Retinale Dysplasie	Angeborene Kombination von Retinadysplasie mit Mißbildungen des ZNS und anderer Organe. Ätiologie ungeklärt.	Netzhautmißbildungen, Dysplasie der Retina, sekundäre Netzhautabhebung, Pseudogliom, Myopie, Mikrophthalmie, Sehstörungen bis Erblindung. Cerebrale Anfälle, cerebrale Ataxie, Muskelhypotonie, Debilität, erethisch-hyperkinetisches Syndrom.	Hydrocephalus, Meningo-encephalocele, Kleinhirndysplasie, Hypo- bis Aplasie der Lungen. Mißbildungen des Magendarmtrakts, Herzfehler, Skeletmißbildungen, Nieren- und Ovarialcysten, Kryptorchismus.	Antiepileptica, Krankengymnastik. operative Korrektur der Mißbildungen,

Tabelle IV (Fortsetzung)

Krankheitsbezeichnung	Definition, Prognose	Klinische Symptome	Weitere Befunde und Diagnostik	Therapie
11. Infantile myoklonische Encephalopathie (syn. "dancing eyes and dancing feet syndrome")	Akut einsetzende Erkrankung des extrapyramidalen Systems, recidivierender aber nicht progredienter Verlauf. Bislang 21 Fälle beschrieben.	Akuter Beginn im späten Säuglings- und Kleinkindesalter mit unregelmäßigen, fast kontinuierlichen Myoclonien der Willkürmuskulatur, insbesondere der Augen, dadurch saccadierte Augenbewegungen („opsoklonus"). Gesteigerte Irritabilität durch optische, akustische und sensible Reize. Intentionsmyoclonus. Geistiger Entwicklungsrückstand, Sprachstörungen.	Path.-anat.: Veränderungen am Hirnstamm (plasmo-lymphocytäre Infiltrate). Verminderung der Purkinje-Zellen, Demyelinisation im Bereich des N. dentatus, cerebrale und cerebellare Gliose; fehlende Liquor- und EEG-Veränderungen im Gegensatz zur Myoklonusepilepsie.	Gutes Ansprechen auf Corticoide.

VI. Embryo- und Fetopathien

Tabelle V

Krankheitsbezeichnung	Definition, Prognose	Klinische Symptome	Weitere Befunde und Diagnostik	Therapie
1. Rötelnembryopathie (syn. Gregg-Syndrom)	Virusschädigung mit verschiedenen Organmanifestationen in der 5.—20. Schwangerschaftswoche, bzw. bei Viruspersistenz bis ins Säuglingsalter. Neonatale Mortalität ca. 20%.	Augenmißbildungen (Katarakt, Mikrophthalmie, Glaukom), Innenohrmißbildungen (Schwerhörigkeit, Taubheit), Herzmißbildungen, Schmelzdefekte der Zähne. Oligophrenie, Mikrocephalie, pyramidale und extrapyramidalmotorische Störungen. Bei Neugeborenen, insbesondere Mangelgeborenen, neben den beschriebenen Mißbildungen noch Hepatosplenomegalie, Purpura mit Thrombopenie, Knochenerkrankungen u. encephalitische Zeichen.	Röteln-KBR, Virusisolierung aus verschiedenen Sekreten u. aus dem Urin.	Frühzeitige Gabe von Hyperimmun-γ-globulin für die schwangere Mutter im Erkrankungsfall; prophylaktische Impfung.
2. Cytomegalie	In der Regel intrauterin erworbene Infektion mit dem Cytomegalievirus, fakultative Pathogenität. Verlauf und Auftreten: 1. asymptomatisch (Speicheldrüsenbefall) 2. generalisiert (tödlich im Neugeborenenalter) 3. disseminiert 4. monosymptomatisch a) Cerebralschaden b) Leberschaden 90% Überleben 70% Cerebrale Schäden	*Akute angeborene Form*: Thrombopenische Purpura, Hepatosplenomegalie mit Ikterus, interstitielle Myokarditis, frische Encephalitis, Krämpfe, Hydrocephalus. *Postnatale Form* sehr selten.	Metaphysäre Aufhellungsbänder in Femur und Tibia, Osteosklerose mit Doppelkonturierung des Calcaneus. Periventrikuläre Verkalkungen, Mikrocephalie, Mikrogyrie. Periodische Ausscheidung von Riesenzellen im Urin. Virusnachweis mit KBR, Neutralisationstest, Immunfluorescenz. IGM-Antikörper bei Neugeborenen-Cytomegalie beweisend.	Symptomatisch. Eventuell Prednison unter Antibioticaschutz bei Thrombopenie und Anämie. Eventuell Cytosinarabinosid.

Tabelle V (Fortsetzung)

Krankheitsbezeichnung	Definition, Prognose	Klinische Symptome	Weitere Befunde und Diagnostik	Therapie
3. Toxoplasmose	Konnatale und erworbene Form, hervorgerufen durch das Protozoon Toxoplasma gondii. Infektion über Placenta (2. Schwangerschaftshälfte) oder Kontaktinfektion.	*Konnatale Form*: Oligophrenie, Hydrocephalus, subependymale symmetrische Verkalkungen, Chorioretinitis. *Generalisierte Form*: Atemnotsyndrom, interstitielle Pneumonie, Myokarditis, Hepatosplenomegalie, thrombopenische Purpura, Lymphadenitis, Enteritis, Meningoencephalitis, Chorioretinitis. *Meningoencephalitische Form*: Meningoencephalitis, häufig cerebrale Anfälle, Chorioretinitis, Uveitis, Katarakte, Glaskörpertrübungen.	Funduskopie: chorioretinitische Herde. Röntgenologisch: intracranielle Verkalkungen. PEG: Hydrocephalus mit Aquäduktstenose oder Verschluß der Foramina Luschkae oder Magendi. Diagnosesicherung durch Sabin-Feldmanntest und KBR.	Kombinierte Sulfonamid-Daraprimbehandlung.
4. Listeriose	Anthropozoonose, Erreger: Listeria monocytogenes. Infektion in 2. Schwangerschaftshälfte. Prognose abhängig von frühzeitigem Therapiebeginn.	Oftmals Totgeburten. Schweres septisches Zustandsbild mit Lymphknotenschwellungen, Pneumonie, Enteritis, Keratoconjunktivitis, Meningitis, Harnwegsinfektion. Stecknadelkopfgroße Papeln der Haut, Hepatosplenomegalie.	Röntgen-Lunge: feinfleckige, supramiliare diffuse Verschattung. Erregernachweis im Blut, Liquor, Urin, Meconium, Rachen- und Konjunktivalabstrich, positive KBR. Path.-anat.: feine Granulome von Milz und Leber sowie miliare Nekrosen („Granulomatosis infantiseptica“).	Penicillin, Breitbandantibiotica, Sulfonamide.

VII. Multiple Mißbildungssyndrome

Tabelle VI

Krankheitsbezeichnung	Definition, Prognose	Klinische Symptome	Weitere Befunde und Diagnostik	Therapie
1. Cornelia-de-Lange-Syndrom	Seltene typische Kombination multipler degenerativer Abartungen mit Oligophrenie. Embryonale Entwicklungsstörung ungeklärter Ätiologie vermutet. Prognose abhängig vom Ausmaß des Cerebralschadens und sekundärer Mißbildungen.	Brachycephalie, Hypertelorismus, dichte, über der Nasenwurzel zusammengewachsene Augenbrauen, mongoloide Lidachse, kurze Nase, tiefer Nasensattel, Hypoplasie des Unterkiefers, tiefsitzende Ohrmuscheln. Kleine Füße und Hände, nach proximal verschobener Daumen (typisch!). Verkürzung und Verkrümmung der 2. und 3. Zehe, 4-Finger-Furche. Beugekontrakturen des Ellenbogens. Spina bifida occulta. Psychomotorischer Entwicklungsrückstand verschiedenen Grades.	Röntgenolog.: retardiertes Knochenalter, verkürztes Metacarpale I. Congenitale Herzvitien und Magen-Darmmißbildungen relativ häufig. Vereinzelt Chromosomenaberrationen beobachtet (z. B. A/C Translokation). Pathol-anat.: mangelhafte Ausbildung der Hirnwindungen.	Keine spezifische Therapie.
2. Rubinstein-Taybi-Syndrom	Morphologische Auffälligkeiten kombiniert mit Schwachsinn, Pathogenese unbekannt, keine familiäre Häufung.	Minderwuchs, kurze, plumpe Phalangen, breite Endphalangen des Daumens, große Zehen. Schwere Oligophrenie. Schnabelnase, Strabismus, antimongoloide Augenachse, Ptose, Epikanthus, Astigmatismus, hoher Gaumen, fliehendes Kinn.	Mikrocephalie. Wirbel-, Becken-, Rippenanomalien, Skoliose. Mißbildungen innerer Organe. Keine biochemische oder cytogenetische Abnormalitäten.	Keine spezifische Therapie.

Tabelle VI (Fortsetzung)

Krankheitsbezeichnung	Definition, Prognose	Klinische Symptome	Weitere Befunde und Diagnostik	Therapie
3. Prader-Willi-Labhart-Syndrom	Dysgenitaler Minderwuchs mit Adipositas und Diabetes mellitus. Autosomal-recessives Erbleiden? Ätiologie ungeklärt. Besserung der starken Muskelhypotonie bis zum Schulalter. Diabetes zeigt ebenfalls Besserungstendenz. Lebenserwartung leicht herabgesetzt.	Verminderte Kindesbewegungen in utero, niedriges Geburtsgewicht. Postnatale Asphyxie, Trink- und Schreischwäche, starke Muskelhypotonie, Hyporeflexie, Minderwuchs, Akromikrie, Adipositas, Hypogenitalismus, Imbezillität bis Idiotie, fröhlich-gutmütiges Wesen.	Leichter Diabetes mellitus, erhöhte Gonadotropinausscheidung.	Keine spezifische Therapie.
4. Panmyelopathie Fanconi (syn. Fanconi-Anämie)	Kombination von infantiler Panmyelopathie mit multiplen Mißbildungen. Schlechte Prognose, Erbgang nicht gesichert (autosomal-recessiv?).	Progressive hyperchrome makrocytäre Anämie. Chron. Leukopenie und Thrombopenie. Minderwuchs, Mikrocephalie, Schwachsinn. Infantilismus, Hypogenitalismus. Hyperpigmentierung der Haut. Daumen- und Radiusaplasie. Mikrophthalmie, Strabismus, Ohrmißbildungen.	Hypoplastisches fetthaltiges Knochenmark. Normale osmotische und mechanische Resistenz der Erythrocyten. HbF vermehrt. Reduziertes Glutathion i. Erythrocyten erhöht. Chromosomenbrüchigkeit.	Prednison kombiniert mit Testosteron, im Notfall Bluttransfusionen.
5. Cerebro-hepato-renales Syndrom (Zellweger)	Wahrscheinlich autosomal recessiv vererbtes Mißbildungssyndrom mit Beteiligung des ZNS, der Leber und der Nieren. Bisher 29 Fälle beschrieben. Prognose ungünstig, Tod im ersten Lebensjahr.	Niedriges Geburtsgewicht; bereits nach Geburt extreme allgemeine Hypotonie (wie bei M. Werdnig-Hoffmann), Areflexie; schwacher Schluck- und Saugreflex. Apathie. Ikterus, evtl. petechiale Blutungen. Starke Hepatomegalie; gelegentlich leichte Splenomegalie. Gelegentlich Magen-Darmblutungen. Craniofaciale Dysmorphie (Brachycephalie mit	Offener Ductus Botalli, Septumdefekte, herznahe Mißbildungen der großen Gefäße. Nierencysten. Hypoprothrombinämie. Serumeisenerhöhung. Erhöhte Gallensäurekonzentration im Duodenalsaft. *Röntgenologisch*: Sagittale Craniostenose. Skeletmißbildungen. Kalkablagerungen in den Gelenken. Polycystische Nieren.	Keine spezifische Therapie.

		hoher Stirn, Hypertelorismus, Epikanthus, hypoplastische Supraorbitalränder, tiefsitzende schlecht modellierte Ohren, leichte Mikrognathie, hoher Gaumen). Corneatrübungen, Katarakte, Glaukom. Cubitus valgus, lange Finger, 4-Fingerfurche, Klumpfüße. Kryptorchismus, Hypospadie. Schwere psychomotorische Entwicklungsverzögerung, cerebrale Krampfanfälle, Gedeihstörung.	*Neuropathologisch*: Mikropolygyrie. Entmarkung wie bei sudanophiler Leukodystrophie; Myelinisationsdefekte. Typische cytoarchitektonische Anomalien der Hirnrinde.	
6. Kinky-hair-Syndrom	X-chromosomal-recessiv vererbte Erkrankung mit progressiver Demenz und charakteristischem Haarbefund. Ätiologisch wird eine intestinale Kupferresorptionsstörung vermutet. Sehr ungünstige Prognose, Tod vor dem 3. Lebensjahr.	Nach zunächst normaler psychomotorischer Entwicklung in den ersten Lebensmonaten zunehmender geistiger Abbau, Hypertonie, fokale und generalisierte cerebrale Anfälle, zunehmende Spastizität, Dystrophie, schließlich Enthirnungsstarre. Charakteristisch: Haardystrophie in Form von pili torti, Monilethrix, Trichorrhexis nodosa; spärlicher, struppiger Haarwuchs; Haarfarbe: elfenbeinweiß. Mikrocephalie, Mikrognathie.	Erniedrigtes Serumkupfer, verminderte Kupferoxydase im Serum, erhöhter Glutaminsäurespiegel im Plasma in einigen Fällen. EEG: Multifokale hypersynchrone Aktivität. PEG: Hirnatrophie. Arteriographie: Abnorme Schlingenbildung der Cerebral-Arterien. Pathologisch-anatomisch: Degeneration der grauen und weißen Hirnsubstanz, Atrophie des Kleinhirns.	Keine spezifische Therapie.
7. Happy-Puppet-Syndrom	Syndrom ungeklärter Ätiologie mit Schwachsinn, charakteristischen Gesichtszügen und Bewegungsmuster. Prognose quoad vitam günstig.	Starke psychomotorische Retardierung, epileptische Anfälle, Mikro-Brachy-Cephalie, ataktischer, puppenartiger Gang, hüpfende Bewegungen; unkontrollierte Lachattacken, heraushängende Zunge. Zunehmende Anfallshäufigkeit u. progrediente Demenz.	Opticusatrophie. EEG: Hypersynchrone Aktivität, häufig Hypsarrhythmie. PEG: Ventrikelerweiterung. Röntgen des Schädels: Horizontale Abflachung der Occipitalregion. Großer Unterkiefer.	Keine spezifische Therapie.

VIII. Psychotiforme Störungen mit Demenz

Tabelle VII

Krankheitsbezeichnung	Definition, Prognose	Klinische Symptome	Weitere Befunde und Diagnostik	Therapie
1. Dementia infantilis Heller	Polyätiologisches Syndrom des Kleinkindesalters, Ausgang in schwere Demenz.	Normale körperliche und geistige Entwicklung in den ersten Lebensjahren. Fehlen dementogener Noxen in der Vorgeschichte. Beginn zwischen dem 3. und 4. Lebensjahr, fortschreitender Interesseverlust, Erregungs- und Angstzustände, Stereotypien, Sprachstörungen (Echolalie, Laut- und Wortvertauschungen, Neologismen), schließlich Sprachverlust und Ausgang in schwere Demenz nach 1 bis $1^1/_2$ Jahren. Erhaltener differenzierter Gesichtsausdruck („Prinzengesicht").	Keine spezifischen Organbefunde, keine spezifisch-diagnostischen Nachweismethoden.	Heilpädagogik, evtl. verhaltenstherapeutische Versuche. Bislang keine spezifische Therapie bekannt.
2. Hyperkinetisches Syndrom des Kleinkindesalters (KRAMER-POLLNOW)	Chronisch-agitierte Motilitätspsychose, die sich nach unauffälliger frühkindlicher Entwicklung nach dem 4. – 5. Lebensjahr manifestiert. Demenz unterschiedlicher Grade; Partialremissionen zwischen 6. u. 8. Lebensjahr nicht selten.	Ab 4. – 5. Lebensjahr dranghafte Unruhe mit Hyperkinesie, schließlich hochgradige Erethie. Stimmungslabilität, Negativismus, polyphäne Sprachstörungen, monoton-blecherner Klang der Stimme, vereinzelt Wahnideen und Halluzinationen. Im allgemeinen kein vollständiger Sprachverlust.	Uncharakteristische EEG- und PEG-Veränderungen. Vereinzelt perivasculäre Infiltrate im Hirnstamm- und Zwischenhirnbereich sowie subependymäre Knötchen im 3. und 4. Ventrikel beschrieben.	Sedativa. Dipiperon. Keine spezifische Therapie bekannt.

IX. Zusammenfassung

Es wird eine tabellarische Darstellung kindlicher Schwachsinnsformen gegeben, wobei etwa 100 Krankheitsbilder berücksichtigt werden (Stoffwechseldefekte, Chromosomenaberrationen, Embryo- und Fetopathien, Mißbildungssyndrome und heredodegenerative Erkrankungen). Dieser Versuch bleibt bewußt unvollständig und nimmt Informationslücken in Kauf, um das weite abgehandelte Gebiet einigermaßen übersichtlich zu halten. Das Ziel ist ein synoptischer Überblick, der dem Arzt eine rasche Information ermöglicht. Detailliertere Angaben können den im Literaturverzeichnis zitierten Arbeiten entnommen werden. Es wird das derzeitige Wissen über Ätiologie, Prognose, Verbreitung, klinische Symptomatologie, diagnostische Nachweismethoden, typische biochemische, röntgenologische, elektroencephalographische und pathologisch-anatomische Befunde sowie über therapeutische Möglichkeiten mitgeteilt. Soweit Screening-Methoden existieren, werden sie erwähnt. Ein ausführliches Sachverzeichnis soll angesichts der Symptomenfülle der aufgeführten Schwachsinnsformen diagnostische Hilfestellung leisten.

X. Literatur

1. Einleitung

ALLEN, G., BAROFF, G. S.: Mongoloid twins and their siblings. Acta genet. (Basel) **5**, 294 (1955).

BALLOWITZ, L.: Morbus haemolyticus neonatorum. In: Die Prognose chronischer Erkrankungen. Berlin-Heidelberg-New York: Springer 1960.

BENDA, C. F.: Die Oligophrenien (Entwicklungsstörungen und Schwachsinnszustände). In: Psychiatrie der Gegenwart, Bd. II, S. 869–936. Berlin-Heidelberg-New York: Springer 1960.

BICKEL, H.: An investigation of 1800 mentally retarded patients for metabolic causes of oligophrenia. Internat. Copenhagen Congress of the scientific study of mental retardation. Copenhagen 1964.

— Die Prophylaxe von Hirnschäden verursacht durch Enzymopathien. In: ELERT, R., HÜTER, K. A. (Hrsg.): Die Prophylaxe frühkindlicher Hirnschäden. Stuttgart: Thieme 1966.

— CLEVE, H.: Metabolische Schwachsinnsformen. Humangenetik Bd. V/2. Stuttgart: Thieme 1967.

DEGENHARDT, K. H.: Ursachen und Folgen genetisch bedingter Störungen. Med. Klin. **53**, 862 (1958).

FANCONI, G., WALLGREN, A.: Lehrbuch der Pädiatrie. Basel-Stuttgart: Schwabe & Co. 1972.

FLAMM, H.: Die pränatalen Infektionen des Menschen. Stuttgart: Thieme 1959.

GROSS, H., SEITELBERGER, F.: Über einige ätiologische Probleme des infantilen Cerebralschadens. Zbl. ges. Neurol. Psychiat. **158**, 269 (1960).

HIRT, H. R.: Beitrag zur Symptomatologie der zentralnervösen Residualschäden durch Icterus gravis neonatorum. Z. Kinderheilk. **104**, 168 (1968).

HUFFMANN, G.: Zur Systematik und Ätiologie der frühkindlichen Hirnschäden. Fortschr. Neurol. Psychiat. **31**, 282 (1963).

KLEBANOW, D., HEGNAUER, H.: Zur Frage der causalen Genese von angeborenen Mißbildungen. Med. Klin. **45**, 1198 und 1233 (1950).

KOCH, G.: Erbliche Sondertypen des Schwachsinns. Jahrbuch Jugendpsychiatrie, Bd. V. Bern: Huber 1967.

MAYER, J. B., SCHIEFER, J., KNEIP, R.: Diabetische Stoffwechselstörung bei Schwangeren als Ursache von Encephalopathien beim Kind. Münch. med. Wschr. **109**, 2405 (1967).

MURKEN, J. D.: Chromosomen-Aberrationen und Schwachsinn. Münch. med. Wschr. **109**, 1307 (1967).

PFEIFFER, R. A.: Anomalien der Geschlechtschromosomen. Ihre Erscheinungen im Kindesalter. Pädiat. Prax. **9**, 9 (1970).

SCHULTE, J.: Brain and behavioural maturation in newborn infants of diabetic mothers. Neuropädiatrie **1**, 24 (1969).

STUTTE, H.: Die Demenz bei heredodegenerativen Hirnleiden des Kindesalters. Verh. 2. int. Kongr. psych. Entwicklungsstörungen des Kindesalters, Wien 1961. Teil II, pp. 83–91 (1963).

THALHAMMER, O.: Prenatal infections. Stuttgart: Thieme 1971

ZERBIN-RÜDIN, E.: Idiopathischer Schwachsinn. Hdb. Humangenetik, Bd. V/2. Stuttgart: Thieme 1967.

2. Literatur zu Tabelle I A

Allgemeines

BICKEL, H.: Stoffwechsel und Schwachsinn. Jahrbuch Jugendpsychiatrie, Bd. IV 1965. Bern: Huber 1965.

— CLEVE, H.: Metabolische Schwachsinnsformen. Humangenetik, Bd. V/2. Stuttgart: Thieme 1967.

STANBURY, J. B., WYNSGAARDEN, J. B., FREDERICKSON, D. S.: The metabolic basis of inherited disease, 3. Ed. New York: Mc Graw Hill Book Company 1972.

Spezielles

BICKEL, H.: Diagnose und Therapie der Galaktosämie und Phenylketonurie. Mschr. Kinderheilk. **103**, 81 (1955).

— Die Wilsonsche Krankheit (Hepatolenticuläre Degeneration). In: Handb. Kinderheilk. Berlin-Heidelberg-New York: Springer 1965.

— GRÜTER, W.: Prophylaxe und Behandlung der Phenylketonurie. Dtsch. med. Wschr. **86**, 39 (1961).

— HUDSON, F. P., WOOLF, L. I.: Phenylketonuria and some other inborn errors of amino acid metabolism. Stuttgart: Thieme 1971.

— TELLER, W.: Klinik und Differentialdiagnose der idiopathischen Hypoglykämie des Kindes. 14. Symposium der Deutschen Gesellschaft für Endokrinologie Heidelberg 1968. Berlin-Heidelberg-New York: Springer 1968.

DEBRE, R., ROYER, P., LESTRADET, H., STRAUB, W.: L'insuffisance tubulaire, congénitale avec arriération mentale, cataracte et glaucome (Syndrome de Lowe). Arch. franç. pédiat. **12**, 337 (1955).

DIEZEL, P. B.: Hyperglycinämie (Glycinose) mit familiärer idiopathischer Hyperglycinurie. Verh. dtsch. Ges. Path. Stuttgart: Fischer 1964.

DOOSE, H.: Die posthypoglykämische Encephalopathie. Mschr. Kinderheilk. **107**, 438 (1959).

FANCONI, G., GIRARDET, P.: Chronische Hypercalcämie kombiniert mit Osteosklerose, Hyperazotämie, Minderwuchs und kongenitalen Mißbildungen. Helv. paediat. Acta **7**, 314 (1952).

GELLISSEN, K., GULOTTA, F.: Über die Wernicke-Encephalopathie im Kindesalter. Arch. Kinderheilk. **178**, 185 (1969).

GHISOLFI, J., AUGIER, D., MARTINEZ, J., BARTHE, PH., ANDRIEU, P., BESSE, P., REGNIER, CL.: Forme néonatale de citrullinémie à évolution mortelle rapide. Pédiatrie **27**, 55 (1972).

JELLINGER, K., SEITELBERGER, F.: Subacute necrotizing encephalomyelopathy (LEIGH). Ergebn. inn. Med. Kinderheilk. **29**, 155 (1970).

KAISER, W., ZÖLLNER, N.: Lesch-Nyhan-Syndrom. Dtsch. med. Wschr. **95**, 1077 (1970).

KÖNIG, M. P.: Die kongenitale Hypothyreose und der endemische Kretinismus. Berlin-Heidelberg-New York: Springer 1968.

NEVILLE, B. G. R., BENTOVIM, A., CLAYTON, B. E., SHEPERD, J.: Histidinaemia. Arch. Dis. Childh. **47**, 190 (1972).

NYHAN, W. L., JAMES, J. A., TEBERG, A. J., SWEETMAN, L., NELSON, L. G.: A new disorder of purine metabolism with behavioral manifestation. J. Pediat. **74**, 20 (1969).

RITTER, G., PRILL, A., VOLLES, E.: Neuropsychiatrische Aspekte des sogenannten Pseudohypoparathyreoidismus. Dtsch. Z. Nervenheilk. **197**, 1 (1970).

SCHWARZ, G.: Pseudohypoparathyreoidismus und Pseudo-Pseudohypoparathyreoidismus. Berlin-Heidelberg-New York: Springer 1964.

3. Literatur zur Tabelle IB

Allgemeines

JATZKEWITZ, H.: Zerebrale Sphingolipidosen als angeborene Stoffwechselstörungen. Dtsch. med. Wschr. **95**, 131 (1970).

KAHLKE, W.: Lipoidosen. Fortschr. Med. **85**, 818 (1967).

PILZ, H.: Neurochemie und Klinik. Nervenarzt **42**, 337 (1971).

STANBURY, J. B., WYNSGAARDEN, J. B., FREDERICKSON, D. S.: The metabolic basis of inherited disease, 3. Ed. New York: Mc Graw Hill Book Company 1972.

VINKEN, P. J., BRUYN, G. W.: Handbook of Clinical Neurology. Leucodystrophies and Polydystrophies, Vol. 10. Amsterdam: North Holland Publ. Comp. 1970.

ZÖLLNER, N.: Die Speicherkrankheiten des reticuloendothelialen Systems. Hdb. Ges. Hämatol., Bd. V/1. München-Berlin: Urban u. Schwarzenberg 1964.

Spezielles

ANDREWS, J. M., CANCILLA, P. A., GRIPPO, J., MENKES, J. H.: Globoid cell leucodystrophy (KRABBE's disease): Morphological and biochemical studies. Neurology (Minneap.) **21**, 337 (1971).

DIEBOLD, K.: Die erblichen myoclonisch-epileptisch-dementiellen Kernsyndrome. Monographien aus dem Gesamtgebiete der Psychiatrie. Psychiatry Series, Bd. 8. Berlin-Heidelberg-New York: Springer 1973.
DIEZEL, P.B., FRITSCH, H., JAKOB, H.: Leucodystrophie mit orthochromatischen Abbaustoffen. Virchows Arch. path. Anat. **338**, 371 (1965).
— HUTH, K.: Pelizaeus-Merzbachersche Erkrankung mit familiärem Befall. Dtsch. Z. Nervenheilk. **184**, 264 (1963).
DURAND, P., BORRONE, C., DELLA CELLA, G.: Fucosidosis. J. Pediat. **75**, 665 (1969).
GULLOTTA, F. et al.: Ungewöhnliche orthochromatische Leucodystrophie bei drei Geschwistern. Neuropädiatrie **2**, 173 (1970).
HAGBERG, B.: Sulfatid-Lipidosen im Kindesalter. Mschr. Kinderheilk. **115**, 250 (1967).
— KOLLBERG, H., SOURANDER, P., ÅKESSON, H.O.: Infantile globoid cell leucodystrophy. Neuropädiatrie **1**, 74 (1969).
KJELLMANN, B., GAMSTORP, J., BRUN, A., PALMGREN, G.: Mannosidosis: a clinical and histopathologic study. J. Pediat. **75**, 366 (1969).
LAMPERT, F., TELLER, W.: Niemann-Picksche Krankheit: genetische, cytologische und biochemische Betrachtungen. Mschr. Kinderheilk. **115**, 439 (1967).
ÖCKERMANN, P.A.: Mannosidosis: Isolation of oligosaccharide material from brain. J. Pediat. **75**, 361 (1969).
PILZ, H.: Die Krankheitsgruppe der amaurotischen Idiotien: Korrelation von biochemischen und klinischen Verlaufsformen. Dtsch. Z. Nervenheilk. **194**, 187 (1968).
PLATT, D.: Biochemie und Klinik der Mucopolysaccharidosen. Dtsch. med. Wschr. **95**, 1892 (1970).
RAMPINI, S.: Das Sanfilippo-Syndrom. Helv. paediat. Acta **24**, 55 (1969).
REFSUM, S.: Diagnose und Differentialdiagnose der Heredopathia atactica polyneuritiformis. Dtsch. Z. Nervenheilk. **195**, 257 (1969).
SPRANGER, J.: Mucopolysaccharidosen. Ergebn. inn. Med. Kinderheilk. **32**, 165 (1972).
— TELLER, W., KOSENOW, W., MURKEN, J., ECKERT-HUSEMANN, E.: Die HS-Mucopolysaccharidose von Sanfilippo (Polydystrophe Oligophrenie). Z. Kinderheilk. **101**, 71 (1967).
— WIEDEMANN, H.R.: The genetic mucolipidoses. Humangenetik **9**, 113 (1970).
TELLER, W., BECHTELSHEIMER, H., TOTOVIV, V.: Die Heparitinsulfat-Mucopolysaccharidose (SANFILIPPO). Klinische, biochemische und morphologische Untersuchungen. Klin. Wschr. **45**, 497 (1967).
YOUNG, E., WILSON, J., PATRICK, A.D., CROME, L.: Galactocerebrosidase deficiency in globoid cell leucodystrophy of late onset. Arch. Dis. Childh. **47**, 449 (1972).

4. Literatur zur Tabelle II

Allgemeines

CENANI, A., PFEIFFER, R.A.: Erscheinungsbild autosomaler Chromosomenaberrationen. Paediat. Prax. **9**, 199 (1970).
KOCH, G.: Erworbene und erbliche Schwachsinnszustände. Med. Welt (Stuttgart) **37/38**, 3 (1961).
— Metabolisch und chromosomal bedingte Schwachsinnszustände. Ärztl. Forsch. **15**, 354 (1961).
— Neue Ergebnisse der klinischen und genetischen Schwachsinnsforschung. Ärztl. Forsch. **17**, 1 (1963).
LENZ, W.: Angeborene Störungen mit abnormer Chromosomenzahl. Schweiz. med. Wschr. **90**, 1077 (1960).
— Die Bedeutung der Genetik für die cerebralen Anomalien des Kindesalters. Wien. med. Wschr. **110**, 1004 (1960).
— Anomalien der Autosomen unter besonderer Berücksichtigung des Schwachsinns. Hdb. Humangenetik, Bd. V/2. Stuttgart: Thieme 1967.
MURKEN: Chromosomen-Aberrationen und Schwachsinn. Münch. med. Wschr. **109**, 1307 (1967).

Spezielles

CENANI, A., SCHOELLER, L., SCHUBART, G.: Deletion am langen Arm eines Chromosoms Nr. 18. Arch. Kinderheilk. **178**, 266 (1969).
HESSING, J., KABARITY, A., SCHADE, H.: Über X-chromosomale Zahlabweichungen, insbesondere Mosaike, bei Anstaltspatienten. Dtsch. med. Wschr. **94**, 2675 (1969).
KEUTEL, J.: Forensische Bedeutung des XYY-Status. Med. Klin. **64**, 2251 (1969).
KOSENOW, W., PFEIFFER, R. A.: YY-Syndrom. Mschr. Kinderheilk. **115**, 24 (1967).
MIKKELSEN, M.: Down's Syndrome. Humangenetik **12**, 1 (1971).
PFEIFFER, R. A.: Anomalien der Geschlechtschromosomen. Ihre Erscheinungen im Kindesalter. Pädiat. Prax. **9**, 9 (1970).
— PALM, D., JOCHMUS, D.: Das Erscheinungsbild der Trisomie des X-Chromosoms bei Jugendlichen. Mschr. Kinderheilk. **115**, 9 (1967).
PRADER, A., MÜRSET, G., HAUSCHECK, E.: Das XXXXY-Syndrom. Arch. Kinderheilk. **170**, 20 (1964).
SCHROEDER, H. J., SCHLEIERMACHER, E., SCHRÖDER, T. M., BAUER, H., RICHTER, C., SCHWENK, J.: Zur klinischen Differentialdiagnose des Cri-du-Chat-Syndroms. Humangenetik **4**, 294 (1967).
SIEBNER, H., PUFKE, S.: Das 47 XYY-Syndrom mit Berücksichtigung seiner Mosaikformen. Dtsch. med. Wschr. **93**, 2155 (1968).
STOLL, C., WILLARD, D., DEMAY, M., WEITZENBLUM, S.: Les phénotypes de la trisomie 13 Pédiatrie **28**, 265 (1973).
TELLER, W., PFEIFFER, R. A.: Die Trisomie D (13—15) als Ursache multipler Abartungen. Z. Kinderheilk. **89**, 36 (1964).
TERHEGGEN, PFEIFFER, R. A., HAUG, H., HERTL, M., DIGGINS, A., SCHÜNKE, W.: Das XXXXY-Syndrom. Z. Kinderheilk. **115**, 209 (1973).
WUNDERLICH, CH.: Das mongoloide Kind. Stuttgart: Enke 1970.

5. Literatur zur Tabelle III

BEST, F., MÜNCH, H.: Über diencephaloretinale Degeneration (Laurence-Moon-Bardet-Biedl-Syndrom). Nervenarzt **23**, 292 (1952).
FRANCESCHETTI, A., SCHNYDER, U. W.: Versuch einer klinisch-genetischen Klassifikation der hereditären Palmoplantarkeratosen unter Berücksichtigung assoziierter Symptome. Dermatologia (Napoli) **120**, 154 (1960).
KOCH, G.: Erbliche Sondertypen des Schwachsinns. Jhb. Jugendpsychiat., Bd. V. Bern: Huber 1967.

6. Literatur zur Tabelle IV

Allgemeines

JACOBI, G.: Erkrankungen der Basalganglien. In: Hdb. d. Kinderheilkunde, Bd VIII/I. S. 266. Berlin-Heidelberg-New York: Springer 1969.
NOETZEL, H.: Die Pathologie des Nervensystems. In: BÜCHNER, F. (Hrsg.): Spezielle Pathologie. München-Berlin: Urban u. Schwarzenberg 1955.
SEITELBERGER, F.: Heredodegenerationen mit blastomatösem Einschlag. In: Hdb. Kinderheilk. Bd. VIII/1. Berlin-Heidelberg-New York: Springer 1969.
STUTTE, H.: Die Demenz bei heredodegenerativen Hirnleiden des Kindesalters. Verh. 2. int. Kongr. psych. Entwicklungsstörungen des Kindesalters, Wien 1961. Teil II, pp. 93—91 (1963).

Spezielles

ALEXANDER, G. L., NORMAN, R. M.: The Sturge-Weber-syndrome. Bristol: Wright 1960.
AMMAN, P., LOPEZ, V., BÜTLER, R., ROSSI, E.: Das Ataxie-Teleangiektasie-Syndrom (Louis Bar-Syndrom) aus immunologischer Sicht. Helv. paediat. Acta **20**, 137 (1965).
BISCHOFF, A., REGLI, F.: Die Hallervorden-Spatzsche Krankheit. Arch. Psychiat. Nervenkr. **204**, 589 (1963).

DYKEN, P., KOLAR, A.: Dancing eyes, dancing feet: infantile polymyoclonia. Brain **91**, 305 (1968).
FÖRSTER, C., LENARD, H. G., PACHEH, D., VERSMOLD, H.: Die infantile myoclonische Encephalopathie. Z. Kinderheilk. **111**, 67 (1971).
FRANCESCHETTI, A., BAMATER, F.: Athrophie optique infantile associée à des troubles généraux (syndrome de Behr). Schweiz. med. Wschr. **70**, 285 (1940).
JACOBI, G.: Symmetrische Verkalkungen der Basalganglien und des Kleinhirns (Fahrsche Krankheit). In: Hdb. Kinderheilkunde Bd. 8 Teil I, S. 281. Berlin-Heidelberg-New York: Springer 1969.
JOCHMUS, D., JOCHMUS, H.: Zum Krankheitsbild der tuberösen Sklerose. Z. Kinderheilk. **85**, 543 (1961).
MATTHES, A.: Cerebello-oculo-cutane Teleangiektasien (Louis-Barsche Krankheit). Z. Kinderheilk. **82**, 292 (1959).
— STENZEL, K.: Familiäre, encephalo-retinale Dysplasie (Krause-Reese-Syndrom) mit myoclonisch-astatischem Petit Mal. Z. Kinderheilk. **103**, 81 (1968).
PETERS, G.: Sturge-Webersche Krankheit. In: Hdb. spez. pathol. Anat. Histol., Bd. XIII, 4. Teil. Berlin-Heidelberg-New York: Springer 1956.
RICHTER, E.: Ein Beitrag zur infantilen neuro-axonalen Dystrophie. Z. Neurol. **201**, 160 (1972).
SCHMIDT, A. W.: Die Chorea Huntington im Kindes- und Jugendalter. Med. Dissert. Marburg/L. 1961.
SCHMINCKE, A.: Recklinghausensche Krankheit. In: Hdb. spez. pathol. Anat. Histol., Bd. XIII, 4. Teil, IV, S. 666. Berlin-Göttingen-Heidelberg: Springer 1956.
ZELLWEGER, H., KHALIFEH, R. R.: Ataxia teleangiectasia, Report of 2 cases. Helv. paediat. Acta **18**, 267 (1963).

7. Literatur zur Tabelle V

FLAMM, H.: Die praenatalen Infektionen des Menschen. Stuttgart: Thieme 1959.
FRANCESCHETTI, A., BAMATTER, F., BOURQUIN, J. B.: Embryopathie rubeoleuse. Helv. paediat. Acta **2**, 339 (1947).
REISS, H. J., POTEL, J., KREBS, A.: Granulomatosis infantiseptica. Z. Ges. inn. Med. **6**, 451 (1951).
SEIFERT, G., OEHME, J.: Pathologie und Klinik der Cytomegalie. Leipzig 1957.
THALHAMMER, O.: Fetale und angeborene Cytomegalie. Mschr. Kinderheilk. **116**, 209 (1968).
— Toxoplasmose. Wien: Maudrich 1957.
ZELLWEGER, H. U.: Die congenitale Toxoplasma-Encephalitis und ihre Differentialdiagnose. Dtsch. med. Wschr. **85**, 173 (1960).

8. Literatur zur Tabelle VI

ANGELMAN, H.: Puppet children. Develop. med. Child. Neurol. **7**, 681 (1965).
BERG, J. M., PAKULA, Z.: Angelman's (happy puppet) syndrome. Amer. J. Dis. Child. **128**, 72 (1972).
BILLINGS, D. M., DEGNAN, M.: Kinky hair syndrome. Amer. J. Dis. Child. **121**, 447 (1971).
DANKS, D. M., CAMPBELL, P. E., WALKER-SMITH, J., STEVENS, B. J., GILLESPIE, J. M., BLOMFIELD, J., TURNER, B.: Menkes' Kinky-hair-syndrome. Lancet **1972 I**, 1100.
EVRARD, PH., PRATS-VINAS, J. N., LYON, G.: Developmental study of the lesions of the central nervous system in the cerebro-hepato-renal-syndrome (ZELLWEGER). European study group on child neurology: Meeting Göteborg 1973.
FALEK, A., SCHMIDT, R., JERVIS, S. A.: Brachmann-de Lange-Syndrome. Lancet **1965 I**, 707.
FANCONI, G.: Die familiäre Panmyelopathie. Schweiz. med. Wschr. **94**, 1309 (1964).
MENKES, J. H., ALTER, M., STEIGLEDER, G. K., WEAKLEY, D. R., SUNG, J. H.: A sex-linked recessive disorder with retardation of growth, peculiar hair and focal cerebral and cerebellar degeneration. Pediatrics **29**, 764 (1962).
NEUHÄUSER, G., SCHULZE, H.: Das Rubinstein-Taybi-Syndrom. Z. Kinderheilk. **103**, 90 (1968).

PRADER, A., LABHART, A., WILLI, H.: Ein Syndrom von Adipositas, Kleinwuchs, Kryptorchismus und Oligophrenie nach myatonieartigem Zustand im Neugeborenenalter. Schweiz. med. Wschr. **86**, 1260 (1956).

SCHLESINGER, B., CLAYTON, B., BODIAN, M., JONES, K. V.: Typus degenerativus amstelodamensis. Arch. Dis. Childh. **38**, 349 (1963).

VOLPE, J. J., ADAMS, R. D.: Cerebro-hepato-renal-syndrome of ZELLWEGER: An inherited disorder of neuronal migration. Acta neuropath. (Berl.) **20**, 175 (1972).

WEILAND, R.: Das Rubinstein-Taybi-Syndrom. Arch. Kinderheilk. **179**, 78 (1969).

9. Literatur zur Tabelle VII

STUTTE, H.: Die Dementia infantilis Heller aus katamnestischer Sicht. Acta paedopsychiat. **36**, 317 (1969).

— Psychosen des Kindesalters. In: Hdb. Kinderheilk. Bd. VIII/I. S. 908, Berlin-Heidelberg-New York: Springer 1969.

— HARBAUER, H.: Die Nosologie der Dementia infantilis Heller. Jb. Jugendpsychiat. IV, 1965. Bern: Huber 1965.

XI. Stichwortverzeichnis zur Erleichterung der Differentialdiagnose

Sachverzeichnis

Inhalt der Bände 1 - 34 der Neuen Folge

Band **1** — 1949	Band **13** — 1960	Band **25** — 1967
Band **2** — 1951	Band **14** — 1960	Band **26** — 1967
Band **3** — 1952	Band **15** — 1960	Band **27** — 1968
Band **4** — 1953	Band **16** — 1961	Band **28** — 1969
Band **5** — 1954	Band **17** — 1962	Band **29** — 1970
Band **6** — 1955	Band **18** — 1962	Band **30** — 1970
Band **7** — 1956	Band **19** — 1963	Band **31** — 1971
Band **8** — 1957	Band **20** — 1963	Band **32** — 1972
Band **9** — 1958	Band **21** — 1964	Band **33** — 1972
Band **10** — 1958	Band **22** — 1965	Band **34** — 1974
Band **11** — 1959	Band **23** — 1965	
Band **12** — 1959	Band **24** — 1966	

www.ingramcontent.com/pod-product-compliance
Lightning Source LLC
Chambersburg PA
CBHW082006130926
51338CB00021B/48
* 9 7 8 3 6 4 2 6 5 7 4 8 1 *